（第二辑 Part 2）

挑战疑难病
Challenge of difficult diseases

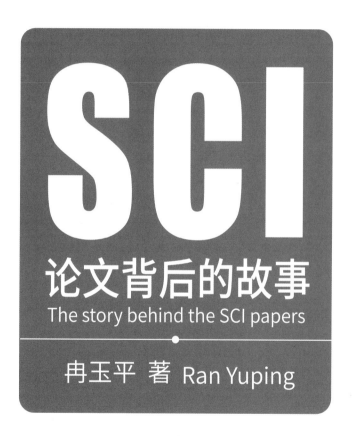

SCI

论文背后的故事

The story behind the SCI papers

冉玉平 著 Ran Yuping

授人以渔 点石成金

Teach people to fish and turn stones to gold

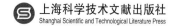

上海科学技术文献出版社

Shanghai Scientific and Technological Literature Press

图书在版编目(CIP)数据

挑战疑难病:SCI论文背后的故事.第二辑/冉玉平著.-- 上海:上海科学技术文献出版社,2024
ISBN 978-7-5439-9033-3

Ⅰ.①挑… Ⅱ.①冉… Ⅲ.①疑难病—诊疗—研究 Ⅳ.① R442.9

中国国家版本馆 CIP 数据核字(2024)第 064528 号

策划编辑:张 树
责任编辑:应丽春
封面设计:李 楠

挑战疑难病——SCI 论文背后的故事(第二辑)
TIAOZHAN YINANBING--SCI LUNWEN BEIHOU DE GUSHI(DI ER JI)
作 者:冉玉平
出版发行:上海科学技术文献出版社
地 址:上海市淮海中路 1329 号
邮政编码:200031
经 销:全国新华书店
印 刷:河北朗祥印刷有限公司
开 本:787mm×1092mm 1/16
印 张:19
版 次:2024 年 4 月第 1 版 2024 年 4 月第 1 次印刷
书 号:ISBN 978-7-5439-9033-3
定 价:228.00 元

http://www.sstlp.com

《挑战疑难病——SCI论文背后的故事（第二辑）》
编委会

冉玉平　著

参与编写作者名单

（按照文章作者先后顺序排列）

徐小茜　李丽娜　黄静红　肖　慧　唐教清　冯孝伟
陈　爽　胡文英　杨　琴　李二龙　郑　璐　黄　莹
冉　昕　苏　西（Sushmita Pradhan）　苏明琴　刘宏杰
庄凯文　万慧颖　游紫梦　阳何丽　储　蕾　蒋小丽
柯雨景　刘　静　周筱芩　高润岩　张牧秋　李聪慧
郏　健　黄广华　陆　茂

学术秘书

肖　慧

文字秘书

万　苗

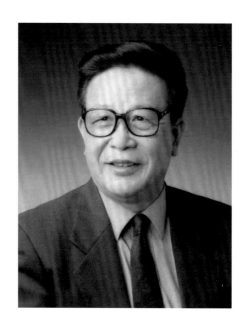

点石成金

陈洪铎

陈洪铎，博士生导师，中国工程院院士，中国医科大学终身教授，国际美容皮肤科学会会长，国际生物医学科学协会副会长，国际皮肤科学会常务理事，世界卫生科学院终身荣誉会员，美国皮肤病学会荣誉会员，美国皮肤科学会国际荣誉会员，亚洲皮肤科协会名誉理事，*Journal of Applied Cosmetology*（欧洲）名誉主编，*Int J Biomed Sci*（美国）副主编，*J Dermatol Dis*执行编辑，*J Am Acad Dermatol*（美国）中国顾问，《中华皮肤科杂志》名誉总编辑等。发表学术论文693篇，其中英文论文325篇；主编、主审、合编专著39部。先后获得全国先进工作者、全国优秀科技工作者、国家级有突出贡献中青年专家、国家杰出专业技术人才、国家自然科学奖、吴阶平医学奖、国际皮肤科学会突出贡献奖、国际皮肤科学会联盟表彰奖、世界卫生科学院皮肤美容医学终身杰出贡献奖、2020年度"十大医学泰斗"、全国优秀共产党员等荣誉。

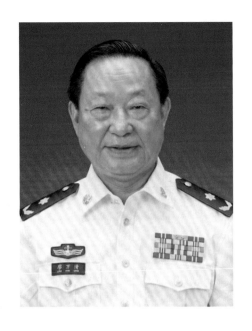

授人以渔

中国工程院院士廖万清

　　廖万清，主任医师，一级教授，博士生导师，皮肤病学、医学真菌学著名专家，中国工程院院士。历任中国人民解放军海军军医大学皮肤性病与真菌病研究所所长，世界华人皮肤科医师协会会长，"一带一路"真菌病国际联合实验室主任，中国医疗保健国际交流促进会副主任委员，华夏医学科技奖理事会副理事长，中国菌物学会（与中华医学会同为一级学会）顾问，*Current Respiratory Medicine Reviews* 客座主编，《中国皮肤性病杂志》主任编委，《世界临床药学杂志》副主任编委，《中华皮肤科杂志》编委等 18 项学术兼职。先后获得首届叶剑英奖、中华医学会皮肤性病学分会"终身成就奖"、长征医院"终身成就奖"、戴芳澜科学技术奖"终身成就奖"、"吴阶平医学奖"等多项荣誉。以第一或通讯作者发表学术论文 545 篇，SCI 收录 118 篇；主编、副主编、参编专著 33 部。先后以第一完成人荣获国家科技进步二等奖 2 项，三等奖 1 项，军队及上海市科技进步一等奖 3 项及军队医疗成果一等奖等 24 项。承担国家传染病重大专项、国家 973、卫生部传染病重大专项、军队重大 / 重点、国家自然科学基金重点课题等20 余项。获国家发明专利 22 项。

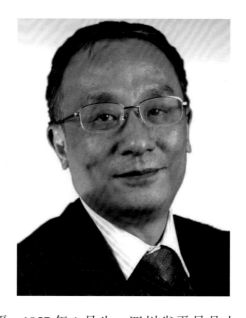

　　冉玉平，1957年1月生，四川省平昌县人。1982年华西医科大学临床医学（学士学位）毕业。1985年获华西医科大学临床医学院皮肤性病学硕士学位（导师罗汉超教授）。1989—1990年为笹川医学奖学金研究员；1992—1994年为笹川医学奖学金特别研究员，获日本顺天堂大学医学博士学位（导师小川秀兴教授），获日本皮肤科研究学会"皮肤科学研究者"证书。2002—2004年为美国疾病控制与预防中心（CDC）国际新发传染病研究员（导师Christine J Morrison教授）。2006年获荷兰皇家科学艺术院真菌生物多态性研究中心（CBS）培训证书（导师GS.De Hoog教授）。现任四川大学华西医院皮肤性病科教授，博士生导师。中华医学会皮肤性病学分会常务委员、真菌学组组长、真菌研究中心首席科学家；中国中西医结合学会皮肤性病学分会委员、真菌学组名誉组长；中国医师协会皮肤性病学分会年会委员会委员、真菌学组副组长；中国医师协会整合医学医师分会整合皮肤病学委员会常务委员；中华预防医学会皮肤病与性病预防与控制专业委员会常务委员；中国民族卫生协会皮肤学科分会专家委员会常务委员；中国菌物学会副理事长、医学真菌专业委员会主任委员；中国微生物学会医学真菌委员会委员；

中国医药教育协会真菌病专委会委员；成都高新医学会副会长暨皮肤病与美容学分会主任委员；第 25 届世界皮肤科大会形象大使；国家级继续教育医学项目负责人；四川省皮肤性病专委会主任委员（2006-2016）；四川省学术和技术带头人；亚洲—太平洋医真菌学会（APSMM）理事；*Mycopathologia* 副主编、《中国真菌学杂志》副主编、《皮肤病与性病》副主编；《中华皮肤科杂志》《临床皮肤科杂志》《中国麻风皮肤病杂志》《中国皮肤性病学杂志》《中国循证医学杂志》《中国中西医结合皮肤性病学杂志》《实用皮肤病学杂志》编委；*Evidence Based Dermatology* 副主编、*Molluscum Contagiosum* 主编。主编《常见皮肤性病诊断与治疗》、主译《循证皮肤病学》、参编国家规划教材《皮肤性病学》等多部专著、教材、图谱和电子出版物。负责国家自然科学基金项目 4 项，指导硕士博士研究生百余名，发表学术论文 300 余篇。获原卫生部"优秀归国进修生奖"、四川省"科技成果二等奖"、四川省"高等教育优秀教学成果一等奖"、四川大学"优秀教师奖""本科教学优秀奖""星火校友奖教金"，中华医学会皮肤性病学分会"卓越贡献奖"和"2020 年度最具影响力研究奖"。

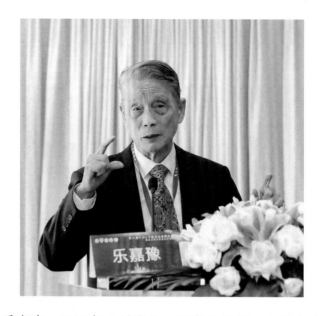

乐嘉豫，1937 年 8 月出生。研究生导师。上海市皮肤病医院首任院长、首席顾问，中国中西医结合皮肤性病专业委员会顾问，上海中医药大学皮肤病研究所名誉所长，上海岳阳中西医结合医院皮肤科顾问，世界华人皮肤科学会顾问，上海慈光皮肤健康基金会名誉理事长。1993 年起享受国务院政府特殊津贴。2009 年中国医师协会皮肤科分会杰出贡献奖获得者。曾任同济大学皮肤性病学教授、上海医学会皮肤科分会顾问，上海市卫生系统高级职称评审委员会皮肤科负责人，上海市卫生局药品评审委员会皮肤科负责人，上海市医疗事故鉴定委员会皮肤科负责人，上海市性病艾滋病防治协会常务副会长，上海市麻风病防治学会理事长，国家卫生部性病咨询委员会委员，中国卫生部欧盟性病国家级培训中心负责人。《中华皮肤科杂志》《临床皮肤科杂志》《中国麻风皮肤病杂志》《中国艾滋病性病》《中国新药与临床杂志》《中国感染与化疗杂志》《上海医药杂志》《上海预防医学杂志》编委、常务编委、顾问。

序　言

　　四川大学华西医院皮肤性病科多年来都是全国专业同仁值得尊敬和爱戴的团队！罗汉超教授、冉玉平教授、蒋献教授及全科同志为四川省、全国乃至全世界皮肤性病诊疗作出了卓越贡献！冉玉平教授更是与我多年的同道和挚友。近六年来，他组织华西师生团队，先后发表了两辑《挑战疑难病——SCI 论文背后的故事》。2021 年出版的第一辑收录了 30 例病案，由刘玉峰教授作序。刘教授在序中提到 2017 年 10 月 19 日冉玉平教授发表的第一篇"黄蜂蜇伤致巴西诺卡菌性原发性皮肤诺卡菌病"至今正好已有 6 年时间了。如今，冉玉平教授团队马上要出版第二辑的专著了！也就是说他们又要向大家介绍 30 例疑难杂症，供同仁们探讨！这里包含了真菌性皮肤病、细菌性皮肤病、物理性皮肤病、皮肤良性肿瘤、皮肤附属器疾病、营养与代谢障碍性皮肤病、慢性炎症性皮肤病、慢性肉芽肿性皮肤病、淋巴管异常疾病、结缔组织病等病种。患者的最小年龄仅 2 个月，最大年龄为 85 岁。这里每一个病例故事无不体现冉玉平教授为人师表、严谨治学的情操及其对弟子们谆谆教导、精心培养的高尚品德！2023 年 10 月在德国柏林召开的 2023 年欧洲皮肤性病学年会（EADV）上冉玉平教授与 BJD 主编 John lngram 教授见面时，他对冉玉平教授师生团队的论文给予高度评价，表示论文视野独特很具有新颖性。另外，英国伦敦国王学院圣约翰皮肤病研究所 RodericK Hay 教授也主动与冉玉平教授握手，表示他是第 60 篇论文的"神秘审稿人"。认为该病例非常具有临床意义，盛赞了团队新发现并祝论文发表！上述情况充分说明冉玉平教授团队的科研成果已深受世界皮肤性病领域的认可和赞扬！为此我们要为冉玉平教授感到骄傲！哈哈！冉玉平教授另有一个特殊专长，就是十分喜欢拍照！每次参加会议和学术活动，都带着相机和自拍装置，在交流互动时为大家摄影，还与大批同仁合影留念。他拍摄的风景人文相片也独具特色，印象深刻！当然，他的摄影技术更是在积累大量实际病例的各方面资料中发挥重要作用！所以他的团队发表的论文的临床、皮肤镜、电镜、病理、免疫组化、CT 影像、治疗过程、预后观察等各种照片都是清晰明亮！也是值得赞赏！

朱嘉赣

2023 年 10 月

前　言

　　临床医生的主要工作是诊治患者，解除患者疾苦。四川大学华西医院是中国西部的疑难危急重症诊疗中心，患者来源广泛：除了成都市区及其郊区以外，远者来自西南地区其他城市、西北地区、东北地区，还有不少来自海外。每天数十个门诊患者中至少有一个疑难疾病，要么诊断不清，要么治疗棘手，你永远不知道下一位进诊室的患者患的什么疾病，既有丰富的临床病例资源，又无时无刻面临着各种挑战。

　　四川大学华西临床医学院是培养医学本科生、硕士和博士研究生的医学教育中心。对研究生有着系统的培养计划，包括基础和理论学习，临床内外妇儿等各科轮转，科室内门诊病房及各亚专业轮转。来自不同的地区，本科毕业于不同的医学院校，既往的学习背景各不相同，学习目的和对自己的未来期望也不一样，每个研究生的学习态度、想法、方法、细节的追求和能力差别很大，最重要的是在有限的临床实践期间尽量跟随导师上门诊，才有可能第一时间接触患者，参与后续的诊疗程序。上门诊的时间越多，遇到疑难病的概率就越大，也就有更多学习和总结病例的机会，最终是否成功取决于悟性、动手、动脑的能力，特别是执行力。

　　科学引文索引（Science Citation Index，SCI）是由美国科学信息研究所创办的一个世界著名的科技文献检索工具，通过严格的选刊标准和评估程序来挑选刊源，从而做到SCI收录的文献能较为全面地覆盖全世界最重要和最有影响力的研究成果。“创新、特色、简洁”是论文接收和发表的前提。然而，受期刊定位和篇幅的限制，读者无法全面了解疾病诊治的全貌，也不能免费下载所有的最新原文。

　　四川大学华西医院是中国重要的医学科学研究和技术创新的国家级基地，发表SCI论文是考核硕士和博士研究生学术水平的重要指标之一，完成一篇SCI论文，其背后的故事是一个全链条管理的系统工程，涉及患者、研究生、导师三个基本要素。患者求医是要获得正确的诊断和有效的治疗，研究生跟随导师上门诊，在导师指导下全程参与：询问病史、查体、拍临床照片、操作皮肤镜检查，从患者皮损处取标本做真菌镜检及培养，乃至后续的菌种鉴定，制订诊疗方案、疗效观察及随访直至明确诊断并成功治愈。研究生把所有经历进行溯源、复盘、总结和提高，回首走过的路并将汲取的经验教训分享给同行：遇到失败和挫折如何面对？在这个过程中，导师随时指导和督促研究生汇报进度及结果，并动态调整方案，指导SCI论文的书写、投稿及修改完善。患者、研究生、导师三要素的沟通交流，必然涉及人文关怀，演绎出论文背后客观真实、有血有肉的故事，这恰恰是刚进入临床的“新手”最需要的宝贵财富。

　　在图书正式发行前，每一个故事都由中华医学会皮肤性病学分会及四川大学华西医院期刊社的微信公众号平台首次发布，并由优麦平台转发，引起广泛关注。自从《挑战疑难病——

SCI 论文背后的故事》第一辑（故事 1 ~ 30）出版发行以来，到 2023 年 9 月第 3 次印刷已经2 年余，重印两版，发行量近 5000 册，反响热烈："冉老师，我读完后就将此书送给我正在读医学院的侄子了""冉老师，我把您的书放在家里还没来得及看，正在读初中的女儿抢先看了，爱不释手：爸爸，你也应该写这样一本书""高中生读得津津有味，原来医学是这样的，我也要报考学医""我的研究生人手一册，作为他们临床研究的必读书""我们的研究生把此书的论文中文翻译与英文论文对比读，成为学习医学专业英语的教材""我用 ChatGPT 可以同时将微信平台的系列故事直接翻译成英文和日文阅读""我用微信的应用程序可以直接听故事系列"。

随着系列故事的陆续推出，我们完成了《挑战疑难病——SCI 论文背后的故事（第二辑）》（故事 31 ~ 60），涵盖了真菌感染性皮肤病（13 个）、细菌性感染性皮肤病（3 个）、炎症性皮肤病（3 个）、皮肤附属器（2 个）、皮肤良性肿瘤（2 个）、营养与代谢障碍性皮肤病（1 个）、物理性皮肤病（1 个）、动物性皮肤病（1 个）、结缔组织病（1 个）、慢性肉芽肿性皮肤病（1 个）、淋巴管异常疾病（1 个）、头皮外科手术包扎新方式（1 个）。分别发表在《英国皮肤病学杂志》（*British Journal of Dermatology*）、《世界儿科杂志》（*World Journal of Pediatrics*）、《中华医学杂志（英文版）》（*Chinese Medical Journal*）、《真菌病理学》（*Mycopathologia*）、《微生物学前沿》（*Frontiers in Microbiology*）、《口腔肿瘤学》（*Oral Oncology*）、《国际皮肤病学杂志》（*International Journal of Dermatology*）、《现代遗传学》（*Current Genetics*）等期刊上。包含黑白照片 17 张，彩色照片 223 张，表格 4 个。从第一辑到第二辑，60 个鲜活的故事引人入胜，从全新的角度展示临床医学的复杂性、挑战性和人文关怀的重要性。完美演绎"授人以渔，点石成金"的精髓，是临床医生成才路上必读的好书。

感谢陈洪铎院士和廖万清院士的亲笔题词和全力支持，感谢上海市皮肤病医院乐嘉豫教授为第二辑作序，感谢新加坡全国皮肤科中心林燕茹教授、深圳慈海医院廖德华医生、昆明医科大学第二附属医院邓丹琪教授、山东第一医科大学附属皮肤病医院刘红教授、美国俄亥俄州朗讯皮肤科和皮肤外科中心 Alexandra Zhang 博士、南方医科大学南方医院郑跃教授、西安交通大学第二附属医院皮肤病医院李政霄教授、空军军医大学西京医院高琳教授、四川大学华西医院循证医学中心康德英教授等热情洋溢的推荐语。感谢所有患者的支持和配合，感谢所有关心和帮助我们团队的老师、同事和朋友。感谢热心的读者！

四川大学华西医院

2023 年 11 月 18 日

目　录

病例三十一
动物性皮肤病（疥疮）

一、临床故事

婴儿脚掌起疙瘩，湿疹还是虫咬皮炎？

我是四川大学华西临床医学院 2009 级本科生，因学习成绩评优综合排名前 50%，达到直接推荐免考试读硕士（推免生）条件，于 2014 年进入皮肤科在冉玉平教授指导下开始研究生学习。每每跟着冉老师上门诊，总是能见到一些不寻常的病例，让人大开眼界，收获良多。2019 年底，我正在准备博士毕业课题收尾，处于学业压力顶峰时刻，但我仍然像往常一样跟着导师上门诊学习。因我深知自己即将毕业离校，在没有导师庇护的情况下独自面对患者，这种未知的焦虑促使我恶补临床、更加仔细留意一些独特病例的诊治经验积累。

那是 10 月底的一个下午，一位年轻的母亲抱着刚满 4 个月大的男性婴儿进入诊室，非常焦虑地告诉我们：宝宝左脚脚掌和踝部出现非常多红色小"疙瘩"，还有些小脓点（图 1），在外院先后被诊断为"湿疹、脓疱疮"等，使用了多种药物，包括一些抗生素软膏、糖皮质激素、黄连炉甘石洗剂，反复治疗 1 个多月了不仅不见好转，红色疙瘩好像开始"窜"到右脚掌心，越发严重了。

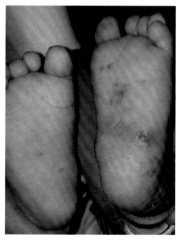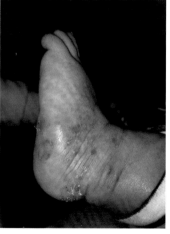

图 1　男，4 个月，双足反复丘疹、脓疱 1+ 个月，皮损主要局限于左足，可见针尖至黄豆大小丘疹，足跟部可见数个白色长条状脱屑

我协助患儿母亲让患儿躺平在检查床上，把脚掌轻轻翻起来，果然，在患儿左脚脚掌发现较多针尖至黄豆大小丘疹，部分丘疹表面有糜烂、渗液和结痂，部分丘疹暗红色有消退倾

向。左侧足跟部还可看到一些黄白色长条形脱屑（黄白色推测与使用黄连炉甘石洗剂有关）。婴儿很安静，不哭不闹，似乎没有明显疼痛或者瘙痒。询问母亲，也表示家里没有任何人有类似症状。患儿发病前是由保姆照料，但保姆已经辞职回老家了。

患儿的发病部位是非常不典型的：通常婴儿湿疹（特应性皮炎）多发生于头面部、躯干以及四肢褶皱处，很少只发生于脚掌心和脚踝部。好发于足底的疾病，比如足癣，主要表现为水疱和脱屑，不是以丘疹糜烂为主。从皮疹形态上，首先应该考虑是虫咬皮炎，但患儿的躯干、阴囊、手指和脚趾缝没有皮损，也似乎没有明显瘙痒（如哭闹、精神烦躁）表现，曾外涂糖皮质激素软膏并没有明显效果，患儿左侧踝部出现的长条状脱屑改变，这又如何解释呢？

皮肤镜＋蓝墨水，罪魁祸首现端倪

接下来在冉老师指导下，我开始用皮肤镜对患儿足底丘疹挨个检查，但是这些小小的红色丘疹并没有什么特异性，在皮肤镜下只是看到一些炎性表现特征，逐渐有些令人失望。但是，功夫不负有心人，当我的镜头移动到一个黄豆大小的丘疹上时，屏幕上出现了一条细长弯曲的白色通道，通道尽头可见到一个透明的物质和头顶褐色的三角形，仿佛一架正在腾飞的喷气式飞机！"是疥疮！"我不禁惊呼。褐色的三角是疥螨的头和双脚，透明的卵形结构是疥螨虫体，身后的白色通道是疥螨在皮肤内所挖出的隧道，里面是有虫卵、孵化后的幼虫及粪便等排泄物（图 2）。接着，为了能更好显示虫体和隧道，冉老师吩咐我用蓝墨水涂抹在丘疹及周边的皮损区，然后用干棉签拭去多余的墨水，看看皮肤镜下是什么样？果然，蓝墨水已沿着隧道浸入，在墨水的陪衬下各种结构更为明显，似乎还能依稀看到虫卵，如果患儿之前没有涂炉甘石等药物，可能看到的东西更多、更清晰。

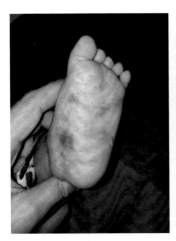 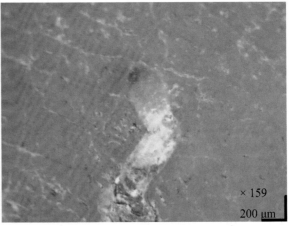

×159
200 μm

图 2　在患儿左足一处丘疹上，可见到白色脱屑，用皮肤镜放大 159 倍，
可见白色隧道，隧道尽头为疥螨虫体

"罪魁祸首"原来是疥螨，为了进一步确认，接下来我小心翼翼地用手术刀片钝部将患儿丘疹表面顶部和隧道内容物刮下来放置于载玻片上，在显微镜下仔细观察。很快，疥螨成

虫和虫卵都被找到了，可谓是"虫—卵并获"，证据确凿！（图3）

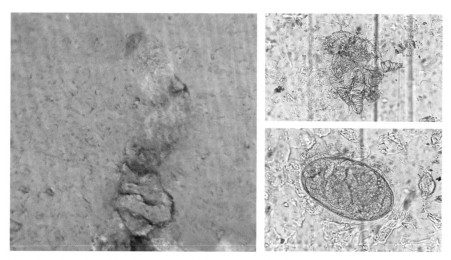

图3　蓝黑墨水将皮损染色后再用皮肤镜观察，隧道更为明显、清晰，隐约可见虫卵。
在皮肤镜指导下，用小刀片刮下隧道处鳞屑，显微镜下观察可见疥螨虫虫体及虫卵

婴儿疥疮不典型，细节决定成败

　　婴儿疥疮的诊断已明确，接下来就该对因治疗了！疥疮治疗常规用10%硫黄软膏外用，但婴儿皮肤细嫩不能耐受怎么办？冉老师指导患儿母亲用"薇诺娜"润肤霜和10%硫黄软膏对半混合，就配成了5%硫黄软膏涂抹，用聚维酮碘溶液洗澡（5%）及外涂（原液）以应对感染，并彻底清洁家庭环境，包括患儿衣物、床单等等用开水煮沸消毒。1个月后，患儿母亲开心地发来图片：宝宝的皮肤已经痊愈（图4），这个不典型的婴儿疥疮病例，诊治也终于告一段落。看到患儿痊愈的相片，我和冉老师都非常高兴，幸好我们用皮肤镜发现了隧道和疥虫，诊断为疥疮并及时针对性治疗，要不然全家人的皮肤都会被传染，而继续当成"湿疹"处理，长期折腾何时了……

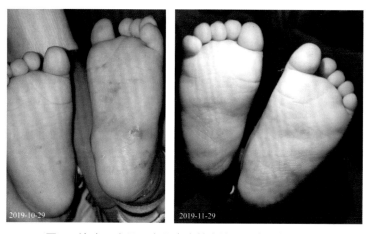

图4　治疗1个月，患儿皮疹基本消退，未见新发皮疹

婴儿疥疮的临床表现与年龄较大的儿童和成人不同。新生儿和婴儿通常在感染疥螨的早期出现炎性洞穴、隧道，或者拉长的丘疹。其特征是红色水肿性皮疹、有结痂、椭圆形至细长、锯齿状或呈"J"形的隧道，同时也容易出现一些丘疱疹，继发细菌感染则表现为脓疱，极易被误诊。婴儿的早期出疹通常是局部的，褶皱处和非褶皱处均可能出现皮疹。婴儿由于不能表达，无法判断其瘙痒程度，夜间剧烈瘙痒这一特点也难以体现。要明确诊断，得从皮损细节入手，正如此例患儿，他的踝部可见看到较多白色长条形脱屑，实际上是疥螨在皮肤内打洞挖掘的隧道，以及一些黄豆大小的丘疹上可以看到弯曲鳞屑，都是提示疥疮感染的细节。皮肤镜被称为无创检查"神器"，可将皮损放大 40 ~ 200 倍，冉老师团队将皮肤镜作为临床常规武器替代用裸眼观察皮损，实施"降维打击"（好比移动通讯中"5G"碾压"4G"），助我们得以快速侦破疑案、明确诊断。

发表分享经验，指导临床实践

此病例从表面上来看，并不是特别严重的疾病，但却非常容易骗过医生的眼睛，疾病的诊疗过程也非常具有特点。查阅文献，发现关于婴儿疥疮的报道虽然不少，但缺乏比较直观的皮肤镜和镜检图片，此例患儿皮疹局限于双足，也相当罕见。思索前后，导师决定让我先组合图片，投稿《新英格兰杂志》的"*Image of the week*"栏目，此栏目主要是发表来自全世界的一些罕见临床病例，以医学教育为主要目的。投稿后并没有被"秒拒"，而是进入了审稿阶段，说明审稿编辑认为本病例具有一定教育意义。但这个栏目竞争激烈，审稿程序严格，最终我们的稿件还是被拒了。

接下来我总结资料，转战其他皮肤专科杂志，比如 *British Journal of Dermatology*（*BJD*）（英国皮肤病学杂志）、*Indian Journal of Dermatology，Venereology and Leprology*（印度皮肤病、性病与麻风病学杂志），均被快速拒稿。我重新整理思路，疥疮在皮肤科杂志编辑眼中也许并非罕见，可能投类似《新英格兰杂志》这样的全科综合性杂志也许更有意义。因此，经过反复筛选，我锁定了儿科综合杂志《世界儿科学杂志》（*World Journal of Pediatrics*）。投稿 1 个月后，收到了小修意见，2 个月后杂志校样完成，随即在线发表。

博士毕业后我来到德阳市人民医院皮肤性病科工作，就在这篇"SCI 论文背后的故事"快要落笔，科室主任走过来告诉我，上周我门诊上考虑可能为螨虫叮咬引起"虫咬皮炎"的一个婴儿，今日来门诊复诊，皮疹无明显好转，且手背和脚背上出现数个米粒大小丘疹，家属也出现了瘙痒症状……，我脑子一激灵，立刻对患儿做皮肤镜检查，很快在患儿脚背上发现了细长的白色隧道和疥螨虫体！家属并没认出上周在诊室的初诊医生和今天给患儿做皮肤镜检查的都是戴了口罩的我，抱怨着："果然上周看病的年轻医生经验不够，耽误时间……"。我笑笑，忽然想到美剧里面一句经典台词"Doctors always make mistakes"，患者是最好的老师，婴儿疥疮表现多种多样，新的故事正在发生……

二、背景知识

疥螨属于寄生虫，根据寄生对象不同，可分为人型疥螨和动物型疥螨。人型疥螨成虫夜间在人体皮肤表面交配后雄虫死亡，雌虫在受精后会钻入人的皮肤角质层内，啃食角质细胞并形成白色隧道，在隧道内产卵，孵化幼虫，幼虫成熟后会爬出皮肤交配，并扩散至身体其余区域。疥螨的排泄物、分泌物和死亡虫体可诱导人体皮肤产生炎症和过敏反应，引发瘙痒，尤其是夜间瘙痒剧烈。皮肤表现多为对称分布的丘疹、丘疱疹、结节等，疥螨易寄生于人体皮肤薄嫩处，如指缝、腋下、腹股沟。疥疮是一个全球性健康问题，每年约 3 亿多人感染，在居住环境密集、卫生条件差的人群中传播流行。患病的流动人口为传染源。皮疹的形态因年龄的不同而异，往往使诊断具有挑战性。临床医生必须认识到疥疮的各种临床模式，以便及早诊断和及时治疗，减少密切接触者传播。

三、作者介绍

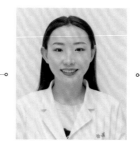

徐小茜，皮肤性病学博士，本科、硕士及博士阶段均就读于四川大学华西临床医学院，专业方向：感染性皮肤病，师从冉玉平教授，现就职于四川省德阳市人民医院皮肤性病科。

四、导师点评

1. 疥疮俗称"干疮"，是常见的表皮内寄生虫病，具有高度传染性，临床诊断需要详细询问流行病学史。

2. 此患儿的感染源很可能是已经辞职的保姆，但母亲并没将其与患儿皮肤病联系起来，医生也不太留意不在诊室的其他因素。

3. 用皮肤镜筛查每一个皮损，"降维打击"一锤定音，发现蛛丝马迹，为精准诊疗指明了方向。

4. 加墨水染隧道——锦上添花、镜下找疥螨虫体和虫卵确定诊断，实施个体化治疗，一切都是水到渠成。

5. "美剧"的情节天天都在诊室上演，拍成"华语大片"只待合适的时机……

五、论文中文翻译

是婴儿湿疹还是虫咬皮炎？用皮肤镜揭开谜底

徐小茜[1, 2]　郑璐[1, 3]　冉玉平[1*]

1. 四川大学华西医院皮肤性病科；2. 德阳市人民医院皮肤性病科；3. 成都市第二人民医院皮肤性病科；* 通讯作者

一名 4 月大的男婴因足部（尤其是左脚足底）反复起丘疹、脓疱 1 个多月就诊。患儿身体健康，没有发热或明显瘙痒，于当地医院外用糖皮质激素和抗生素治疗无效。在我们的专科门诊，用皮肤镜逐个检查了足底丘疹。在其中一个丘疹上观察到具有深棕色三角形结构（头部和两对前腿）及末端透明椭圆形结构（虫体）的白色隧道。采集隧道处鳞屑标本做显微镜检查，发现了疥螨的虫体和虫卵，因此患儿确诊为疥疮。给予外用 5% 硫黄软膏治疗，3 周后皮损逐渐消退。皮肤镜可快速、无创地检测婴儿的非典型疥疮感染。

注：致谢、图片和参考文献（略）

六、英文全文链接：https://pubmed.ncbi.nlm.nih.gov/34633636/

Xiaoxi Xu, Lu Zheng, Yuping Ran. Infant eczema or insect dermatitis? Dermoscopy solved the mystery. World J Pediatr, 2021,17(6):669–670.

World Journal of Pediatrics (2021) 17:669–670
https://doi.org/10.1007/s12519-021-00472-7

CLINICAL IMAGE

Infant eczema or insect dermatitis? Dermoscopy solved the mystery

Xiao-Xi Xu[1,2] · Lu Zheng[1,3] · Yu-Ping Ran[1]

Received: 19 August 2021 / Accepted: 29 September 2021 / Published online: 11 October 2021
© Children's Hospital, Zhejiang University School of Medicine 2021

病例三十二
真菌性皮肤病（面部孢子丝菌病）

一、临床故事

右侧面部 结节斑块

这是我在河南省人民医院门诊中遇到的病例：患者女，50 岁，面部结节、斑块 2 个月余来就诊，皮损于右面部单侧分布，初起只有一处结节，后逐渐发展成斑块，并在其周围出现同样性质的多个绿豆至黄豆大结节，其表面中央有破溃及黑褐色痂壳（图 1），面对临床表现我脑海中第一诊断即是感染性肉芽肿，取活检做病理，同时将部分组织做真菌培养。

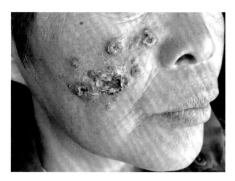

图 1　右侧面颊结节、斑块，表面中央有破溃及黑褐色痂壳

沿着这个思路与患者沟通后对其进行了皮损组织病理及真菌培养，病理显示感染性肉芽肿（图 2），真菌培养有灰褐色至暗色菌落生长（图 3），小培养显示分生孢子形成梅花状（图 4），结果提示是由孢子丝菌感染所致的孢子丝菌病，菌种经提取 DNA 做 PCR 和分子测序后鉴定为球形孢子丝菌。作为一个经典病例，所获得的资料对于确定诊断已经清楚了。

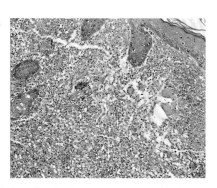

图 2　皮损处组织病理可见真皮大量淋巴细胞、组织细胞、中性粒细胞、多核巨细胞浸润（HE×400）

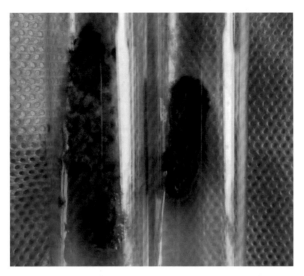

图 3　沙堡弱培养基 27°C培养 10 天可见黑色菌落长出

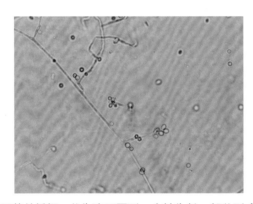

图 4　真菌小培养可见菌丝纤细，分生孢子圆形，合轴生长，部分形成梅花状（HE×400）

虚心请教 谨慎治疗

孢子丝菌病治疗一般选择伊曲康唑，不巧的是此患者同时患有原发性肝硬化，虽然就诊时肝功能检查基本正常，但如果应用伊曲康唑治疗仍有一定的潜在风险。我检索了相关文献，服用伊曲康唑导致肝功损害的报道也不少，给她治疗我也有点心理压力。于是我请教了消化科老师，得到的回复是在定期监测肝功，和同服保肝药物还原型谷胱甘肽片情况下可以应用伊曲康唑。在征得患者及家属同意后给她口服伊曲康唑，每日 0.2g，定期监测肝功，我把微信留给她让她有任何不适及时给我联系，患者这样很放心，也非常遵从医嘱，共服伊曲康唑治疗 4 个月，面部结节斑块逐渐消失，治疗过程中肝功能也没有进一步恶化，患者非常满意。

治愈患者 小获成功

此病例是在肝脏有基础疾病情况下应用伊曲康唑治疗成功的案例，我觉得非常有意义，对于伴有肝脏疾病但是需用应用伊曲康唑治疗的患者具有一定参考性，想总结撰写成英文文章发表。2019 年我又读了冉老师的在职博士生，便将临床、病理、培养菌落和小培养镜下图组合成一张图（图 5），将此个案写成英文稿件发给冉老师审阅。同年 11 月恰逢第七届亚太医学真菌学大会在广州召开，冉老师让我投稿大会进行了 poster 展示交流（图 6）。

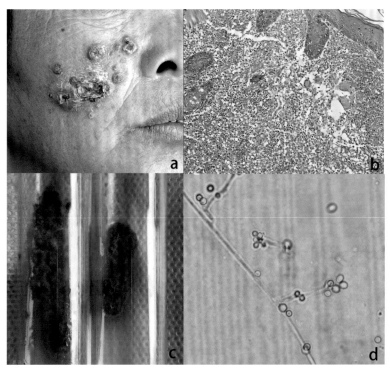

图 5　a. 右侧面颊结节、斑块，上覆黑褐色痂皮。b. 皮损处组织病理可见大量淋巴细胞、组织细胞、中性粒细胞、多核巨细胞浸润（HE×400）。c. 沙堡弱培养基 27℃培养 10 天可见黑色菌落长出。d. 小培养可见菌丝纤细，分生孢子圆形，合轴生长，部分形成梅花状

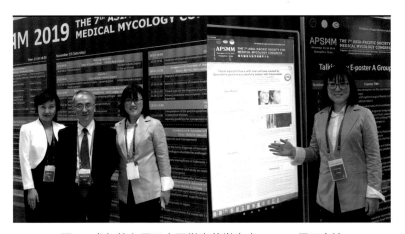

图 6　参加第七届亚太医学真菌学大会 poster 展示交流

投稿要有创新点

冉老师看了英文初稿和我组合图后说："你的病例有一定参考价值，但是组织病理检查

过碘酸雪夫染色（PAS）未见真菌，缺乏关键证据，感染性疾病你一定要想办法在组织里面把真菌找到，如果仅仅是一例传统意义上的典型病例，杂志是不可能接收发表的"。如果想发文章，尤其是 SCI 文章恐怕是不够的，因为整篇文章没有出彩之处。组织内真菌染色可以用 PAS 和六胺银等一些特殊染色，然而我对组织切片进行了 PAS 和六胺银染色，没看到真菌啊，有没有什么方法能够显示组织里面的真菌那？"那就试试用真菌荧光染色方法直接染蜡块组织切片吧，如果发现了真菌就是创新点"，冉老师给我指明了突破方向。

病理组织荧光染真菌

近年来普遍应用真菌荧光染色进行临床标本（鳞屑、毛发、甲屑等）真菌直接镜检，大大提高了真菌镜检的阳性率，但是对组织进行荧光染色显示真菌的很少。记得我曾看到过组织进行荧光染色的文章。刚开始我试着用染浅部真菌的复合荧光染液，但因为其中含有氢氧化钾，组织溶解掉片，根本不行。后来换用钙荧光白染液，参照文献的方法进行了一些改良，结果非常令人激动，显微镜下看到了大量孢子丝菌的孢子，大小形态不一，有的正在出芽。因荧光染色背景是暗的，真菌孢子被染成亮蓝色（图 7），就像浩瀚夜空中的星星一样，闪闪发亮，我读片时的感觉简直太美了！

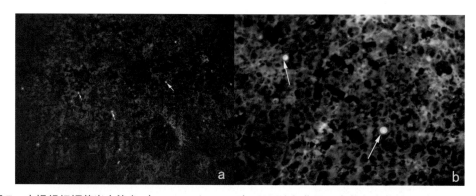

图 7　皮损组织钙荧光白染色（a.×40，b.×400）可见暗色背景下亮蓝色真菌孢子（白色箭头）

选对杂志 事半功倍

我把新获得的实验图像补上，对文章进行了修改，发给冉老师，冉老师又让师妹苏西博士（尼泊尔留学生）给我进行了修改。本例的特色是在伴有肝脏疾病基础上应用伊曲康唑治疗成功及组织钙荧光白染色找到真菌，书写文章时候重点突出这两处亮点。修改后就开始了投稿。我硕士阶段发的 SCI 投稿都是由冉老师帮助完成的，十年过去了冉老师的学术水平已经是国际知名，可学生我科研学术上进步甚微，惭愧。投稿从注册账号，按照杂志要求上传各种文件、声明、校对、等待编辑部回信……这次真的不像之前幸运，相继投了 6 本杂志，等来的都是被拒的邮件，最后有点心灰意冷了。那段日子我从手机收到邮件的紧张、失望，到一次次被拒的淡然。我问冉老师，难道真的投不出去了吗？冉老师说你试试投 *Mycopathologia* 吧。这个杂志主要收录真菌病理方面的文章，影响因子大概 2.5 分。登陆杂志官网，查看文章要求，修改文章格式及内容，冉老师、苏西又给我进行了修改，投了出去，然后就是等待。审稿意见大概等了 1 个月吧，这次只想着如果也不接受，下面该投哪本杂志的事情，并没有太在意。有一天邮箱又来了一封新邮件，打开看是冉老师转发过来的"We are pleased to inform you that your manuscript has been accepted……"哇，好开心啊，心情非常激动，断断续续投了 1 年，终于被接收啦，然后赶快仔细看下面的审稿意见。

图像编辑 精益求精

审稿意见回来后让重点强调荧光染色的病理照片，其余培养等真菌学照片可以不展示。冉老师说采集图片时高倍低倍都要拍照，包括真菌孢子大小不一、孢子出芽的照片。在冉老师的指导下，我重新采集了图片，尤其是油镜下的图片。因为杂志要求图片不能超过 3 个，但是如何能更好展示钙荧光白染色真菌孢子的照片那？冉老师说你把油镜下的照片放在图片的角上，这样既展示了全貌（低倍）又展示了亮点（高倍），能够非常清楚的显示组织内真菌的真实形态。按照冉老师指导我在上下角放了油镜下的照片，还加上患者治愈后的临床相片，最后图片就组合成图 8 的样式。冉老师对文章图片要求真的特别高，精益求精，清晰度、放大倍数、比例、标注、构图、甚至插图边框的颜色选择等等，再次感受老师在图像编辑的功底和魅力。因为冉老师的把关与修改，修改后稿件很快就被接收发表了，当登录网站看到排版成 PDF 成品时很是激动。

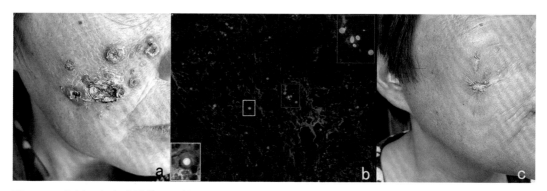

图 8　a. 右侧面颊多发结节、斑块；b. 组织内可见亮蓝色孢子（钙荧光白染色，×400），孢子大小不等，其中一个孢子可见出芽。右上角及左下角图片分别为红色框与黄色框的放大（钙荧光白染色，×1000）；c. 治疗结束时面部皮损消退，留有瘢痕

突出亮点 杜绝平庸

本次最大的感受是病例要有创新点，否则平淡无奇，难以发表。其次投稿要选对杂志，杂志方向不对不会受到主编的青睐。最后文章必须写好，图片要好，前期的基础工作要做好，要以把每一个特别病例总结成文章的态度进行日常工作。我非常幸运能再次成为冉老师的学生，工作这么多年后再次跟随老师，终于明白他的严格要求就是对学生负责。他对学术的执着追求与热爱深深感染着我，珍惜再次读书的机会，希望我在未来的路上不负年华，好好做出点成绩来。

二、背景知识

孢子丝菌病：是由孢子丝菌复合体引起的皮肤、皮下组织及附近淋巴系统的慢性感染，发病常与皮肤轻微外伤后接触被病原菌污染物有关。皮损多局限于暴露部位，或者形成沿淋巴走行分布的特征性结节，可引起化脓、溃烂及渗出，极少数患者可发生系统播散。本病确诊主要依靠真菌培养，组织病理切片下如果观察到星状体亦可确诊。对组织切片进行特殊染色如 PAS 染色、六胺银染色可显示真菌，但当组织中菌量少时阳性率较低。

钙荧光白：为二苯乙烯类化合物，是一种非特异性荧光染料，能非特异性地结合 β–1，3– 和 β–1，4– 糖苷键连接的多糖如几丁质、葡聚糖、纤维素，通过染色亮度可判断其功能状态，越亮表示几丁质合成代谢越活跃。组织切片应用钙荧光白染色后在荧光显微镜下可看到真菌发出明亮的蓝色荧光，真菌孢子、菌丝、横隔等形态清晰，可大大提高真菌感染性疾病诊断阳性率。

三、作者介绍

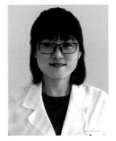

　　李丽娜，副主任医师，本科、硕士、博士均就读于四川大学华西临床医学院，师从冉玉平教授，目前就职于河南省人民医院皮肤性病科。

四、导师点评

1. 一篇论文在写稿前首先要自问："What's new？""What's difference？"或"What's the unmet clinical or experimental needs？"以此为导向开展临床和实验设计，针对性填补空白或丰富知识。

2. 孢子丝菌病临床常见，培养容易长出真菌，病理检查显示炎性肉芽肿改变，组织里面的真菌呈散在分布，常规 PAS 和六胺银染色也很难找到真菌，具有挑战性。

3. 伊曲康唑是否可用于原发性肝硬化患者很纠结，请教专家加定期监测肝功化解疑团，治疗经验值得分享，但仅仅一个经典病例很难发表 SIC 论文。

4. 在病理组织中找到真菌感染的直接证据是本例能够发表的亮点，真菌荧光染色是解决问题的关键技术。

5. 皮肤—病理—真菌学家同时也应是图像编辑的专家，将"编辑"理念融入论文书写和图像采集、整理全过程中，多中选优，精心组合，要让 reviewer 眼前一亮，爱不释手，不忍拒稿。

6. 只有经历了从临床、实验、投稿、拒稿、修稿、接收、校样、发表的系统训练，才能掌握 SCI 论文发表的全过程，是研究生成长的必由之路。

五、论文中文翻译

钙荧光白染色诊断并伊曲康唑治疗伴肝硬化的面部孢子丝菌病

李丽娜[1,2] 张守民[2] Sushmita Pradhan[1] 冉玉平[1*]

1. 四川大学华西医院皮肤性病科；2. 河南省人民医院皮肤性病科；*通讯作者

患者女，50 岁，因右面颊多发结节斑块 2 个月就诊。2 个月前，患者右侧面颊出现一直径约 0.3cm 大淡红色结节，逐渐增多融合成斑块。1 个月前在原皮损周边出现新发褐色结节。既往患有原发性肝硬化病，未予治疗。

右侧面颊皮损活检组织病理显示表皮增生，真皮内可见大量淋巴细胞、组织细胞、中性粒细胞、多核巨细胞浸润。组织钙荧光白染色可见炎性组织内较多的被染成亮蓝色的真菌孢子。

将部分切取组织接种于 SDA 培养基 28℃培养 10 天可见黑色菌落长出，进行小培养可见菌丝纤细，分生孢子球形，合轴分布，部分形成梅花样。提取真菌 DNA 扩增 rDNA ITS 区并测序显示为球形孢子丝菌（基因登录号为 MH398058）。

血常规示 WBC 2.93×10^9/L，RBC 3.72×10^{12}/L，HGB 96g/L，PLT 44×10^9/L。肝功示总胆红素 47.96mol/L（参考范围 5 ～ 21mol/L），直接胆红素 17.46mol/L（参考范围 0 ～ 7mol/L），间接胆红素 30.5mol/L（参考范围 0 ～ 7mol/L）。ALT、AST 在正常范围。甲肝、丙肝、乙肝、艾滋病毒相关检查均为阴性。

此患者诊断为球形孢子丝菌引起的孢子丝菌病，给予口服伊曲康唑胶囊 0.2g/d，共 4 个月；同时给予口服还原型谷胱甘肽片，400mg/ 次，一日 3 次治疗。伊曲康唑总累计量为 22 000mg。每 2 周监测一次血常规及肝功能，治疗期间患者肝功未见明显异常。治疗结束时患者面部皮损完全消退，瘢痕愈合。

注：图片和参考文献（略）

六、英文全文链接：https://pubmed.ncbi.nlm.nih.gov/33392859/

Li L, Zhang S, Pradhan S, Ran Y. Facial sporotrichosis with liver cirrhosis detected by calcofluor white treated with itraconazole.Mycopathologia, 2021,186(1):141–142.doi:10.1007/s11046–020–00518–w.Epub 2021 Jan 3.PMID:33392859.

Mycopathologia (2021) 186:141–142
https://doi.org/10.1007/s11046-020-00518-w

MYCOPATHOLOGIA IMAGE

Facial Sporotrichosis with Liver Cirrhosis Detected by Calcofluor White Treated with Itraconazole

Received: 25 September 2020 / Accepted: 1 December 2020 / Published online: 3 January 2021

病例三十三
结缔组织病（盘状红斑狼疮）

一、临床故事

偶遇令人迷惑的病例

那是 2013 年 12 月的一天，正值冉老师的门诊日，候诊区里坐满了来自各地的患者，又是繁忙的一天！一位 38 岁的男患者很焦灼地走进冉老师的诊室，他从宜宾慕名而来。经过初步的问诊我们了解到：2 个多月前，患者左侧额部皮肤长了一些小丘疹，有轻微的痛感，在当地医院诊断为毛囊炎，口服头孢类抗生素，外用了聚维酮碘溶液、莫匹罗星软膏等。用药后，患者没有收到明显效果，皮疹还在缓慢增多，经别的患者介绍来到华西医院找冉老师诊治。查体：左前额皮肤见绿豆大小暗紫红色丘疹，部分表面黏着黄褐色痂，簇集性分布，部分融合（图 1）。这皮疹的长相有几分貌似毛囊炎，但从患者的治疗经历来看，它肯定不是毛囊炎。如此鬼魅的皮疹，它到底是什么呢？

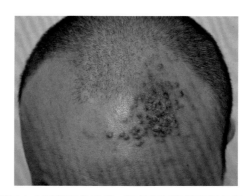

图 1　左前额皮肤见绿豆大小暗紫红色丘疹，部分表面黏着黄褐色痂，簇积分布，部分融合

皮肤镜火眼金睛 发现新线索

在了解病情、查体之后，冉老师指导着大家为患者做皮肤镜检查。在皮肤镜下我们看见：暗红色背景、毛囊口角化（箭头所指）、有角栓阻塞毛囊口（点线圈内）（图 2）。随即，冉老师指定站在一旁的我负责这位患者的诊治和随访。当时我对这个病例不以为然，心里嘀咕：这患者不严重呀，还需要咱们专门花时间、精力去全程随访诊治？冉老师要求我在皮肤镜下看见有毛囊口角化、有角栓阻塞毛囊口的部位取病理活检，同时为患者安排了细菌、真菌的镜检、培养，艾滋病及梅毒的筛查及自身免疫抗体谱检查。我按照冉老师的要求，认真地为患者安排了各项检查，只是很疑惑为什么老师要刻意为患者做自身抗体谱的检查呢？我带着

疑问请教了老师，老师只是笑着回答了一半："皮肤镜已经为我们提供了线索啊！"

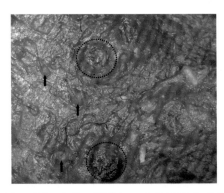

图 2　暗红色背景、毛囊口角化（箭头）、有角栓阻塞毛囊口（点线圆圈）

乱花渐欲迷人眼 细审方始露真容

结果陆续出来了，真菌、细菌、HIV、梅毒抗体均为阴性，排除了感染性皮肤病。自身免疫抗体谱阴性，我又迷茫了：这究竟是什么病呢？最后，病理活检出来了，提示：毛囊口角化（黑箭头）、毛囊内角化物质堆积（星形）、毛囊角栓堵塞毛囊开口（圆圈）、毛囊及表皮基底膜液化变性（绿箭头），真皮浅层大量淋巴细胞浸润（图 3，HE×40）。PAS、六胺银染色阴性。

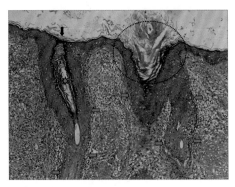

图 3　毛囊口角化（黑箭头）、毛囊内角化物质堆积（星形）、毛囊角栓堵塞毛囊开口（圆圈）、毛囊及表皮基底膜液化变性（绿箭头），真皮浅层大量淋巴细胞浸润（HE×40）

至此，终于真相大白，患者初起的皮疹为红色实性丘疹，据患者回顾甚至能看见脓性丘疹，所以最初接诊的医生被它以"毛囊炎"的身份欺骗了。但是，长达 2 个月的病程，抗生素使用无效，细菌涂片、培养阴性足以排除细菌感染。真菌镜检、培养阴性，HIV、梅毒抗体均为阴性，排除了其他感染性皮肤病。最后，自身抗体谱检查结合病理结果诊断：毛囊炎样盘状红斑狼疮（DLE）。制订治疗方案：羟氯喹片口服，一天一次，一次 0.2g，复方甘草酸苷片（美能）口服，一天三次，一次两片，白芍总苷（帕夫林）胶囊口服，一天三次，一次两粒，0.03% 他克莫司软膏外用，一天两次。四个月后患者回访，额部痂壳脱落，炎性丘疹消退，留下淡红色红斑（图4），皮肤镜下观察见暗红色背景，瘢痕形成（图5）。

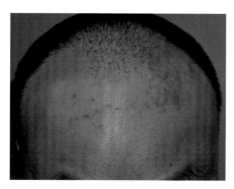

图4　4个月后，痂壳脱落、炎性丘疹消退，留下淡红色红

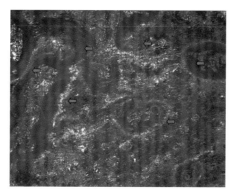

图5　皮肤镜下观察：暗红色背景，微小瘢痕形成（蓝色箭头所指）

我将病例资料整理好，做了病例汇报，心里琢磨着这个病例的随访诊治工作算是画上了句号。不料，老师告诉我，这事还没有完，应该将此病例整理成文发表。我心里又一次犯嘀咕：这个病例发表文章？这个可能吗？不过，我还是按照冉老师的要求将病历资料撰写成文，并且按照老师说的思路去发掘这个病例与众不同的特点。正好 Chinese Medical Journal［CMJ，《中华医学杂志（英文版）》］关于皮肤影像学/皮肤镜相关的专刊征稿，与我们的病例主题吻合，我们立即投稿。最后，文章得以顺利发表面世。

回顾自省 感触良多

这篇SCI论文的发表，并没有太多跌宕起伏的"剧情"。但是，这篇论文的成文过程，却给了我至少两个深刻的启迪：

1. 不论是做科研、做临床、还是做我们的日常工作，都应该发挥冉老师常常提到的那种"小题大做"的精神。哪怕在大家眼里就是一个不起眼的小问题，我们只要接手了，都应该静下心来，细心、耐心地做好每一个环节，也就是冉老师常常教导我们的"大做"。这样，我们就有机会在一些貌似简单的问题中有新发现，有新突破。

2. 一个有拖延症、缺乏自信的学生，是需要一位严厉的导师指引的。要不然，没有人"逼迫"你一下，你会走掉队，你也不知道自己是可以完成很多你觉得"不可能"的事情。就像冉老师教导我们的那样，自信来自于实力，实力来自于努力，而努力可不是盲目使力，一定要带着"心"去一边思考一边努力。

二、背景知识

据赵辨主编的《中国临床皮肤病学》中记载：经典的盘状红斑狼疮（discoid lupus erythematosus，DLE）皮损好发于面部，特别是两颊和鼻背，呈蝶形分布；其次发生于口唇、耳郭、头皮等处，早期为钱币大小红斑，境界清楚，上覆黏着性鳞屑，鳞屑下方有毛囊角栓，剥离鳞屑，可见扩张的毛囊口。未经治疗的皮损周围色素沉着，中心逐渐出现萎缩，可伴有色素减退。从基本形态来看，本例患者的皮损与经典的盘状红斑狼疮皮损相去甚远，所以单纯地从临床查体并不容易想到诊断 DLE。然而，在皮肤镜下发现了毛囊口角化，有角栓阻塞毛囊口，这为考虑盘状红斑狼疮提供了重要线索。我们在皮肤镜的指引下选择有毛囊角栓的皮损做活检，病理检查找到了 DLE 典型的毛囊角栓和基层液化变性等特征。最终，综合自身免疫抗体谱检测阴性等实验室结果确诊该病例为盘状红斑狼疮，针对性制订适合的治疗方案使患者得以治愈。

三、作者介绍

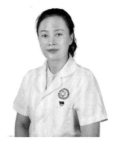

黄静红，医学博士，2016 年毕业于四川大学华西医学中心，获博士学位，师从冉玉平教授。目前就职于都江堰医疗中心。

四、导师点评

1. 盘状红斑狼疮（DLE）是常见皮肤病，好发于面部、耳郭等光暴露部位，典型表现为暗红斑上黏着性鳞屑、毛囊角栓，出现脓疱罕见。

2. 本例因表现为脓疱，当地按"毛囊炎"抗感染治疗无效辗转来我科，如何找到诊断线索？皮肤镜下发现毛囊角栓给予重要提示，为下一步检查指明了方向。

3. 病理证实了毛囊角栓、基层液化和淋巴细胞为主的浸润，自身抗体谱检查阴性结果排除了系统性红斑狼疮（SLE），针对性抗炎治疗成功也反证了诊断为 DLE 的正确性。

4. 每一个诊断不清的"小病"，对患者来讲都是大事，医生的责任就是充分运用所掌握的临床知识，结合最新的医疗技术"小题大做"，不仅治愈患者疾病，还为医学的进步作出贡献。

5. 皮肤镜无创检查发现传统上只有病理切片才能看到的"毛囊角栓"，就预示着发表SCI论文的突破点，接下来就是如何取材、病理验证和等待疗效，不仅考验研究生的理解力，更重要的是要克服"拖延症"，把想法落实到结果的执行力！

五、论文中文翻译

鉴别毛囊炎样非典型盘状红斑狼疮的皮肤镜指标

黄静红[1, 2] 唐教清[1] 冉玉平[1*]

1. 四川大学华西医院皮肤性病科；2. 都江堰医疗中心皮肤科；* 通讯作者

皮肤镜是皮肤科用于鉴别判断皮损的一种常用辅助工具，由于它的无创性，使用非常广泛，有一些皮损的临床特征是我们肉眼所不能观察到的，但是皮肤镜是能够观察到的。由于皮肤病临床特征的多样性，且有一些临床表现比较少见，有时会让我们误诊，可能造成对患者进行不恰当的后续治疗。在这种模棱两可的情况下，皮肤镜检查可以成为正确诊断疾病的重要工具。在本文中，我们报告了1例患盘状红斑狼疮的男性患者，盘状红斑狼疮的临床表现并不典型，经皮肤镜检查锁定盘状红斑狼疮，最后经组织病理活检得到了证实。

患者，男，38岁，因左侧额部皮肤丘疹、斑块伴轻微痛感2个多月就诊于华西医院皮肤性病科门诊。患者在当地医院诊断为毛囊炎，口服了头孢类抗生素，外用了聚维酮碘溶液、莫匹罗星软膏等。用药后，患者没有收到明显效果。查体：左前额皮肤见绿豆大小暗紫红色丘疹，部分表面黏着黄褐色痂，簇集性分布，部分融合。辅助检查：血常规，各项感染性疾病指标检测正常，自身抗体谱循环免疫复合物（CIC）、补体C3、C4、抗核抗体、双链DNA抗体、SSA/RO抗体、SSB/La抗体未见异常。皮肤镜检查见镜下暗红色背景、毛囊口角化（箭头所示）、有角栓阻塞毛囊口（圆圈所示）。病理活检提示：毛囊口角化（黑箭头所示）、毛囊内角化物质堆积（星形所示）、毛囊角栓堵塞毛囊开口（圆圈所示）、毛囊及表皮基层细胞液化变性（绿箭头所示），真皮浅层大量淋巴细胞浸润。我们采用Miteva博士描述的皮肤镜引导下取活检的方法，在毛囊口角化、有角栓阻塞毛囊口的皮损处为患者取了活检。最后，我们根据病理活检和自身抗体谱检测结果确诊该病例为毛囊炎样盘状红斑狼疮。制订治疗方案：羟氯喹片口服，一天一次，一次0.2g，复方甘草酸苷片（美能）口服，一天三次，一次两片，白芍总苷（帕扶林）胶囊口服，一天三次，一次两粒，0.03%他克莫司软膏外用，一日两次。四个月后患者回访，额部痂壳脱落，炎性丘疹消退，留下淡红色红斑，皮肤镜下见暗红色背景，瘢痕形成。

皮肤疾病的诊断，很多时候通过体格检查和临床表现就能准确诊断，但是，对于一些不常见的皮肤疾病，仅从临床表现有时会导致误诊误治。在此，我们报告一例临床表现不典型的盘状红斑狼疮病例，它最初被误诊为毛囊炎。我们通过皮肤镜观察病变，显示毛囊周围角化和毛囊口角化阻塞。毛囊角栓的形成被认为是盘状红斑狼疮早期活动性病变的标志。使用皮肤镜能够观察到盘状红斑狼疮皮损中毛囊角化的现象。我们在皮肤镜下，观察到大片的暗红色背景，它可能与皮损存在严重的皮炎有关。通过皮肤镜的引导，我们在显示毛囊周围角化和毛囊角化阻塞的病变处取了活检。病理活检显示，毛囊口角化、毛囊内角化物质堆积、毛囊角栓堵塞毛囊开口、毛囊及表皮基层细胞液化变性，真皮浅层大量淋巴细胞浸润毛囊周围和真皮中层有炎症细胞浸润。这与皮肤镜检查结果相吻合。鉴于此，对于一些非典型病例，肉眼无法准确诊断，皮肤镜检查是可以帮助提高诊断的准确性。皮肤镜的这种无创的检查是值得推广应用的。

注：图片及参考文献（略）

六、英文全文链接：DOI: 10.4103/0366-6999.181953

Jing-Hong Huang, Jiao-Qing Tang, Yu-Ping Ran. Indicators for differentiating atypical discoid lupus erythematosus from epifolliculitis with dermoscopy.Chin Med J (Engl), 2016,129(10):1255-1256.

Correspondence

Indicators for Differentiating Atypical Discoid Lupus Erythematosus from Epifolliculitis with Dermoscopy

Jing-Hong Huang[1,2], Jiao-Qing Tang[1], Yu-Ping Ran[1]

[1]Department of Dermatovenereology, West China Hospital, Sichuan University, Chengdu, Sichuan 610041, China
[2]Department of Dermatovenereology, Medical Center of Dujiang Yan, Chengdu, Sichuan 611830, China

病例三十四
淋巴管异常疾病（淋巴管畸形）

一、临床故事

辗转来就诊 却不是看皮肤

四年前的冬天，一名 10 岁的彝族女孩和她的爸爸来到冉老师的门诊。然而他们不是来看皮肤病，淳朴的家属告诉我们是来看女孩的牙龈"血管瘤"。原来患儿因"上前区牙龈肿胀伴疼痛、出血 3 年余"曾在多地寻医就诊，这次本是来华西口腔医院看牙龈的病变。口腔的老师仔细检查患儿病变后认为不适合手术，应该采取保守治疗。因为主诊的口腔科老师听过冉老师关于伊曲康唑治疗婴幼儿血管瘤的学术报告，特意推荐患者挂冉老师的号，看能否用伊曲康唑内服治疗。仔细一看，发现患儿上前唇侧、腭侧牙龈均肿胀隆起，呈紫红色，可见出血点，按压无明显疼痛（图 1）。

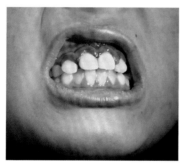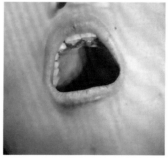

图 1　患儿上前唇侧、腭侧牙龈肿胀隆起，呈紫红色

我们试用皮肤镜直接观察牙龈，发现牙龈肿胀、局部黏膜红色背景，靠牙齿的边缘处糜烂、出血（图 2）。

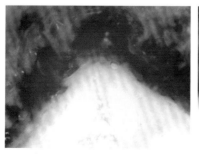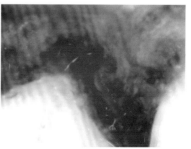

图 2　皮肤镜（偏振光）下见牙龈肿胀、黏膜浅层糜烂、出血

看着辗转而来的父女俩，我内心在嘀咕这已经是口腔疾病的范畴了，为何冉老师要接诊这个患者？我们可以治疗吗？但是换个角度一想，患者满怀希望而来。我们若是不经过尝试而是直接推走，又将把她推向何处呢？"北、上、广"？那能是什么结局呢？

好吧，既然患者选择相信我们，我们就一起努力吧！患者已在华西口腔医院完善了活检及颌面部 CT、MRI 及常规血液检查，综合考虑是浅表性脉管瘤/脉管畸形。我们给家属介绍了本病治疗的困难之处，再告诉了我们拟尝试的新治疗方法，最后再三强调口腔卫生等生活注意事项。我感觉我给父女俩讲了很久，同样的话反复讲了多次，所讲内容都是让他们复述一遍。我甚至都觉得自己太啰嗦了，但是我想一定要让他们听明白。因为交流不是太顺畅，唯恐哪个地方没有理解到位而出现差错。

伊曲康唑显疗效

根据我们对婴幼儿血管瘤治疗经验，与治疗真菌感染的剂量一样：每公斤体重口服伊曲康唑 5mg。患儿体重 30kg。初步确定的治疗方案是第一天服 1 粒胶囊（100mg），第二天 2 粒胶囊（200mg），如此交替循环，平均每天 150mg，纯牛奶送服。监测肝功。2 周后复诊，患者牙龈情况不论是肉眼观还是自我的感受都好转了很多（图 3）。

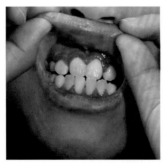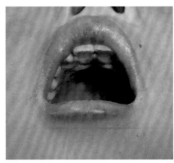

图 3　口服伊曲康唑 2 周后复诊，牙龈红肿明显减轻

追问病史：2+ 年前有左上颌"拔牙"史。我们用皮肤镜看到了拔牙部位紫红色的凸出性皮损（图 4）。结合病史，我们考虑是否有化脓性肉芽肿（分叶状毛细血管瘤）的可能呢。第 4 周后复诊，进一步好转（图 5）。好转的倾向维持了 3 个多月。

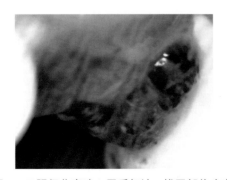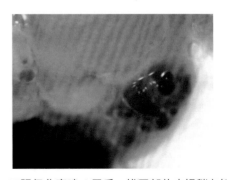

图 4　口服伊曲康唑 2 周后复诊，拔牙部位病变　图 5　口服伊曲康唑 4 周后，拔牙部位皮损稍有好转

疑惑中寻求

伊曲康唑有效使患者和我们都很惊讶。但因为每天都要进食用牙咀嚼食物，对牙龈的刺激在所难免。加上牙龈好转后，患儿就高兴随心地放开吃坚果及刺激性食物。13 周复诊时，患儿进食辛辣食物后症状明显加重。原牙龈已肿胀消退部位又有出血和疼痛，且范围扩大，受累面积将近 1/4 牙龈（图 6）。除此之外，患儿牙龈病变区域的一颗牙齿和另外一颗牙齿掉了。10 岁多的患儿正是换牙期，这是正常换牙吗？那皮损区的正常换牙是否会受影响？此状态患儿的骨质是否受到破坏？这一系列问题都回旋在我脑海中，这些都属于口腔医学范畴。我们不得不再次思考诊断是否恰当。

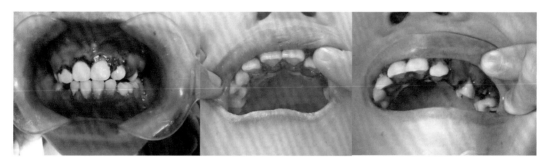

图 6　治疗 13 周复诊，症状加重

于是，我跟冉老师上门诊这一天的常规工作被患者的复诊打乱了。既有很多疑惑，也有一丝担心等复杂情绪。听从冉老师安排，首先亲自带患者去华西口腔医院看一下。华西医院门诊距离华西口腔医院本只有十分钟的行走路程。那天走至半路却是狂风暴雨，我们不得不中途停下来，后面还是冒着暴雨将近二十分钟才到口腔医院。特别感谢口腔医院的冯戈老师，听了我介绍患者情况后，很快就加了一个号。然后进行口腔颌面锥形束 CT（CBCT）检查，发现骨质并没有病变（图 7）。此时，我的担心稍微释怀了。耐心的冯老师还给我介绍了患者目前的状态：患儿病变范围大，可能与深部脉管系统相联系，手术损伤大且不太可能切干净；患儿面部发育尚未完善，糖皮质激素及硬化剂注射治疗可能造成牙龈萎缩。听到专业口腔科老师的介绍，我清楚了选择保守治疗的原因。再回皮肤科诊断室时，发现我们的鞋以及下半裤脚都湿透了。

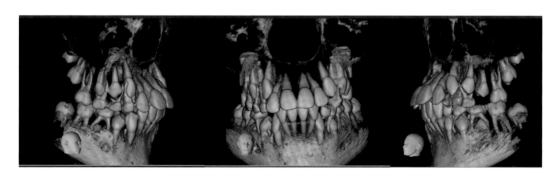

图 7　口腔颌面锥形束 CT（CBCT）未发现颌面部的骨质病变

　　我也很快从口腔病理科借到了患儿以前做活检的病理切片及蜡块。特别感谢口腔医院病理科李老师用最快的方式借给了我病理蜡块，还向我讲解了该病理表现主要为扩张的管腔（图8）。此外，我向一些病理方向的其他老师和同学进行请教。首先确定了没有恶性肿瘤倾向，这算是让人安慰。然而，关于这到底是何种脉管系统疾病，却没有几个人给出结论。

　　为此，还将这个病例进行了科室病例讨论，部分老师认为是血管畸形或血管瘤。为进一步弄清楚病理表现究竟是什么性质，我查了很多关于脉管系统肿瘤方面的中英文文献，始终觉得这不像是一个血管瘤。又请教了我科的刘宏杰老师。尽管管腔里有那么多的红细胞，他认为是淋巴管畸形。可是怎么来证明呢？每次有什么学习工作中的困难，我总会向一直热心帮助我们的小茜师姐求助。师姐建议我向冉老师汇报这些疑惑。我再将文献中脉管系统肿瘤区别有价值的免疫组化标记汇总向冉老师汇报。冉老师听后立即联系了脉管瘤方面的病理专家——西京皮肤病医院的王雷教授，将蜡块带去做相关免疫组化。根据免疫组化的结果，王雷老师的结论与刘宏杰老师不谋而合。终于是确定了诊断。感谢刘宏杰老师的独特见解，感谢王雷教授做的一系列免疫组化分析，为淋巴管畸形的诊断奠定了病理学证据。

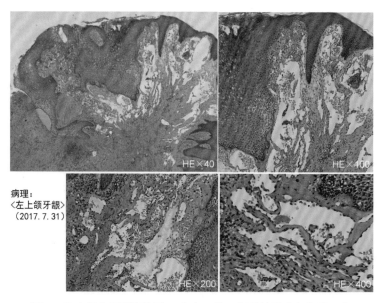

图8　真皮层大量扩张管腔，大小不等，部分管腔内红细胞聚集

怅然若失的随访

　　如此一个诊断，并非一开始所想。那我们的治疗合适吗？患儿的手术及注射治疗都先后被否定了，也只能保守治疗。伊曲康唑在治疗血管瘤方面已有一些经验，淋巴管畸形同属于脉管系统肿瘤，仍可以尝试。因此，我们仍维持口服伊曲康唑治疗方案。整个治疗过程依旧是好转、刺激后加重、好转……如此反复（图9）。治疗8个月后，患儿最后一次复诊后去往了其他专科医院就诊。虽然中断了治疗，但我一直都在随访治疗情况，包括我毕业参加工作后。从开始就诊至随访3年的时间都没听到好消息，我感觉很是怅然若失。她最后一次离

开我们门诊后，又辗转多家医院，先后经历了两次硬化剂注射及尝试口服西罗莫司治疗。看到患儿的疾病对她日常生活，尤其是进食的影响，以及多年异地求医治疗的艰辛，多么希望在某次随访时能听到好结果。

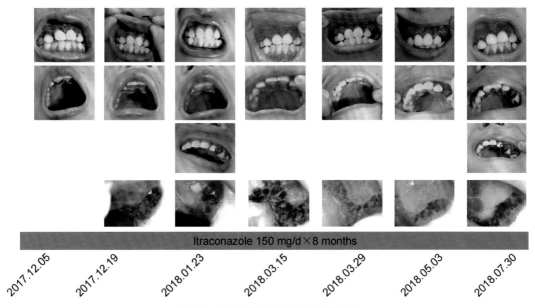

图 9　患者口服伊曲康唑治疗时程

毕业后，冉老师曾多次催促我总结此病例写文章。随访患者的治疗效果一直不佳，觉得这不是一个成功的病例。不能说没有意义，更符合描述自己的是没有心情写这个文章。

佳音终至

2021 年初，再次联系到患儿，得知患儿情况终于有改善了。换牙掉了的牙齿全部都长出来了，病变范围没有扩大，出血及疼痛症状基本控制。瞬间感觉心里的石头终于落地了。

冉老师依然是像往常一样提醒催促我写文章。这一次，我很欣然地想写这个文章了，就着手开始整理各方面的资料。因为不是口腔专业方向，我特意请教了华西口腔医院的 Babita Pradhan 留学生及现在工作单位的田雨丰同事。写这个文章应该是比较开心，并不在意是否会被接收。开始是投的皮肤科专业杂志 *JAMA Dermatology*，呵呵被拒了。其实我一点也不 care，只要患者改善就足够了。被拒的文章就搁放在一边了。又过了两个多月，冉老师又提醒我投稿。这次我选择了口腔方向非常对口的 *Oral Oncology* 杂志（口腔肿瘤学），影响因子5.337。结果投稿后 5 天收到邮件，让我们大吃一惊：没有经过任何退修、返回等常规修稿环节，就直接接收了，十几天后就在线发表。真可谓只要用心写作，投稿前反复修改打磨，方能一举成功。更让人高兴的是，在此故事完成几天前我再次电话随访得知，患儿的牙龈进一步好转（图 10）。

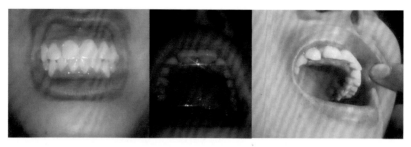

图 10　随访症状好转（2021-12-26 患者家属提供）

随访至今的四年时间里，确定诊断以及随访过程用"揪心"两个字形容也不夸张。但最终结局大体欣慰。文章也算是顺理成章发表。这个病例给了我以下深刻思考：

1. 任何一个诊断，为了患者，为了责任，我们一定要用力尽心的去搞清楚。只要我们用心，再请教周围的老师，就一定可以成功的。

2. 即使这并不是一个非常完美的案例，但这并不是一个容易的病例，我们及患者都付出了很多努力，这依然是一个值得发表的案例。

3. 跨界学习、跨界投稿，且一投即中，意料之外，情理之中。

二、背景知识

淋巴管畸形，以前又称淋巴管瘤，其实际是先天性淋巴管发育异常所致。病因未知，好发于儿童，男女发病率一致。好发于头颈部，口腔中常见于舌部、黏膜、嘴唇、腭部等，其中牙龈罕见。其普通病理表现为淋巴管的扩张。当扩张的管腔中含有红细胞时，仅普通 HE 染色不能与血管畸形相鉴别，需要借助相对特异性免疫组化。根据患者年龄、症状及部位，部分淋巴管畸形的诊断及治疗具有挑战性。

三、作者介绍

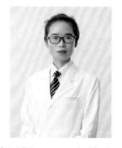

肖慧，皮肤性病学硕士，主治医师，2019 年毕业于四川大学华西临床医学院，师从冉玉平教授。现于成都京东方医院皮肤科工作，擅长感染性皮肤病、皮肤美容治疗（光子嫩肤、红宝石激光、水光针及超声炮等）。以第一作者 / 共同第一作者身份发表中英文论文数篇，其中 SCI 论文 5 篇。

四、导师点评

本病例两个关键词:"罕见"和"跨界"。作为皮肤科医生,对口唇和口腔黏膜疾病常有涉及,但对罕见的牙龈"淋巴管畸形"却是跨界;口腔科医生因听了我们团队用伊曲康唑治疗血管瘤的报告后推荐患者到我们皮肤科治疗,又是跨界;伊曲康唑是抗真菌药物我们非常熟悉,但用于治疗牙龈淋巴管畸形还是跨界;而我们首次用皮肤镜观察牙龈更是跨界!对疾病的认识和处理只能在实践中学习:跨界向口腔医生学习,向病理亚专业同行学习,最终目的是让患者得到准确的诊断和最合适的治疗,为此耐心与患者及家属沟通、带她们去口腔医院做相关检查、将标本送到西京医院请王雷教授做免疫组化,感谢所有跨界热心参与此罕见病诊治的同行们。当患者口服伊曲康唑显著起效时我们都高兴无比,而再次复发加重我们又"揪心"难受,长期的追踪让我们认识到此病的预后,将其总结发表 SCI 论文让全世界同行分享,作为皮肤科主要从事医学真菌病研究团队,首次诊治罕见的牙龈淋巴管畸形,论文未经修改就直接接收,在口腔肿瘤学杂志上发表,既是"跨界",更是"罕见"!

五、论文中文翻译

一例罕见的广泛牙龈淋巴管畸形

肖慧[1] Babita Pradhan[2] Sushmita Pradhan[1] 冉昕[1] 王雷[3] 刘宏杰[1] 冉玉平[1*]

1. 四川大学华西医院皮肤性病科;2. 四川大学华西口腔医院;3. 第四军医大学西京皮肤病医院;* 通讯作者

摘要:淋巴管畸形是一种良性病变,很少累及牙龈。牙龈病变的特征是鹅卵石样增生性皮损,偶有疼痛和出血。大范围和特殊区域受累可能面临较大困难。本文,我们报告了一例 10 岁女孩的罕见牙龈淋巴管畸形。

前言

淋巴管畸形是一种淋巴管异常疾病,好发于头颈部。口腔中病变常见于舌部,很少发生于牙龈。既往仅报告了 6 例确诊的牙龈淋巴管畸形病例。由于其不确定的病理表现和尚无治疗共识,目前的诊断和治疗仍具有挑战性。本文介绍了一个发生于双侧牙龈不对称的淋巴管畸形案例。

病例报道

患者女,10 岁,中国籍,因"上前区牙龈肿胀,时伴有疼痛、出血 3+ 年"就诊。牙龈肿胀、出血损害口腔卫生以及轻微影响咀嚼功能,除此没有其他损害。2+ 年前,左上尖牙因龋齿拔除。

体格检查发现:上颌牙龈肿胀、出血,呈蓝紫色,触诊无明显疼痛;病变唇侧累及右上侧切牙至左上第二磨牙牙龈缘及附着龈;其中左上侧切牙至左上第一前磨牙区域唇侧病变至前庭沟,腭侧累及右上侧切牙至左上第一磨牙近中牙龈缘(图 1A)及附着龈(图 1B)。左上尖牙拔牙处（图 1C）皮肤镜检查显示鹅卵石样红色假囊泡状改变（图 1D）。基于这些发现，初步诊断脉管畸形。

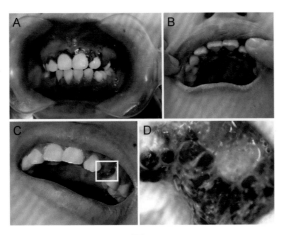

图 1

　　颌面部锥形束计算机断层扫描（CBCT）和磁共振成像（MRI）提示骨结构正常，无任何牙龈下面的骨或牙齿的异常征象。组织病理学显示真皮中大小不一的大量扩张性淋巴管腔，部分管腔中红细胞聚集（图 2A）。免疫组化显示：病变中央大部分内皮细胞 D2-40 阳性（图 2B）、CD34 阴性（图 2C），而外周内皮细胞 CD34 强阳性、CD31 阳性（图 2D）、Prox-1 阳性（图 2E）和 Wilms 肿瘤 1（WT-1）阴性。病理检查符合牙龈淋巴管畸形的诊断。

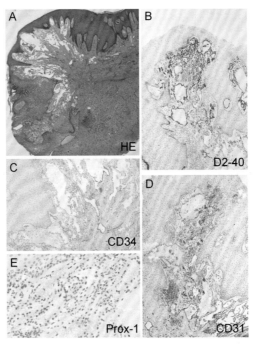

图 2

由于病变范围广，累及了约 1/4 的牙龈，且浅表淋巴管畸形常与深层淋巴系统相通，因此不建议手术切除。因为伊曲康唑可以治疗脉管性疾病，如血管瘤，其在体外实验中显示出对畸形血管细胞有抑制作用。由此首先选择口服伊曲康唑 150mg/d。然而，生硬辛辣的食物时常会刺激牙龈病变部位，加重肿胀，并伴有出血和疼痛。治疗 8 个月后，病情未见好转，此外常因口腔刺激因素反复发作。治疗期间该患者另外两颗牙齿脱落，后期于其他医院就诊，整过程随访 3 年。随访期间，她尝试了两次硬化剂注射治疗。最后选择口服西罗莫司 1mg/d，坚持服药一年半。而后，她的病情稍有好转，在药物控制下没有明显疼痛及出血。并且，曾脱落的牙齿全部长出。

讨论

淋巴管畸形病因尚不清楚。其好发于儿童，男女发病率一致。临床上，受累的皮肤和牙龈表面通常呈现鹅卵石状和蛙卵样外观。大多数充满液体的囊泡是半透明的，但当包含红细胞时，可能会从红色变为更深的颜色。通常，淋巴管畸形病变是无触痛性肿胀。有时，与淋巴管畸形相关的常见并发症包括出血、疼痛和感染。普通病理表现为淋巴管的扩张。当扩张的管腔中含有红细胞时，仅从普通苏木精－伊红（HE）染色不能与血管畸形相鉴别，需要相对特异性免疫组化，如 D2-40、CD34、Prox1 等进行标记有助于确诊。

病变的位置、大小和深度对治疗和预后有重大影响。淋巴管畸形的治疗选择包括观察、药物治疗、切除、硬化剂注射和射频消融。然而，对于面颈部淋巴管畸形没有公认的治疗方案。因此，其管理极其困难并且需要多学科的方法。该患者的牙龈病变逐渐发展并持续了 5 年多，先后尝试口服伊曲康唑、注射硬化剂和口服西罗莫司疗法。虽然没有明显好转，但在药物的维持下，病情的发展得到了控制。同时，值得庆幸的是，患者脱落的牙齿全部按时长出，受牙龈淋巴管畸形影响不大。但是，此患儿仍然面临一些未知，包括治疗的疗程、预后和疾病的影响。因此，应进一步研究淋巴管畸形的新治疗方法。

以前仅用"淋巴管瘤"或"淋巴管畸形"术语报道过 6 例相关病例，证明了发生在牙龈部位淋巴管畸形的罕见性。其中，男性 2 人，女性 4 人，平均年龄 25.83 岁（11 ~ 63 岁）；双侧对称性病变 3 例，单侧牙龈受累 2 例，牙龈局灶发病 1 例。选择的治疗方法包括手术和激光，无复发。在这里，我们报道的不同于 6 例确诊的牙龈淋巴管畸形，该罕见病例为双侧不对称广泛的唇侧和腭侧牙龈受累，前后治疗及随访 3 年时间。

注：利益冲突、基金来源及参考文献（略）

六、英文全文链接：https://doi.org/10.1016/j.oraloncology.2021.105459

Xiao H, Pradhan B, Pradhan S, et al. A rare case of extensive gingival lymphatic malformation. Oral Oncol, 2022,124:105459.

Oral Oncology 124 (2022) 105459

Contents lists available at ScienceDirect

Oral Oncology

journal homepage: www.elsevier.com/locate/oraloncology

A rare case of extensive gingival lymphatic malformation

ARTICLE INFO

Keywords
Lymphatic malformation
Gingival
Pediatric patient

ABSTRACT

Lymphatic malformation is a benign lesion, seldom affecting the gingiva. Gingival lesions are characterized by pebbly hyperplasia, occasional pain, and bleeding. The treatment for large and exceptional areas of involvement may face difficulties. Herein we report a rare case of gingival lymphatic malformation in a 10-year-old girl.

病例三十五
真菌性皮肤病（头癣）

一、临床故事

头等大事 一波三折

我是唐教清，在跟随冉老师读硕士研究生过程中经历一例婴儿头部长包的病例，印象深刻。这是一个 5 个月大的婴儿，以额部片状红斑伴瘙痒 3 个月就诊（图 1），按照头皮"毛囊炎"给予抗生素等治疗 1 周后皮损反而加重，红斑逐渐融合，可见少许毛囊性脓疱（图 2）。

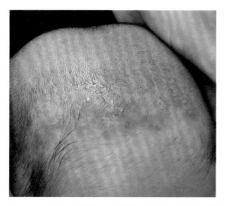
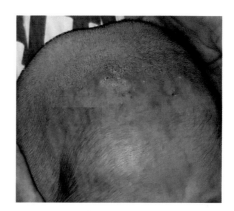

图 1　5 个月大婴儿诊断为头皮"毛囊炎"　　　图 2　治疗 1 周后皮损加重

于是冉老师指示检查真菌：取了头皮皮损标本做显微镜检查发现真菌孢子（图 3），真菌培养生长出白色绒毛状菌落（图 4）。挑取培养菌落镜检示圆形、梨形或棒状小分生孢子沿菌丝侧生生长（图 5）。提取真菌 DNA 做 PCR 扩展，产物经双向测序 BLAST 比对，与多株断发毛癣菌（*Trichophyton tonsurans*）菌株同源性为 98% 以上。最终明确诊断为：断发毛癣菌致婴儿脓癣。

接下来就是按"脓癣"治疗：刚开始采用口服伊曲康唑胶囊，33mg/ 次（将胶囊拆开，其中的微粒分成 1/3），1 天 1 次；2% 酮康唑洗剂洗头；外用 1% 萘替芬 –0.25% 酮康唑乳膏，1 天 1 次。治疗 2 周后脓疱逐渐结痂，头皮、面部出现散在多发环状鳞屑性丘疹及红斑（图 6），提示治疗方案并没有起到预期的作用。

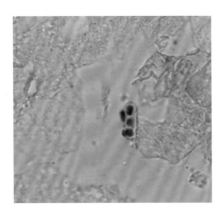

图 3　头皮皮损标本做显微镜检查见真菌孢子

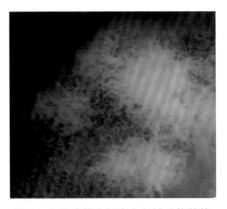

图 4　真菌培养生长出白色绒毛状菌落

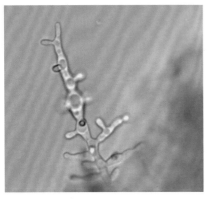

图 5　挑取菌落显微镜下观察：圆形、
梨形或棒状小分生孢子沿菌丝侧生生长

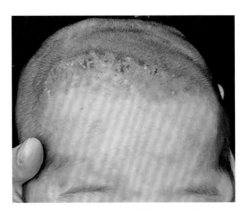

图 6　治疗 2 周后脓疱结痂，但头皮及面部
多处出现散在环状鳞屑性丘疹及红斑

　　冉老师决定将菌种做体外药敏试验，以筛选更敏感，疗效更好的药物。刚好当时我们实验室有 1% 卢立康唑乳膏样品，就对从患儿皮损处分离的断发毛癣菌做药敏试验，结果表明 1% 卢立康唑乳膏（C）周围的抑菌圈远大于 1% 萘替芬 –0.25% 酮康唑乳膏（B），即 1% 卢立康唑乳膏的体外抑菌活性高于 1% 萘替芬 –0.25% 酮康唑乳膏（图 7），随即我们将外用药改为 1% 卢立康唑乳膏。

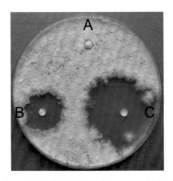

图 7　1% 卢立康唑乳膏（C）周围的抑菌圈远大于 1% 萘替芬 -0.25% 酮康唑乳膏（B）

由于患儿的红斑皮损增多以及瘙痒加重，考虑是在脓癣治疗基础上继发了癣菌疹，冉老师指示加用口服泼尼松，5mg/次，1天1次。治疗2周后，癣菌疹得以控制，停用泼尼松，代之复方甘草酸苷片，1片/次，1天1次。外用1%卢立康唑乳膏及口服复方甘草酸苷片巩固治疗1个月后，皮疹红肿消退，结痂脱落，新生头发长出（图8）。

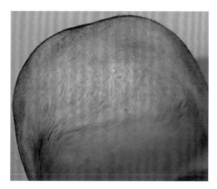

图8 巩固治疗1个月后，皮疹红肿消退，结痂脱落，新生头发长出

随后停药，随访5个月余无复发。从此病例看出常规外用抗真菌药效果欠佳，换成新药1%卢立康唑乳膏后疗效显著。最终总结为"断发毛癣菌所致婴儿脓癣并发癣菌疹1例"发表在《中国真菌学杂志》上。（https://kns.cnki.net/kcms/detail/detail.aspx？ FileName ＝ ZJXZ201603019&DbName ＝ CJFQ2016）

（唐教清）

初来乍到 三秒辨病

我叫冯孝伟，于2013年考入华西临床医学院成为冉老师的硕士研究生。在还未成为冉老师的学生之前，就曾听闻冉老师特别严厉，要求特别严格，认准的事情就一定要做好。当时感触还不深。正式成为研究生之后，每天可以跟冉老师上门诊看到很多患者，不管是疑难杂症，还是常见病，冉老师都会认真对待，仔细记录下患者每一次的皮损照片、复诊时间、治疗方案等。因此也总能在看似简单的病例中，找到新的切入点，发表文章和大家分享。在跟冉老师看诊过程中，冉老师会要求我们3秒钟之内说出初步诊断，以锻炼临床反应能力。有时也有诊断不明确、治疗效果不理想的病例，冉老师会教我们转换及发散思路，尽可能地为患者解决问题。

层层递进 以点带面

以唐教清经治的这例婴儿脓癣病例为契机，冉老师指导我们做了1%卢立康唑乳膏对多种皮肤真菌的抗真菌活性研究，即药敏试验，并与其他常用的抗真菌药物做比较。步骤包括收集临床菌株、活化菌株、制作培养平板、配制菌悬液、含菌平板加药、培养观察等。我们团队已做过很多实验，流程相当熟悉。虽说起来简单，但其中任何一个环节都很重要，一旦出错，就会影响实验结果。1%卢立康唑乳膏最先在日本应用，在国内还鲜为人知，我们算

是在国内较早的验证其药敏的团队。通过体外药敏抑菌环试验证实了它在皮肤癣菌、酵母菌、着色芽生菌及镰刀菌等中的抗菌作用，尤其是对于一些耐药、少见及难治性真菌（如茄病镰刀菌）效果较好（图 9）。依据实验数据及结果，我也撰写成文"1% 卢立康唑乳膏体外抗真菌谱及活性研究"发表在了《中国真菌学杂志》上。（https://kns.cnki.net/kcms/detail/detail.aspx?FileName = ZJXZ201602009&DbName = CJFQ2016）

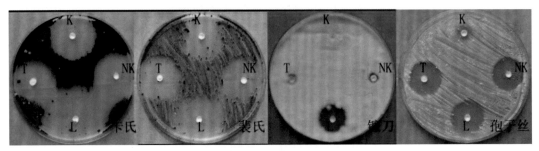

图 9　SDA 培养基（直径 15cm）上各药膏对 4 种少见真菌的抑菌圈

L：1% 卢立康唑乳膏；T：1% 盐酸特比萘芬乳膏；K：2% 酮康唑乳膏；NK：1% 萘替芬 -0.25% 酮康唑乳膏。卡氏：卡氏枝孢瓶霉；裴氏：裴氏着色芽生菌；镰刀：茄病镰刀菌；孢子丝：球形孢子丝菌菌丝相。25℃，培养 7 天

循证研究 应运而生

但这样就足够说明药物的有效性了吗？远远不够，药敏试验始终只是相对简便的体外试验，结果并不能完全代表临床疗效，因为临床疗效不仅取决于对致病菌的敏感性，也取决于宿主等多方面因素。冉老师经常说，科学要严谨，我们的一切研究是为了更好地服务临床，服务患者，要践行循证医学。冉老师是 *Evidence Based Dermatology* 英文版副主编和《循证皮肤病学》中文版主译，曾指导多位青年医生对国内发表在皮肤病学杂志上的论文做过循证医学的系统评价。为了更好地探究此药物治疗皮肤真菌病的临床有效性和安全性，冉老师指导我开始搜集循证学证据做 Meta 分析，为外用抗真菌药物的临床应用提供更好依据。那时我刚硕士一年级，对于"循证医学""Meta 分析"这些概念还比较陌生，不仅仅是我，整个团队对"循证药物学"知识都是比较欠缺的，以前发表的文章多以病例报告为主，这次算是尝试新领域，一切从头开始学。刚好华西医院有关于这方面的研究生课程，四川大学华西医院循证医学中心是我国循证医学和临床流行病学发源地，在国内处于领先地位的，也具有广泛的国际知名度，创建了包括中国 Cochrane 中心（亚太地区唯一国家中心）、中国 IDEAL 中心（国际 IDEAL 协作网继英国和美国后建立的第三个国家中心）等多个学术平台，还创办了《中国循证医学杂志》、*Journal of Evidence-Based Medicine* 两本杂志。有这样的一个循证医学平台，让我们实践循证医学有了强大的支撑。

搜寻证据 科学指导

在不断的学习中，我知道了什么叫作循证医学（Evidence-based medicine），也就是遵循证据的医学，强调应用所获得的最佳证据来确定患者的治疗措施。1998 年 Etminan 等学者还

提出了循证药物治疗学，即以证据为基础的临床药物治疗学，循证药学来源于循证医学的理念，采用循证医学的"五步法"，即"提出临床问题—系统检索相关文献—评价文献找出最佳证据—应用证据—后效评价"五个步骤，探索药物的有效性和安全性。循证药学既要通过菌检或药敏试验等手段，为选用药品提供最佳依据，又要强调具体证据，重视临床经验。只有将临床治疗经验与各种实验室报告和临床证据有机结合起来，才能为患者的治疗提供最佳决策。优秀的临床医生应具备丰富的临床经验，还能依据现有的最好科学依据来指导临床实践，两者缺一不可。这也是冉老师一直坚持的观点：不仅要多看患者多接触临床积累经验，更要学会多看文献多总结，以更好地指导临床决策。在临床工作中，往往等不到体外药敏实验结果就得积极用药治疗，就靠以往的经验，但即便是"经验性治疗"，其依据也是大样本符合循证医学的临床调查结果，经验治疗绝不等同于盲目地试试看。

量化综合 荟萃分析

循证医学的主要来源是随机对照试验和荟萃分析（Meta 分析），Meta 分析是指用统计学方法对收集的多个研究资料（主要是随机对照试验）进行分析和概括，以提供量化的平均效果来回答问题。其优点是通过增大样本含量来增加结论的可信度，解决研究结果的不一致性。它是文献的量化综述，是在严格设计的基础上，运用适当的统计学方法对多个研究结果进行系统、客观、定量的综合分析。因此，设计合理，严密的 Meta 分析能对证据进行更客观的评价，对效应指标进行更准确、客观的评估。

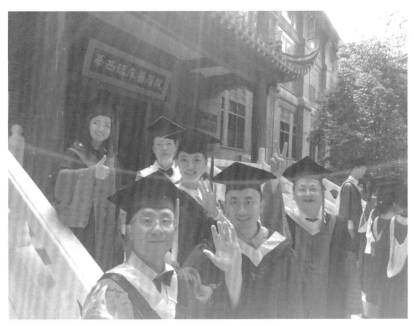

图 10　毕业季与冉老师的博士研究生、硕士研究生合影

选好主题 规范过程

Meta 分析的一般步骤包括：①确定主题；②确定文献纳入及排除标准；③制定检索策略

检索文献；④筛选文献；⑤入选文献质量评价；⑥数据提取；⑦统计分析；⑧撰写报告、得出结论。好的主题是 Meta 分析的灵魂，而规范的研究过程是 Meta 分析的质量保证。学习掌握了循证医学及 Meta 分析的基本思想及方法后，我们开始实践操作。搜索了包括 Pubmed、Ovid、The Cochrane Library、Embase、CNKI 等数据库的关于卢立康唑治疗皮肤真菌病的随机对照试验（RCT），经过仔细阅读文献后筛选，最终有 6 篇文章符合标准被纳入分析中，这也是非常合适的一个文献数量，因为文献太多，难以避免异质性，太少又不足以说明问题。我们纳入 6 篇文献共 1615 名患者，其中卢立康唑试验组 761 名，对照组 655 名。提取数据后在 Review Manager Software 软件进行数据分析。最后根据 Meta 分析结果得知，短期应用 1% 卢立康唑乳膏治疗就可以达到皮肤癣菌病的完全治愈。1% 卢立康唑乳膏相比其他对照药物或者安慰剂更有效，没有更多的不良反应发生。掌握了 Meta 分析基本流程，整个写作过程也就一气呵成，约 2 周看文献提取数据，1 周就写出初稿，再在冉老师指导下修改，一篇完整的文章就成型了。

锁定目标 一投即中

此时就要考虑投稿相关问题了。卢立康唑由日本原研，已在日本广泛应用但尚无荟萃分析的报告，冉老师建议投 *The Journal of Dermatology*。此杂志 1974 年创办，是亚洲皮肤病协会及日本皮肤病学会的官方期刊，其影响因子一直在稳步上升，那几年一直维持在 3 分上下，最新影响因子为 4.005。说干就干，查看了这个杂志的官方网站，根据要求做了文章格式上的调整后，于 2014 年 5 月 25 日投稿，第二天就收到编辑部的回信表示小修一下即可发表（意味着编辑部非常感兴趣，没送外审就直接接收），修改建议也都是非常小的细节，没有原则性错误，修回后于 6 月 16 日就正式接收了。整个过程出乎意料的快，这是我第一次写英文 SCI 文章，肯定有包括语法、格式等方面的问题，但是却那么快被接收，这得益于冉老师对目标杂志的精确锁定，只要内容新颖，是此药的第一篇全面的 Meta 分析，但刚好是主编及审稿者感兴趣的话题，其他形式问题偶尔是可忽略不计的：后来发现，最后发表的内容和我修回的内容还是有一些不一样的：编辑部在不影响文章本意的情况下就直接帮我修改了，真心非常感谢。从这件事看出选题非常重要，应验了"好的主题是 Meta 分析的灵魂"。

再接再厉 循证决策

就这样一个药物，我们从临床疗效、药敏试验、Meta 分析三方面去验证了它的效果，并因此衍生出了三篇文章，每一篇文章背后，不管是选题、操作、撰写、修改论文还是投稿，都离不开冉老师的指导，他那敏锐的视角以及科学的态度是永远值得我学习的。我收获的不仅仅是一篇 SCI 文章，更是一种循证医学的思想，一项系统评价的技能，一个科学求实的态度，为我后来持续的写作也有很大帮助。更关键的是，此后在临床上遇到问题时，都会自发地去搜索文献及证据，做循证分析，以更好地指导临床决策。

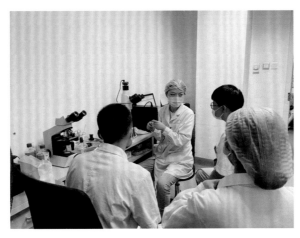

图 11 在临床工作中指导做真菌检查及循证治疗

（冯孝伟）

二、背景知识

循证医学意为"慎重、准确和明智地应用所获得的最佳证据来确定患者的治疗措施"，强调对患者的任何决策都需要将当前最佳证据、医师的专业技能和经验、患者的意愿三者结合。Meta 分析即荟萃分析在循证医学中有着举足轻重的作用。在评定一种抗真菌药物的敏感性时，我们从体外药敏试验、循证药学证据（Meta 分析）、具体病例分析这三个方面全方位地去验证它，得出的结论也会更可靠，更有参考价值。

三、作者介绍

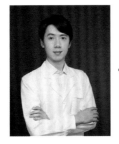

唐教清，皮肤性病学博士，医学界皮肤频道主编，丁香医生专业审核专家，优麦医生"皮科新观察"专栏作者。

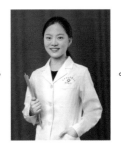

冯孝伟，皮肤性病学硕士，2016 年毕业于四川大学华西临床医学院，师从冉玉平教授，现就职于成都市第一人民医院皮肤科。

四、导师点评

1. 断发毛癣菌是亲人性皮肤癣菌，很难见到发生在婴儿的感染、引起脓癣和癣菌疹者，几经波折终于明确诊断，治愈患儿，值得庆幸。

2. 常规治疗症状未缓解，经过药敏实验选定敏感药物 1% 卢立康唑乳膏，为后续的系列研究开辟新领域。

3. 扩展实验发现卢立康唑对多种真菌敏感，为临床抗真菌应用提供了更多选择。

4. 全球临床应用效果如何？需要安慰剂对照、与其他外用抗真菌乳膏平行对照研究，Meta 分析循证药物学的研究提供了新方法。

5. 从个案诊治到实验室研究，最终到循证药物治疗学，是由点到面、再到系统评价，是临床—实验—循证研究的完整路径。

6. 充分发挥华西医院循证医学中心优势，带着问题、选对主题、边学边做，既促进学术发展添加新知识、更是培养研究生的高效模式。

五、论文中文翻译

1% 卢立康唑乳膏治疗皮肤癣菌病有效性和安全性 Meta 分析

冯孝伟[1] 庄凯文[1] 冉玉平[1*]

1. 四川大学华西医院皮肤性病科；* 通讯作者

前言

因药敏试验是一个相对简便、条件固定的体外试验，而真菌感染是一个复杂的过程，体内存在多种影响因素，体外抗真菌药敏实验结果与临床疗效的关系也是复杂的，成功的临床治疗不仅取决于致病菌的敏感性，也取决于宿主各方面的条件。1% 卢立康唑乳膏自从在国外上市以来，在临床应用中表现了较好的抗真菌活性。但目前为止，发表的关于其临床有效性和安全性的随机对照试验较少，样本量较小，所以为了更好地探究其治疗皮肤癣菌病的有效性和安全性，本研究搜集循证学证据作 Meta 分析，为外用抗真菌药物的临床应用提供依据。

Meta 分析，又称"荟萃分析"，是指用统计学方法对收集的多个研究资料进行分析和概括，以提供量化的平均效果来回答研究的问题。其优点是通过增大样本含量来增加结论的可信度，解决研究结果的不一致性。对小样本的临床试验研究，Meta 分析可以统计效能和效应值估计的精确度；它是文献的量化综述，是在严格设计的基础上，运用适当的统计学方法对多个研究结果进行系统、客观、定量的综合分析。因此，设计合理，严密的 Meta 分析能对证据进行更客观的评价（与传统的描述性的综述相比），对效应指标进行更准确、客观的评估，并能解释不同研究结果之间的异质性。

材料和方法

实验类型：随机对照试验（RCT）。

研究对象：基于纳入标准，被诊断为患有皮肤癣菌病的患者（＞12岁）。

干预措施：1%卢立康唑乳膏为实验组，安慰剂或其他药物为对照组。

主要指标：彻底治愈（定义为达到了临床治愈和真菌镜检阴性）。

次要指标：医师总体评价和不良反应。

用于搜索文献的数据库包括Pubmed，Ovid，The Cochrane Library，Embase，National Knowledge Infrastructure（CNKI）。用以下的关键词搜索：（luliconazole OR imidazol OR antifungal）AND（dermatophytoses OR tinea）。两个研究者分别独立地用 *Jadad Scale* 表来评价每个试验的方法学质量（我们纳入的6个试验均＞4分）。对可用性意见不一致时，通过讨论或者咨询第3位研究者后决定。从每一个纳入实验中获取的基本信息，包括在第4周时，经过1～2周的1%卢立康唑乳膏治疗后，达到彻底治愈的患者比例；有不良反应的患者比例；或者因为无效或强烈不良反应而退出试验的患者比例。

数据分析均在Review Manager Software（Review Manager Version 5.2 software for Windows；The Nordic Cochrane Centre，The Cochrane Collaboration，Oxford，England）软件进行。每个实验得出的结果异质性用卡方检验（$P > 0.1$，I2 ＜ 50%）。如果亚组间没有异质性就用固定模型，如果有异质性就用随机模型，两组之间效应的比较用比值比（OR）和它的95%置信区间（95% CI）。

结果

经过搜集筛选，最终有6篇文章符合标准被纳入此项分析中，共包括了1615个患者，对于有效性的评价共有761个患者在1%卢立康唑乳膏组，655个在对照组，对于不良反应或者退出率的评价共有979个患者在1%卢立康唑乳膏组，763个在对照组。

有效性 Meta 分析

1%卢立康唑乳膏治疗组和对照组间差异有统计学意义，在第4周时，经过1～2周的1%卢立康唑乳膏治疗的实验组相比使用如1%联苯苄唑，1%特比萘芬或者0.1%和0.5%卢立康唑乳膏治疗的对照组，其达到彻底治愈的患者比例更高（$OR = 1.46$，95% $CI = 1.12 \sim 1.91$）。从这个研究中，我们尚无足够证据证明1%卢立康唑乳膏是否比2%舍他康唑乳膏更有效。

安全性 Meta 分析

Meta分析表明1%卢立康唑乳膏组和对照组间发生不良反应的危险率差异没有统计学意义（$OR = 1.01$，95% $CI = 0.71 \sim 1.44$，$P = 0.95$），而且异质性很低（$\chi^2 = 10.88$，$P = 0.28$，I2 = 17%）。1%卢立康唑乳膏组没有因为不良反应或者无效而退出的患者。使用1%卢立康唑乳膏的常见不良反应包括接触性皮炎，皮肤刺激或者瘙痒，这些不良反应都是比较轻微的，而且都是发生在用药部位。

结论

根据我们的 Meta 分析结果得知，短期的 1% 卢立康唑乳膏治疗就可以达到皮肤癣菌病的完全治愈。1% 卢立康唑乳膏相比其他对照药物或者安慰剂更有效，而且并没有更多的不良反应发生。表明 1% 卢立康唑乳膏相比安慰剂、1% 联苯苄唑乳膏、1% 特比萘芬乳膏或者 0.1% 和 0.5% 卢立康唑乳膏更加有效。

1% 卢立康唑乳膏是一个新型、广谱、针对皮肤和甲真菌感染的唑类药物，是一个在比较短期的疗程内，即可安全有效地治疗皮肤癣菌病的药物。目前仍需更多的临床试验去验证，所以在临床工作中，此研究结果应该合并医生的临床经验以及患者自身的情况，综合考虑制订每个患者的治疗方案。

讨论

体外药敏试验可以有效表明各抗真菌药物对各种真菌的抗菌效果，清楚而且直观。但是在临床用药中，不仅要考虑到各抗真菌药物的体外抗菌活性，还要结合临床情况如患者的自身情况、皮损特点，以及诊治情况。外用抗真菌药物的临床疗效判断包括症状体征消退情况、鳞屑真菌镜检及培养阴转率。虽然目前市场上已有较多抗真菌药物，但真菌病感染者并未减少，其中有很大一部分原因是彻底消除真菌往往需要很长的一段治疗时间，而大部分患者不知道或不愿意长期坚持用药，常会在自己临床症状如瘙痒，红斑，脱屑等情况稍微好转时停药，但是此时真菌是没有彻底消除的，所以复发是常见的。

通过对多个随机对照试验的数据综合及比较，结果表明 1 天 1 次，连续使用 2 周 1% 卢立康唑乳膏的疗效优于 1 天 1 ~ 2 次，连续使用 4 周其他对照组药物的疗效相近，这也就表明使用 1% 卢立康唑乳膏可以大大地缩短疗程，患者的依从性也会较好，从而根除真菌，减少复发。1% 卢立康唑乳膏是第一个每日只用 1 次，连用 1 周疗程的唑类抗真菌药物，治疗股癣和体癣安全有效，相比于其他上市的唑类药物缩短了用药时间。作为皮肤病医生给患者开某个药品时，需要考虑到患者的依从性。因此，在实际临床操作过程中，像 1% 卢立康唑乳膏这种有着较好的抗真菌活性，而且在皮肤上的保留性很好，可明显缩短疗程的新型抗真菌药有很强的需要性。另外，Takahara 等还做了一个实验，表明外用 1% 卢立康唑乳膏治疗角化性足癣时，不必再额外加尿素软膏等治疗。

本 Meta 分析主要提取的信息为经过 1 ~ 2 周的 1% 卢立康唑乳膏治疗后，在第 4 周时达到皮肤癣菌病治愈的患者比例。此结果可能会因为这个研究设计中各个药比如 1% 联苯苄唑乳膏和 2% 舍他康唑乳膏的疗程不同而有所混淆，因为在日本，对于足癣的标准疗程是 4 周，而对体癣，股癣的标准疗程是 2 周。所以我们在这个研究中也对不同药采用了它们各自的标准疗程，然后再与 1% 卢立康唑乳膏（疗程为 2 周）比较有效性。从此项分析中，我们可以得知 2 周的 1% 卢立康唑乳膏治疗与 4 周的其他药物如 1% 联苯苄唑乳膏和 2% 舍他康唑乳膏治疗，其达到的有效性及安全性几乎是一样的。2% 舍他康唑乳膏是否比 1% 卢立康唑乳膏更强效还需要更多试验去验证。在我们的研究中，有一个只用 1% 卢立康唑乳膏治疗了 1 周的实验组，然后在第 4 周（治疗结束后 3 周）观察它的有效性和安全性，虽然得到的也是阳性结果，但是它可能会或多或少地影响整个研究的结果。我们采用了 4 周（1 个月）作为我们的观察期限，一方面，这个时间是被大多数临床试验采用的，另一方面，也被认为是可以很好地评估临床及菌学疗效的随访时间，可以很好地评估真菌病是否有复发，以确定药物清除病原体及防止复发的有效性。

该 Meta 分析是迄今最全面，最有循证学证据的关于 1% 卢立康唑乳膏治疗皮肤癣菌病的系统评价，纳入 6 篇 RCT，共 1615 个患者（> 12 岁）。本系统评价用了更多的与临床相关的指标，并着重于与其他药物的直接比较。当然也有一些缺陷，首先，1% 卢立康唑乳膏还是一个相对比较新型的药，所以关于它的 RCT 还比较少，最后只有 6 篇文献被纳入。第二，对照组的药物种类比较局限，其他一些抗真菌药如酮康唑就没有纳入比较。第三，此分析只对比了 1% 卢立康唑乳膏和对照组治疗皮肤癣菌病的短期疗效，因为目前关于它们的长期疗效的数据还比较缺乏。最后，这个 Meta 分析是相对比较简单的，我们只提取了这些 RCT 中的部分比较客观且有说服力的指标，以得出我们的结论。

注：图片及参考文献（略）

六、英文全文链接：https://doi.org/10.1111/1346-8138.12577

Feng X, Xie J, Zhuang K, Ran Y. Efficacy and tolerability of luliconazole cream 1% for dermatophytoses: a meta-analysis. J Dermatol, 2014, 41(9):779-782.doi:10.1111/1346-8138.12577. Epub 2014 Aug 25.PMID:25156082.

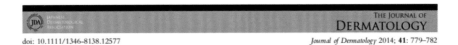

doi: 10.1111/1346-8138.12577　　　　　　　　　　　　*Journal of Dermatology* 2014; 41: 779–782

THE JOURNAL OF **DERMATOLOGY**

MINI REVIEW

Efficacy and tolerability of luliconazole cream 1% for dermatophytoses: A Meta-analysis

Xiaowei FENG,[1] Jinwei XIE,[2] Kaiwen ZHUANG,[1] Yuping RAN[1]

Departments of [1]Dermatology, and [2]Orthopedics, West China Hospital, Sichuan University, Chengdu, Sichuan, China

病例三十六
皮肤良性肿瘤（血管瘤）

一、临床故事

硕士 VS 博士

我叫陈爽，2009 年 9 月，有幸成为了华西皮肤科的一名小小硕士生，师从熊琳副教授。熊老师是知名真菌学专家冉玉平教授的学生。因此，硕士期间我对皮肤真菌也有些粗浅的了解，但仅限于皮肤真菌镜检和培养。和大部分的硕士研究生一样，我也不知道硕士毕业后要读博还是工作。2011 年底，临近硕士毕业，可能因为我本科学的中西医，没有西医执照，投了 2 家不错的医院找工作，连面试的机会都没有，倍受打击。幸运的是，因为在澳大利亚皮肤病学杂志上发表了 1 篇关于小汗腺血管瘤样错构瘤 SCI 论文（https://doi.org/10.1111/j.1440-0960.2011.00847.x），符合直接转读博士的条件（图 1）。怀揣着进一步学习真菌亚专业的小梦想，于是我成为了冉玉平教授的准博士生。

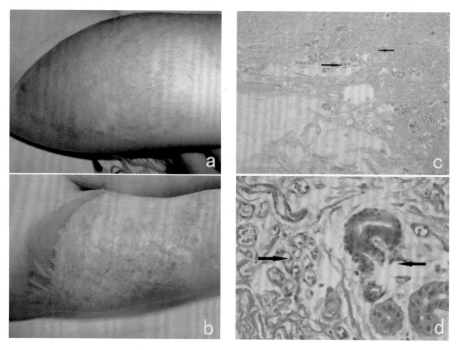

图 1　右大腿小汗腺血管瘤样错构瘤致疼痛和行走困难

a. 临床治疗前；b. 两次切除手术后治愈；c. 病理（箭头所示真皮层增生的小汗腺和毛细血管，×100）；d. 病理高倍（箭头所示真皮层小汗腺增生伴毛细血管扩张，×400）

"冉式"门诊初体验

2011 年底，我在完成硕士最后阶段的学习之余，开始跟着冉老师门诊学习。让我印象深刻的是，冉老师每次下门诊都比别的老师晚很多。因为看诊过程中，冉老师会花更多的时间给患者做全面的皮肤检查，指导学生尽可能进行完整病史资料的采集，以做出准确的诊断和治疗；同时，会预约下次复诊，以便对患者的病情密切随访。对病情复杂或者特殊的患者，冉老师会让跟诊的学生进行一对一的"VIP"服务。即从患者第一次看冉教授门诊到治疗结束，不论是病史采集、检查还是治疗，均在冉老师的指导下由该学生全程负责，及时随访、汇报、调整治疗及总结。第一次接触到"冉式"门诊，让我感觉到很新奇，无疑对初学的我也是一种极大的挑战和锻炼（图 2）。因为自己的一举一动都在冉老师的"眼皮"下暴露无遗，做得不好的地方，冉老师都会立即指正。在冉老师的指导下，我也开始学着进行病例的收集和整理。

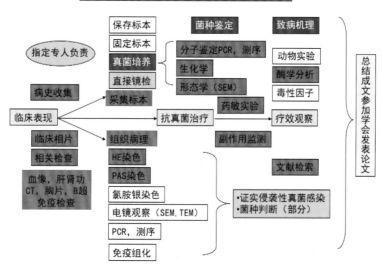

图 2 特色的"冉氏"门诊——真菌感染的诊治路径标准作业程序（SOP）

在冉老师指导下，每个医学生都需要不断践行从接诊患者开始的问诊到取材、各种检查、用药、疗效观察的全过程，直至最后汇报总结和完成论文发表。

毛遂自荐 意外收获

2012 年 3 月迎来了一年一度由冉老师负责主持的国家级皮肤真菌继续教育培训班。冉老师邀请国内外知名的真菌学专家前来授课，包括冉老师的老师罗汉超教授，还特别邀请李若瑜教授、刘维达教授、温海教授、席丽艳教授等国内真菌学大咖，也有来自日本的 Sugita 教授和加拿大—美国—菲律宾的 Glenn S. Bulmer 教授（图 3）。

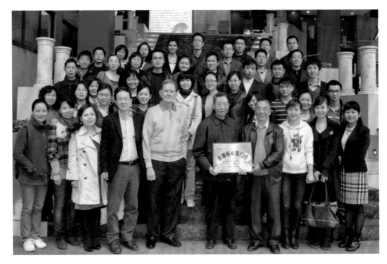

图3　2011 年真菌班合影
从第一排从右四至左依次为冉玉平教授、罗汉超教授、Bulmer 教授、Sugita Takashi 教授和张恩实博士

　　按照惯例，Sugita 教授授课结束后，冉老师让课题组的学生自愿汇报，向 Sugita 教授请教在真菌学习中遇到的临床病例或者科研问题。当时，这对没有"见过世面"的我来说，是一个难得的与国际专家交流机会。在师兄师姐汇报结束后，我也主动请缨，汇报了 1 例婴儿臀部溃疡伴念珠菌感染的病例（图4）。这是一个 2 月大女婴，因臀部巨大血管瘤继发皮肤溃疡，于当地抗感染及局部治疗无效，溃疡进一步增大，父母非常着急，于是来冉教授门诊求医。因为溃疡过深导致剧烈疼痛难以忍受，患儿就医过程中一直不停的啼哭。冉老师考虑到患儿已经在当地单独抗感染效果不佳，让我给常规细菌涂片及培养，还叮嘱取材同时，一定要取部分溃疡面分泌物做真菌的镜检和培养。最终细菌和真菌均为阳性，结合菌种鉴定，诊断为臀部溃疡继发大肠杆菌和白念珠菌混合感染，给予口服头孢地尼（抗细菌）和伊曲康唑（抗真菌）联合治疗，患儿转危为安，复诊时也停止了啼哭，溃疡逐渐愈合。

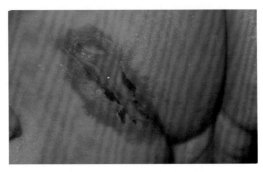

图4　2 个月大女婴因臀部血管瘤继发溃疡、渗液伴疼痛、哭闹就诊

　　这本是一个常见的皮肤细菌和真菌混合感染的病例，但对刚刚接触真菌学习的我而言，跟冉老师上门诊不久，乏善可陈，这个病例已经是自己亲历的相对完整的含真菌镜检、培养、

小培养及分子鉴定的少数病例。我只是程序化的汇报了这个病例，初衷本来是想在真菌方面和 Sugita 教授做一些简单的交流。意料之外的是，剑走偏锋，汇报结束后，冉老师却关注到在患儿溃疡愈合的同时，原先在溃疡周边和基底的血管瘤也在消退（图 5）。于是冉老师提出了一个"惊人"的假设："伊曲康唑可以治疗婴幼儿血管瘤！"。当时，我半信半疑，以为冉老师就是随口一说，也没有放心上。没想到接下来跟着门诊学习，冉老师便认真地对血管瘤的患儿关注起来，同时也将血管瘤指定为我的博士研究课题。还没有正式踏入师门，我深入进行真菌研究的"理想"就与"现实"发生了重大偏离，说不出是"惊喜"还是"惊吓"。冉老师是知名的真菌学专家，对真菌病研究是轻车熟路，突然转战血管瘤，谈何容易。周围的老师和同学听到这个课题，好比听到天方夜谭，大多也是置之一笑。伊曲康唑治疗血管瘤有效，这是一个偶然还是事实？虽然我心里觉得很犯难，但毕竟我也没有足够的理由去否定这个假设。抱着试一试的心态，我还是勉强答应了下来。

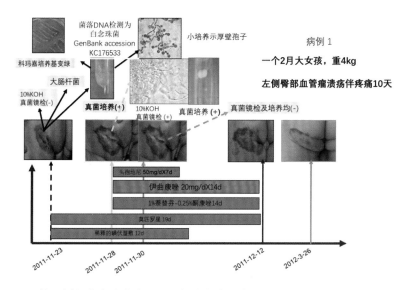

图 5 第 1 例伊曲康唑治疗婴儿臀部溃疡伴白念珠菌感染，同时患儿血管瘤消退

从零开始 真菌切入

以前在门诊遇到血管瘤的患儿，冉老师大多是快速地完成诊断后，建议做激光或手术治疗，或者转到小儿外科有经验的专家进行普萘洛尔口服。如何选择合适的婴幼儿血管瘤进行伊曲康唑治疗？伊曲康唑治疗婴幼儿血管瘤为超使用说明，如何说服患儿父母接受伊曲康唑口服治疗？门诊能使用到的伊曲康唑为胶囊，又如何方便让血管瘤患儿服用，以及使用多大剂量？冉老师带着我，一切从零开始。安全性是最大的关切，冉老师虽然已有多年伊曲康唑抗真菌感染的实践经验，但指示我查询所有已发表的伊曲康唑在婴儿和儿童治疗真菌感染的疗效和安全性的文章，做系统评价，提供理论和文献支持；同时，冉老师提出我们可以先从合并有真菌感染的血管瘤患儿入手，这样既合理合规，又能观察到伊曲康唑是否对血管瘤有治疗作用。而后面的实践也证明了，这是一个很好的切入点。

万事开头难 真菌是引线

很快，在 2012 年 4 月冉老师门诊迎来了第 2 例婴幼儿血管瘤继发溃疡的患儿。患儿右手背和手掌有巨大血管瘤、在中指和无名指之间伴溃疡，经久不愈。患儿疼痛哭闹不停，父母非常揪心（图 6）。

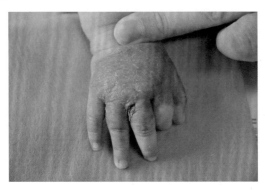

图 6　第 2 例右手婴幼儿血管瘤伴溃疡

冉老师仔细检查了患儿皮损后跟家长沟通，患儿溃疡继发了感染［细菌和（或）真菌都有可能］，常规治疗不易愈合，需要完善溃疡面真菌等检查，并指定我给患儿进行真菌的镜检和培养。我常规用浸湿生理盐水的棉签在溃疡面取样，多次真菌镜检均为阴性。有临床经验的医生都知道，皮肤溃疡常常合并真菌感染，但溃疡面真菌检查阳性率极低。这可怎么办？我心里嘀咕起来。我悻悻然回去复命，向冉老师报告了这个不尽如人意的结果。冉老师了解我刚刚真菌入门，取材和镜检经验还不够，笃定地说：不要轻易下真菌镜检阴性的结论，你再去仔细检查。因为溃疡处结痂、患儿疼痛哭闹不配合，难以取得足够的标本。冉老师指导我用生理盐水先把痂壳浸软，然后冲洗溃疡面，将收集的冲洗物离心后取沉淀再做真菌镜检。我倍感"压力山大"。在真菌室代亚玲老师的鼓励和帮助下，我在显微镜下历经了半个多小时的耐心寻找，一根穿梭于上皮细胞之间的真菌菌丝清晰地展现在眼前，终于验证了冉老师的推断（图 7）。

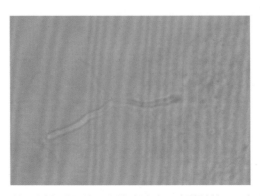

图 7　第 2 例右手婴幼儿血管瘤溃疡面真菌镜检见一根菌丝

初来乍到，我对真菌镜检、培养、小培养、分子鉴定这一系列的工作非常生疏，我们课题组的代亚玲老师、康道现、庄凯文、冉昕师弟等给予了我强有力的支持，使我的工作得以顺利完成，真菌实践操作技能不断提高（图 8）。

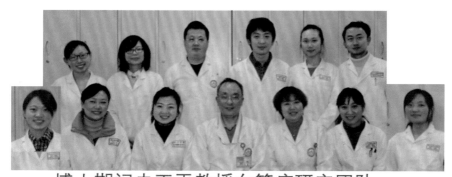

博士期间冉玉平教授血管瘤研究团队

图 8　冉玉平教授、代亚玲老师和研究生团队部分成员合影

胆大心细 谨慎探索

冉老师充分与患儿父母沟通，逐一介绍了当时对婴幼儿血管瘤能选择的治疗方法。因患儿溃疡处查到真菌，口服伊曲康唑抗真菌治疗是最优先的选择，并详细解释了伊曲康唑的安全性与可预期的不良反应，还展示了第一个患儿口服伊曲康唑治疗白念珠菌感染后臀部的巨大血管瘤随之消退的临床相片。父母欣然接受了伊曲康唑的治疗。于是，冉老师为患儿开具了血常规和肝功检查，结果均正常，无伊曲康唑治疗禁忌。接着，冉老师介绍了伊曲康唑具体的服用剂量和方法，并预约了复诊时间，叮嘱了定期复查血常规、肝功监测不良反应，动态对血管瘤进行彩超监测，观察疗效。同时，我和患儿父母交换了联系方式，保持沟通，密切的随访（图 9）。伊曲康唑治疗婴幼儿血管瘤，国内外均无人报道。冉老师这一"壮举"，当时让我心生佩服，真是艺高胆大。然而，现在回想起来，冉老师会有这个 idea 及大胆的实践，绝非偶然，而是缘于冉教授 30 年丰富的抗真菌感染治疗实践中，对伊曲康唑安全性和不良反应的把控，以及敏锐的临床直觉。

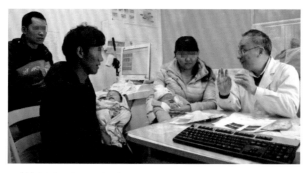

图 9　冉玉平教授在门诊和血管瘤患儿父母沟通病情，详细介绍伊曲康唑治疗的
获益与可能的不良反应，最终由患儿父母选择治疗方案

旗开得胜 接二连三

治疗 1 周后患儿溃疡面较前明显好转，基本愈合，患儿父母非常满意。然而，血管瘤似乎没有明显的变化。这个患儿的血管瘤会和第 1 例患儿一样消退吗？这仅仅是一个偶然还是一个事实呢？我心里充满了疑虑。治疗 2 周后，患儿再次复诊，溃疡面已经完全愈合，血管瘤较前仍没有明显变化，我心里更着急了。治疗 4 周后复诊，令人惊讶的事情发生了，患儿右手血管瘤颜色明显减淡，有消退的迹象（图 10）。所有的付出都没有白费，冉老师嘴角扬起，露出了会心的微笑。我心里的诸多疑虑也随之消散了。随后每一次的复诊，患儿的血管瘤进一步逐渐减淡。

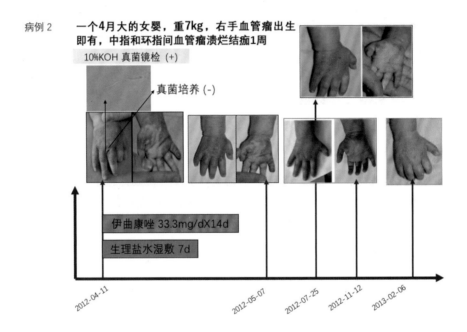

图 10　第 2 例右手婴幼儿血管瘤伴溃疡、真菌感染接受伊曲康唑治疗后，血管瘤明显消退

有了第 2 个病例证明伊曲康唑在抗真菌的同时还可诱导血管瘤消退，冉老师和我顿感信心倍增。直到 2012 年 12 月，距离上个病例长达 8 个月后，我们终于等来了 1 例额部混合性血管瘤合并头皮严重脂溢性皮炎的婴儿（在头皮油性痂壳中查到大量马拉色菌），给予伊曲康唑治疗，同样也获得了成功（图 11）。

乘胜追击 扩大战果

有了以上 3 例伊曲康唑治疗婴幼儿血管瘤的成功案例，冉教授断定伊曲康唑治疗婴幼儿血管瘤有效不是偶然的巧合，而是可重复的客观事实。在随访过程中，除了个别患儿有轻度可逆性腹泻外，未见不良反应。于是，冉教授决定大胆地把伊曲康唑用于单纯的婴幼儿血管瘤，即没有合并真菌感染的血管瘤。接着，我们又成功的观察到 3 例伊曲康唑治疗婴幼儿血管瘤有效的案例（图 12）。在耳濡目染冉老师这种上下求索的探究精神，以及诲人不倦的教导下，在这些婴幼儿血管瘤临床观察、记录、随访和沟通中，我逐渐游刃有余了。

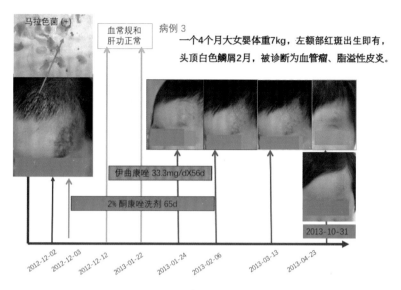

图 11　第 3 例婴儿额部混合型血管瘤伴前囟头皮脂溢性皮炎接受伊曲康唑治疗后，血管瘤明显消退

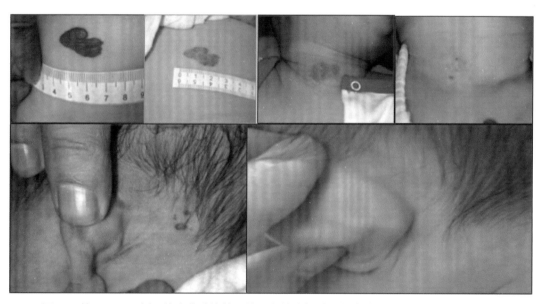

图 12　第 4、5、6 例不伴真菌感染的婴幼儿血管瘤接受伊曲康唑治疗后，血管瘤明显消退

深度挖掘 全面总结

在以上 6 例合并或没有合并真菌感染的婴幼儿血管瘤中，我们观察到伊曲康唑可以促进血管瘤消退。众所周知，血管瘤已有普萘洛尔及染料激光作为一线治疗。我们进一步思考，伊曲康唑作为一种新的治疗选择，是否具有临床推广的意义呢？我们发现与现有的普萘洛尔治疗、激光治疗相比，伊曲康唑有自己独特的优势，如无激光术的疼痛，比激光治疗便宜太多，服用方式简单，无普萘洛尔对心脏的影响、对血压的影响，除治疗前、中监测肝功外无需心电监护等。伊曲康唑治疗的 6 例患者中，没有停药后病情反弹的情况，且不良反应轻微（表

1）。综上所述，冉老师初步判定伊曲康唑可以用于治疗婴幼儿血管瘤，并且值得推广和发表。查询所有文献数据库，未见类似报道，我们更加认为这是一个从"0"到"1"的临床发现，应该尽快在国际专业杂志上发表论文报道。

表 1 伊曲康唑治疗 6 例婴幼儿血管瘤的疗效和不良反应观察

患儿编号 / 性别 / 年龄 （月）	体重 （kg）	发病年龄 （月）	伊曲康唑日 剂量（mg/d）	疗程（周）	病情好转 百分率	合并症	不良 反应
1/F/2	4	1	20	2	90%	局部溃疡伴真菌感染	无
2/F/4	7	0	33.3	2	随访 1 个月改善 30%，3 个月 80%，最后 85%	局部溃疡伴真菌感染	无
3/F/4	7	1	33.3	8	随访 1 个月改善 30%，随访 3 个月 60%，最后 80%	脂溢性皮炎	轻度可逆的腹泻
4/F/5	8	0	33.3	2	随访 1 个月改善 20%，随访 3 个月 50%，最后 80%	无	无
5/M/5	8	2	20mg/d、3、9 周和 50mg/d 四周	随访 1 个月改善 30%，随访 3 个月 70%，最后 90%	无	轻度可逆的腹泻	
6/F/3	6.5	0.5	33.3	6	随访 1 个月改善 50%，随访 3 个月 70%，最后 100%	无	无

严谨治学 精雕细刻

于是在冉老师的指导下，我开始整理汇总相关数据和资料，撰写论文。英文论文书写有很多规范，对我来说一切都要边写边学。很多次午夜 12 点，我正准备和室友熄灯就寝，就接到了冉老师的"零点夜话"。冉老师不厌其烦的一次次对我撰写的论文进行校对和修改，小到标点符号，大到文义总结提炼。图像的选择、剪辑要按照编辑部"To Author"的要求精雕细刻，做到完美无瑕。英文稿也是冉老师的尼泊尔硕士研究生——Lama Jebina 师妹反复修改。这个过程中，我感受到了冉老师治学的严谨态度，精益求精的精神，获益匪浅。

屡拒屡投 笑到最后

我在开始投稿的时候，尝试去投了 *The New England Journal of Medicine*、*JAMA*、*Lancet* 等多个高影响力的杂志，但都如石沉大海，没有任何理由就给拒稿了（图 13）。我感到非常的灰心和泄气。

Dear Dr. Chen:

Welcome to the New England Journal of Medicine peer review site.

Your USER ID for your account at http://mc05.manuscriptcentral.com/nejm is as follows:

USER ID: 179409599@qq.com

If you are unsure of the password that you set when you created your account you should click the link below which will take you directly to the option for setting a new password.

http://mc05.manuscriptcentral.com/nejm?URL_MASK=6fGmNBjYJ8cX64wJCxbT

Thank you for submitting to or reviewing for the New England Journal of Medicine

Sincerely,

Editorial Office

New England Journal of Medicine

----- 原始邮件 -----
发件人：editorial@nejm.org
收件人：ranyuping@vip.sina.com
主题：New England Journal of Medicine 12-13420
日期：2012年11月13日 07点07分

Dear Prof. Ran,

I am sorry to inform you that your submission, "Itraconazole for Ulcerated Infantile Hemangiomas with Fungal Infections," has not been accepted for publication in the Journal. It was evaluated by members of our editorial staff. After considering its focus, content, and interest, we made the editorial decision not to consider your submission further. We are informing you of this promptly so that you can submit it elsewhere.

Thank you for the opportunity to consider your submission.

Sincerely yours,

Jeffrey M. Drazen, M.D.

Editor-in-Chief, New England Journal of Medicine

Distinguished Parker B. Francis Professor of Medicine, Harvard Medical School

New England Journal of Medicine

图 13　"伊曲康唑治疗婴幼儿血管瘤合并溃疡伴真菌感染"投稿 *The New England Journal of Medicine*，很快被拒

然而，冉老师仍然坚信我们的发现是非常有意义的，让我继续投稿。时间一天天过去，转眼就过了大半年，仍然是屡投屡拒。冉老师再也不等了："多个杂志的审稿人在审稿后拒稿，又不给理由，如果审稿人将我们的原创发现用于临床，哪怕有一例患者成功，抢先发表，我们将痛失首报权！"。冉老师决定亲自投稿，不再追求高影响因子，而是确保首报，将稿件投到 *Journal of Dermatology*（当时的影响因子 2.0 多一点）。出乎意料的是，这次一击即中，很快就收到修回的意见，并在一个月后在线发表了（图 14）。当论文在发表和被学术界认可的那一刻，我们感到一切的努力都是值得的，是金子总会发光，坚持就是胜利。

Sent by SPS on behalf of Wiley Asia Pacific

JOURNAL OF DERMATOLOGY

Published by: Wiley Asia Pacific

Article ID: JDE 12724

Dear Author

The proof of your paper SUCCESSFUL TREATMENT OF ORAL ITRACONAZOLE FOR INFANTILE HEMANGIOMAS: A CASE SERIES, which is scheduled to appear in a forthcoming issue of JOURNAL OF DERMATOLOGY, is now ready for collection. To access your paper, please copy and paste the following URL into your web browser's address window:

https://www.e-proof.sps.co.in/ja.asp?rfp=pnngyyping

图 14　辗转多个期刊投稿，"口服伊曲康唑成功治疗婴幼儿血管瘤病例系列报道"最后投稿到 *The Journal of Dermatology*，成功发表

点滴感悟 终生受用

从 2011 年底偶然发现第一个病例到 2014 年底 SCI 论文正式发表，冉老师带着我经历了 3 年上下求索的漫长过程。在这个原创过程中，冉老师总是自己首先提出质疑，把各种可能性都充分考虑到；在充分沟通交流基础上，将治疗选择和决定权交给患儿父母；亲自拍摄患

儿从初诊到每一次复诊时的临床相片、真菌镜检和培养鉴定相片；记录肝功检查、彩超检查相片等原始资料和数据；通过缜密的临床观察和实践回答和解决问题。还指导我把每一例的治疗、检查和随访经过整理成一张 PPT 流程图（Time course），既有全景又有细节，剂量疗效一目了然。所以每当面对有人对我们的发现提出质疑时，冉老师总是能"胸有成竹，应对自如"。不管面对多少困难和挑战，冉老师从来没有退缩或放弃的念头，给我树立了很好的榜样。在冉老师的指导下以及课题组的支持下，我克服了重重困难，逐渐成长。面对困难，不是找理由推诿拒绝，而是保持一颗平常心，积极寻找解决问题的方法，才是研究生自我成长的正确打开方式。这也为我深入做伊曲康唑治疗血管瘤的机制研究、获国家奖学金赴哈佛大学进一步深造、最终将论文发表在 *Journal of Investigative Dermatology*（*JID*）奠定了坚实基础。

二、背景知识

婴幼儿血管瘤（infantile hemangiomas，IH）的发病率在婴幼儿中占 8% ~ 10%，在早产儿或低体重新生儿中甚至高达 22%，是婴幼儿最常见的皮肤良性肿瘤。血管瘤通常在 1 岁以内快速增生，随后逐渐进入自行消退期，持续时间长达 5 ~ 9 年。10% ~ 20% 患儿瘤体随年龄增长而增大，甚至出现如溃疡、出血、感染等严重并发症。由于婴幼儿血管瘤分类繁多，个体差异大，治疗婴幼儿血管瘤对临床医生仍是一种挑战。目前血管瘤口服用药的标准治疗包括糖皮质激素和普萘洛尔，然而仍有很多血管瘤患儿的临床疗效不令人满意。

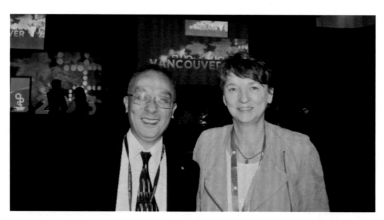

图 15　2015 年 6 月在温哥华举办的第 23 届世界皮肤科大会上，冉玉平教授与法国医生 Christine Léauté-Labrèze（普萘洛尔治疗血管瘤首报者）合影留念

伊曲康唑已上市三十余年，广泛用于治疗皮肤和系统真菌感染，常用于婴幼儿深部真菌病的预防和治疗，其有效性和安全性已得到广泛认可。除抗真菌作用外，在多个体内外研究中发现伊曲康唑是一种多靶位的抗癌症药物，其中抗肿瘤血管新生及抗内皮细胞增生是伊曲康唑作用的重要机制。在我们原创性研究中，冉玉平教授首次发现口服伊曲康唑对婴幼儿血管瘤有治疗作用。

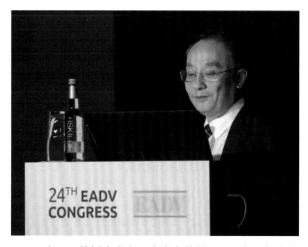

图16　2015 年 10 月 10 日，冉玉平教授应邀在丹麦举办的第 24 届欧洲皮肤科学年会（EADV）上作为
"最新突破性研究 Late Breaking Research"大会报告

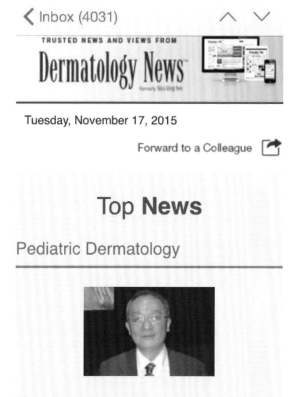

图17　冉玉平教授报告"伊曲康唑治疗婴幼儿血管瘤"被参加第 24 届 EADV 大会的美国记者在
"Dermatology News"作为儿童皮肤病学的"Top News（头条新闻）"报道

三、作者介绍

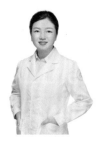

陈爽，皮肤性病学博士，2016 年毕业于四川大学华西临床医学院，硕士师从熊琳副教授，博士师从冉玉平教授，现就职于重庆医科大学附属第一医院皮肤科。

四、导师点评

1. 婴幼儿血管瘤是常见的皮肤良性增生性肿瘤，常规治疗方案是观察、同位素锶 -90 放疗、激光、手术切除、口服泼尼松，疗效和安全性仍不足。

2. 法国医生 Christine Léauté-Labrèze 在用普萘洛尔治疗患有心脏疾病的患儿时，偶然发现血管瘤随之消退，开启了口服普萘洛尔治疗婴幼儿血管瘤的大门，现已成为国际上治疗婴幼儿血管瘤的一线治疗方案。

3. 我们在没有预兆的情况下，口服伊曲康唑治疗血管瘤溃疡继发真菌感染后，偶然观察到其血管瘤逐渐消退，从而提出大胆假说：伊曲康唑可以治疗血管瘤，并增加病例重复验证，与法国医生 Christine Léauté-Labrèze 等的发现有异曲同工之妙。

4. 凭借多年在医学真菌领域的深耕细作，积累了伊曲康唑临床应用的丰富经验，对其疗效和不良反应了如指掌，才有信心将其用于血管瘤的治疗；在系统的观察中，进一步发现伊曲康唑治疗血管瘤的起效时间、维持和停药等临床规律，为后续研究奠定基础。

5. 培养研究生的最好途径就是一起发现问题并通过不断探索去解决问题、实现从 "0" 到 "1" 的源头创新，而不是埋头在文献堆里找课题，参考发表文献简单的 "复制" 或 "修饰"。临床一线永远是创新的源头，而往往被大多数 "研究生" 所忽视。

6. 没有文献资料参考的探索最是考验研究生和导师的能力、毅力和创造力：安全是底线、沟通是关键、观察是基础、疗效是信心。

7. 发表 SCI 论文不是目的，但只有在国际专业杂志正式发表，我们的原创发现才能被知晓、被认可、从而推广应用，才有机会站在国际舞台上，讲好 "华西故事"，讲好 "中国故事"。

五、论文中文翻译

口服伊曲康唑成功治疗婴幼儿血管瘤的病例系列报道

冉玉平 [1*] 陈爽 [1] 代亚玲 [2] 康道现 [1] Lama Jebina [1] 冉昕 [1] 庄凯文 [1]

1. 四川大学华西医院皮肤性病科；2. 四川大学华西医院实验医学科；* 通讯作者

摘要：治疗婴幼儿血管瘤对临床医生具有挑战性，尤其是当其伴有剧烈疼痛和进食困难时。目前标准治疗方案为糖皮质激素或普萘洛尔，但临床效果并不总是理想的。我们现报道使用口服伊曲康唑 5mg/（kg·d）成功治疗 6 例婴幼儿血管瘤。治疗第 1 个月皮损血管瘤颜色变浅、血管瘤生长速度放缓，随访第 3 个月时所有患儿皮损明显改善。最后所有皮损改善 80% ~ 100%。疗效经过医生和患儿家长共同评判。口服伊曲康唑依从性良好，不良反应较少且轻微。虽然伊曲康唑对某些肿瘤在体内外实验中均有抑制血管生成和抑制肿瘤生长的作用，但伊曲康唑治疗婴幼儿血管瘤的机制还需深入探讨。

临床资料

第一个患儿为 2 个月大女婴，因左臀部与大腿之间褶皱处血管瘤破溃 10 天于 2011 年 11 月 23 日就诊。溃疡处取分泌物镜检和培养确认有白念珠菌感染。为治疗局部真菌感染和继发细菌感染，我们给予患儿口服伊曲康唑胶囊 5mg/（kg·d）（每 100mg 胶囊微粒被均匀分成 5 等份，每份 20mg 混溶于全脂牛奶送服，100mg 分 5 天服完），同服头孢地尼 50mg/d，外用 1% 萘替芬 –0.25% 酮康唑乳膏。7 天后真菌镜检阴性。12 天后停用头孢地尼。伊曲康唑共给药 14 天，总量 280mg。溃疡痊愈，周围残留环状红斑，彩色超声多普勒检查为血管瘤。因春节来临，患儿父母决定暂缓血管瘤治疗。3 个月后，随访发现大部分血管瘤奇迹般消失。

第二个患儿为 4 个月大女婴，体重 7kg。发现右手中指和环指间血管瘤溃烂结痂，血管瘤累及整个手背。当触碰该皮损时患儿因疼痛而哭闹。根据 KOH 镜检结果诊断为继发念珠菌感染。经过详细沟通，患儿家长同意接受伊曲康唑治疗溃疡及血管瘤。口服伊曲康唑剂量为 100mg 分 3 天服用完，共服用 14 天，总剂量为 470mg。同时局部用生理盐水湿敷 7 天，溃疡愈合，1 个月后血管瘤轻微褪色，3 个月后红斑明显消退。6 个月后红斑已大部分消失。在随访 19 个月后，右手血管瘤已经不易认出。

在患儿家长知情同意前提下，口服伊曲康唑还被应用于其他 4 例（女 3 例，男 1 例）未发生溃疡的血管瘤患儿。4 名患儿的血管瘤无论从颜色和大小上都得到了 80% ~ 100% 的改善。所有 6 例患儿的临床特点与治疗过程详见表 1（略）。伊曲康唑口服剂量为 5mg/（kg·d）（20 ~ 50mg/d），总量平均为 1299mg（280 ~ 2379mg）。疗程 2 ~ 9 周，随访周期平均为 9.7 个月（3 ~ 19 个月）。在随访第 1 个月，所有病例均可见血管瘤颜色稍变淡，生长速度变缓。随访 3 个月后皮损颜色明显变淡。患儿口服伊曲康唑的依从性良好。肝功能和血常规治疗前后结果均正常。有 2 个患儿曾出现腹泻，但很快好转，并未中断治疗。

讨论

为避免对患儿做侵入性检查及应对家长的担忧，本组患儿未做病理活检，而依据临床表现及彩色超声多普勒检查诊断血管瘤。所有患儿的血管瘤均在出生后发现且有长大趋势，排除了"快速消退先天性血管瘤"，后者在出生时就已经成熟。血管瘤在出生后第 1 年处于快速增生期，随后进入稳定期和消退期，可在 5 ~ 10 岁时退化或完全消失。本文 6 例婴幼儿血管瘤（2 ~ 5 个月大）在口服伊曲康唑后 1 个月部分皮损消退，在 3 个月后所有患儿皮损均明显消退，部分患儿痊愈。因此伊曲康唑可使婴幼儿血管瘤在 1 岁之内消退，表明伊曲康唑与血管瘤消退密切相关，为血管瘤治疗提供了更优化方案，可预防和减少血管瘤的医疗风险及瘢痕等。伊曲康唑是一种安全、高效的三唑类抗真菌药物，在世界范围使用 20 余年。伊曲康唑在门诊患者使用中安全性良好，即使用于婴儿。其亲脂性使得药物在皮肤、指甲、肌肉和肝脏中浓度高。伊曲康唑在大多数组织中的浓度为血浆浓度的 2 ~ 3 倍，在女性生殖道中约为 5 ~ 6 倍，在皮脂腺密集的皮肤中高达 10 倍，在脂肪组织中高达 20 倍。血管瘤为良性实体瘤，故伊曲康唑也可能在瘤体中维持较高药物浓度达到治疗目的。伊曲康唑有效药物浓度在停药后可在角质层保持 4 周，指甲保持 6 周。因此，伊曲康唑在组织中较高和持久药物浓度可能是治疗婴幼儿血管瘤 2 周开始有效的原因。

迄今在所有唑类药物中伊曲康唑除了抗真菌外还有独特的较强地选择性抑制血管内皮细胞增生作用，在很低浓度即可抑制人脐静脉内皮细胞，其 IC 50 为 $0.16\mu mol/L$，比人包皮成纤维细胞和 Jurkat T 细胞的都低很多。最近在体内外实验中也被证实伊曲康唑对肿瘤有治疗作用。在多发原发性异种移植肺癌模型中，伊曲康唑有抗血管生成作用和改善细胞毒性化疗药物的疗效。伊曲康唑治疗中晚期肺癌患者中也取得了相同疗效。约翰霍普金斯大学发现高剂量伊曲康唑（600mg/d）对去势抵抗的前列腺癌患者有一定抗肿瘤活性。在最近另一项开放探索性 II 期临床试验中发现伊曲康唑有抗基底细胞癌作用。已知伊曲康唑影响血管生成及抗肿瘤作用机制是直接阻断促血管生成因子包括血管内皮生长因子和碱性成纤维细胞生长因子，还可通过抑制 hedgehog 信号通路下调促血管生成因子受体表达、调控上皮 – 间充质相互作用、细胞增生、细胞周期、生存和血管新生等。伊曲康唑通过破坏内皮细胞胆固醇转运来抑制其哺乳动物西罗莫司靶点，从而影响内皮细胞的存活。正如 Christine Léauté-Labrèze 等 2008 年首报 β – 受体阻滞剂普萘洛尔可用于治疗婴幼儿血管瘤一样，伊曲康唑首次用于治疗血管瘤也缘于偶然，而在随后的 5 例治疗中得以证实，虽然机制尚不清楚，但有望成为一种安全、方便的治疗血管增生性疾病，特别是婴幼儿血管瘤的新方法。

注：利益冲突、基金来源、图片及参考文献（略）

六、英文全文链接：https://doi.org/10.1111/1346-8138.12724

Yuping Ran, Shuang Chen, Yalin Dai, et al. Successful treatment of oral itraconazole for infantile hemangiomas: a case series. J Dermatol, 2015,42(2):202–206.

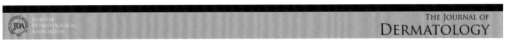

doi: 10.1111/1346-8138.12724

Journal of Dermatology 2015; 42: 202–206

CONCISE COMMUNICATION

Successful treatment of oral itraconazole for infantile hemangiomas: A case series

Yuping RAN,[1] Shuang CHEN,[1] Yalin DAI,[2] Daoxian KANG,[1] Jebina LAMA,[1] Xin RAN,[3] Kaiwen ZHUANG[1]

Departments of [1]Dermatovenereology, West China Hospital, Sichuan University, [2]Medical Laboratory, West China Hospital, Sichuan University, Chengdu, and [3]Department of Dermatology and Rheumatology, The Second Affiliated Hospital of Kunming Medical University, Kunming, China

病例三十七
真菌性皮肤病（乔木链格孢感染引起的皮肤链格孢病）

一、临床故事

"研究生一定要会看病"

我叫胡文英，2012 年夏天从泸州医学院本科毕业，临到毕业我都没有做好工作的准备，于是在找工作与考研之间我坚定不移地选择了后者。考研的过程异常艰辛，在别的同学胡吃海喝加各种娱乐的时候，我都在起早贪黑的复习。但在拿到录取通知书的那一刻我感到所有的努力都是值得的。我有幸考上了华西医院皮肤性病科冉玉平教授的硕士研究生，毕业那周匆匆办完离校手续，怀揣着我的"华西梦"，迫不及待地来到四川大学华西医院，跟着冉老师学习皮肤科临床。冉老师不光治学严谨，临床工作也非常认真。强调研究生一定要会看病，指导学生尽量完整采集病史资料，以做出准确的诊断和治疗；对疑难病例会预约下次复诊，以便对患者的病情密切随访。即从患者第一次门诊到治疗的结束，不论是病史采集、检查还是治疗，均在冉老师指导下由该学生全程负责，及时随访、汇报、调整治疗及总结。硕士的 3 年中我参加了冉老师负责的国家级继续医学教育项目（图 1）、一边与国内外医学真菌大咖系统学习真菌理论、一边与代亚玲老师和其他师兄师姐一起带教学习真菌实验室操作技术。在冉老师的悉心指导下，我逐渐熟悉并掌握了皮肤病的诊疗常规，特别是真菌患者的诊疗思维、实验室技术和临床操作，还发表了硕士研究生阶段的第一篇 SCI 论文。

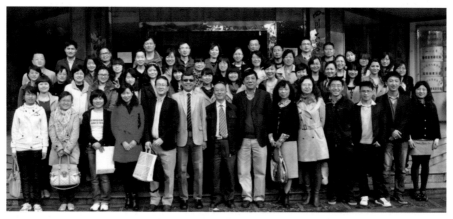

图 1　2014 年真菌班合影

从第一排第 5 位开始从左到右依次为 Sugita Takashi 教授（日本明治药科大学）、Vishnu 教授（*Mycopathologia* 主编）、冉玉平教授、刘维达教授、李东明教授和吕雪莲教授

外伤不愈 特殊感染?

那是 2013 年冉老师的皮肤科专家门诊,一个年轻小伙子来到诊室,拉起长裤露出他的左小腿,我们看到上面有一 2.5cm × 1cm 大小的溃疡,溃疡基底和周边发红,表面结痂(图 2)。患者自诉一个月前不小心摔了一跤,左小腿碰到了一块石头,并未出血,自觉疼痛,遂至附近诊所,予局部酒精消毒、包扎治疗。两天后在受伤部位,患者观察到一棕黑色的小溃疡,并且在随后的一个月里溃疡逐渐扩大,期间患者在当地医院接受口服、外用抗生素治疗未见起效。

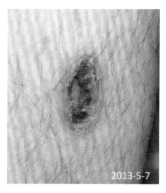

图 2 患者左胫前一约 2.5cm×1cm 大小溃疡,溃疡基底和周边潮红、表面结痂

真菌检查 发现病原

如此不起眼的皮外伤,患者内服抗生素、外用消毒剂和抗生素软膏一个月居然都不见好转,还越来越严重,我立即察觉出了这个病例不同寻常。正想着冉老师会如何处理时,冉老师便对我说这个患者需要做详细检查,要求我负责这个患者的检查、跟踪以及随访。随后我小心地从患者皮损处取下一小块痂壳,并将取下的痂壳分成四部分,一部分直接真菌涂片,一部分分成五小块分别接种于不同的沙堡弱培养基中,还有一部分用甲醛固定以做病理检查,剩下的部分直接用戊二醛固定作扫描电镜观察。在显微镜下,我看到了大量近 45° 分支的分隔菌丝(图 3)。

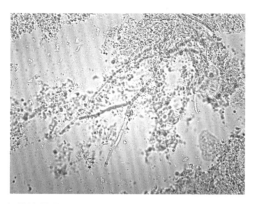

图 3 真菌镜检查见有分隔的真菌菌丝(15% KOH,×400)

当在显微镜下看到大量真菌菌丝时，我感到很兴奋，并立即报告了冉老师。冉老师给出初步诊断：①左胫前皮肤真菌感染；②臁疮？同时给出治疗方案：伊曲康唑 0.2g 每日 2 次用牛奶送服；复方甘草酸苷胶囊 2 粒每日 3 次口服；局部外用 1% 萘替芬 -0.25% 酮康唑乳膏每日 1 次和莫匹罗星软膏每日 1 次；10% 聚维酮碘溶液湿敷每日 1 次。冉老师同时告诉我密切观察疗效，待真菌培养、鉴定菌种及做药敏后调整治疗方案。

真菌生长 重复验证

患者治疗 7 天后首次复诊，此时实验室里沙堡弱培养基上已经长出了大量毛状菌落，菌落表面呈灰白色，背面呈深褐色（图 4），同时组织病理查到暗褐色有分隔的真菌菌丝（图 5），皮损标本固定脱水镀膜干燥后在扫描电镜下观察，发现大量真菌菌丝在破坏的细胞间穿行（图 6），都确认为真菌感染所致。但治疗一周后患者的皮损却未见明显好转。这种情况下，冉老师再次要求我给患者做了真菌镜检及培养，镜检菌丝依旧是阳性。当时我并未多想，觉得可能是治疗时间不够，冉老师对患者也继续予以抗真菌治疗，加用 0.03% 他克莫司软膏以减轻皮损周围的红斑。

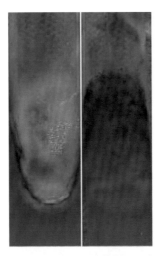

图 4　沙堡弱培养基 28℃培养 7 天，菌落表面呈灰白色，背面呈深褐色

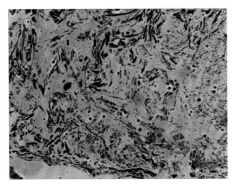
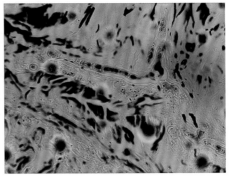

图 5　组织病理检查发现暗褐色有分隔真菌菌丝

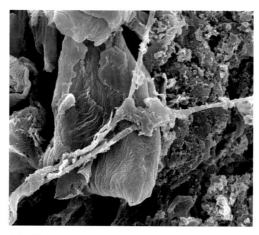

图 6　皮损在扫描电镜下观察，发现大量真菌菌丝在破坏的细胞间穿行

鉴定菌种 确认真凶

继续治疗 7 天后患者再次复诊，查见溃疡未见缩小，溃疡周围还出现了约 4cm×5cm 大小的红肿，镜检依旧发现有真菌菌丝。明明真菌镜检和培养均为阳性，可抗真菌治疗居然无效。正在我内心十分疑惑不解，不知道下一步该怎么办时，冉老师却十分淡定地询问我有关该名患者的皮损培养和菌种鉴定情况。我立即将实验所获得的形态学和分子生物学鉴定结果向冉老师汇报：患者两次真菌培养均已长出菌落，取出部分菌落使用钢圈法做了小培养，小培养的结果为链格孢，并对培养出的菌落做了扫描电镜观察，查见大量分生孢子（图 7，图 8）。同时挑取部分菌落提取 DNA，并对提取的 DNA 行 PCR 扩增，扩增产物送基因公司测序，测序结果登陆 GenBank 做 Blast 比对，比对结果与乔木链格孢（*Alternaria arborescens*）部分序列一致性为 100%。

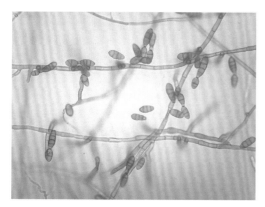

图 7　小培养的显微镜检查可见分隔菌丝，多个深色有 2～3 个横隔的大分生孢子状，孔生，倒置棍棒状，纵横分隔呈砖格，表面粗糙，顶部有一鸟状（喙状）突起

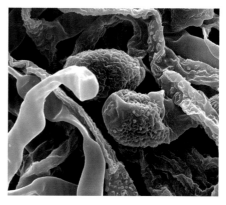

图 8　小培养的扫描电镜观察：菌丝和大分生孢子，表面粗糙绒毛状

调整方案 患者痊愈

冉老师听了汇报，非常满意我的实验结果，并修正诊断为左胫前"链格孢感染"，同时与大家讨论了该患者的病情及治疗方案：链格孢感染属于暗色丝状真菌，患者皮损局限，单独口服伊曲康唑治疗并不明显，应加强局部抗真菌治疗，并指导我配制 0.25% 两性霉素脂质体溶液局部湿敷每日一次。没想到简单的调整竟出现了奇迹：患者皮损逐渐控制好转，在治疗 20 天、34 天、2 个半月后每次复诊溃疡都在缩小变浅，最终完全治愈（图 9）。

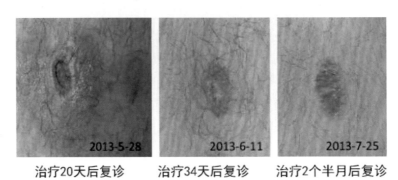

图 9 调整治疗方案后患者皮损逐渐好转痊愈

欲速不达 贵在归纳

对患者的诊治告一段落后，冉老师、真菌室的代亚玲老师及师兄们都觉得这个病例少见，可以投 SCI 论文发表。在冉老师的悉心指导和鼓励下，我完成了这篇病例报告，并最终发表在 *Mycopathologia*，实现了发表 SCI 论文的突破。然而文章发表之路，却非一帆风顺。

首先是欲速则不达。文章写了足足一个月，自以为内容又有一定新颖性，发表应该问题不大，但第一次投稿三天后就收到拒稿，此后我便进入到一个漫长的关联论文检索学习过程，也明白了思考需要一个沉淀的过程。其次是严谨的文风是制胜法宝。文章发表过程中，冉老师对论文多次反复细致修改，都是在他繁重的看诊、带教、讲课等工作挤时间完成的，每次邮件回复都是在深夜，老师修改的地方细到一个标点符号。冉老师这种甘为人梯的精神和严谨细致的文风，在我后来每每心生退意时，总让我重新鼓足勇气和干劲，坚持到论文成功发表。再次提炼归纳必不可少。本篇论文系病例报告，若仅从病例本身论述，内容势必单薄，这也是文章早期多次被拒的重要原因。后来在修改过程中，经过查阅国内外皮肤链格孢病的关联文献，并结合报告病例，对皮肤链格孢病的好发部位、诊疗方案及预后等方面进行了提炼总结，最终文章被成功接收。

看病发论文 临床促科研

回望该病例的治疗、实验和文章发表过程，虽然有甘有苦，但是现在想起来，让我铭刻于心的那句话就是冉老师说的"研究生一定要会看病"。而我在文章成功发表后，对这句话也有了更深的理解。医学研究生将来大概率会成为一名医生，作为医生肯定要会看病。而作为一名研究生，科研也是必须掌握的技能，这种技能也将成为"会看病"的有力支撑。就像报告病例的看诊过程，严谨的科研成果成为了病例诊断和治疗方案确定的有力依据，并转化成了科研论文，而结合了前人病例研究成果的科研论文，最终实现了来源于临床又反哺于临床良性循环。这大致就是冉老师这句"研究生一定要会看病"的深刻内涵。

二、背景知识

链格孢又名交链孢，为子囊菌门、子囊菌亚门、座囊菌纲、格孢腔目、孢囊菌科、链格孢属暗色真菌，属内有 50 多个种，是空气、土壤中及工业材料上的腐生菌。链格孢是常见的植物致病菌，一般对人类无致病性。链格孢感染人类比较罕见，迄今所有报道均为散发病例，患者职业以农民为多，或多生活在农村环境。链格孢病可发生于任何年龄，出生 8 个月婴儿至 81 岁老年人均有患病，受累部位均为暴露部位：面、颈、前额及四肢多见，且以背伸侧更多，足部皮下组织、胸部皮损亦有报道。表皮型感染临床表现为结痂性浸润性红斑或溃疡。患者可伴有消耗性疾病或应用免疫抑制剂治疗，例如接收器官移植原发或医源性库欣综合征、艾滋病、天疱疮、糖尿病等，亦有健康人患本病者。本病的诊断主要依赖组织病理检查和真菌镜检和培养，因链格孢也是实验室常见污染菌，一般多次不同部位取材培养，必要可行皮肤试验证实，再结合临床确诊。本病的治疗比较困难，尚无最佳方案。可外科手术切除或使用抗真菌药物。

三、作者介绍

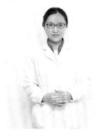

胡文英，皮肤性病学硕士，2015 年毕业于四川大学华西临床医学院，师从冉玉平教授，目前在成都市武侯区人民医院皮肤科工作。

四、导师点评

1. 地球上真菌菌种估计超过 150 万种，已经描述过的约 10 万种，常见致病真菌约 400 种，真菌还有许多未知领域等待认识和开发。

2. 学习和掌握真菌学知识非常重要，但临床研究生有限的时间内不可能认识或鉴定很多菌种，真菌检查的基本方法和思路对于发现未知菌种必不可少。

3. 从病变皮损病灶处发现和分离真菌是所有故事的起点，从而提取 DNA 做 PCR 测序对鉴定真菌菌种，病理组织中确认真菌成分（菌丝和孢子）是证明该菌种致病性的直接证据。

4. "没有不致病的真菌"。发现新菌种或罕见菌种的机会"可遇不可求"，只有掌握了真菌研究的基本技术才能随时用上，抓住机会成功分离菌种。

5. 临床上由链格孢所致的皮肤感染病例很少，而由乔木链格孢感染皮肤就更罕见，必须重复培养验证、形态学特点加上分子测序确认，才能获得同行的认可。

6. 即使分离成功并鉴定到种，如何有效治疗患者仍然面临很多挑战，在口服伊曲康唑的基础上加两性霉素 B 局部治疗，最终让患者治愈。

7. 单独的病例报告一般不易被杂志接收，将罕见菌种及相关所有病例报告文献综述汇总，分析其临床、菌种和治疗等特点，使之成为全面的系统评价，主编则愿意接收，读者更乐意阅读。

五、论文中文翻译

一例健康人感染链格孢菌及皮肤链格孢病病例总结

胡文英[1] 冉玉平[1]* 庄凯文[1] Lama Jebina[1] 张朝良[2]

1. 四川大学华西医院皮肤性病科；2. 四川大学华西口腔医院国家重点实验室；* 通讯作者

摘要：患者为 28 岁男性，因左胫前溃疡、结痂一个月就诊。依据生物学形态及分子生物学鉴定，患者被诊断为由乔木链格孢菌（*Alternaria arborescens*）感染引起的皮肤链格孢病，患者口服伊曲康唑，外用 0.25% 的两性霉素 B 后治愈。我们回顾了 29 例皮肤链格孢病，90% 的患者存在免疫缺陷，伊曲康唑（59%）和伏立康唑（24%）为该病主要有效治疗药物。

前言

链格孢是一种条件致病真菌，通常感染免疫缺陷患者，不过在极少数情况下也可能感染免疫功能正常的人，我们报告的正是一例健康成年人感染皮肤链格孢菌的病例，临床表现为左胫前溃疡。

病例报告

患者为 28 岁男性，因左胫前溃疡、结痂一个月就诊。一个月前，他不慎摔倒，左胫前撞到一块石头上出现轻微擦伤，至当地诊所，予酒精消毒等处理。2 天后他观察到受伤部位出现一个小的棕黑色溃疡，口服、外用抗生素后均无明显效果，皮损逐渐扩大。专科查体：左胫前一约 2.5cm×1cm 大小溃疡，溃疡表面结痂。

诊断和治疗

血常规、肝肾功等实验室检查均正常，直接镜检及扫描电镜都查见真菌菌丝，真菌培养观察到深灰色 - 白色菌落。聚合酶链反应和核糖体 RNA 基因 ITS 测序证实为乔木链格孢

（*Alternaria arborescens*，GenBank 登记号：KM205605），小培养的显微镜检查可见粗大菌丝，多个深色分隔孢子。小培养的扫描电镜也查见大量分生孢子，取痂壳行组织病理学检查，银染查见分叉菌丝。据生物学形态及分子生物学鉴定，该患者诊断为左胫前乔木链格孢感染，予以口服伊曲康唑 200mg 一天两次，外用 0.25% 两性霉素 B 湿敷一天一次治疗近两个月，溃疡逐渐愈合，随访 6 个月无复发。

讨论

链格孢菌是暗色丝状真菌，是一种亲土壤性腐生菌，很少引起人类感染。我们总结了 2004—2014 年 Pubmed 检索到的包括我们病例在内的 29 例皮肤链格孢病。总结了它们的特征和种类见表 1（略），Coutinho 等人报道了病例，但他们的具体信息并未完整描述。29 例病例中 20 例患者为男性，8 例患者为女性，还有一例病例未提及性别。年龄 17 岁至 85 岁不等，中位年龄 57 岁。这些病例中 86% 的患者无明确外伤史。所有的感染部位均为肢端，包括前臂、手、脚、膝盖、大腿、手腕、脚踝、胫骨、手肘。这些部位均为易受伤部位，所以外伤被认为是皮肤链格孢病感染的一个危险因素。29 例患者中，2 例患者分别为细极链格孢（*Alternaria tenuissima*）和乔木链格孢（*Alternaria arborescens*）感染引起，18 例患者为互格链格孢（*Alternaria alternata*）感染引起，剩下 9 例患者未鉴定到种。除了我们的患者，仅有 2 例患者是免疫功能正常的个体，一个是 17 岁的少年，血细胞计数正常没发现其他疾病，另一位患者无其他详细信息。90% 的皮肤链格孢病患者均为免疫功能异常，例如器官移植患者，或者有一些潜在免疫低下的疾病，例如糖尿病、自身免疫性溶血性贫血、急性淋巴细胞白血病、肺鳞状细胞癌、系统性红斑狼疮。皮肤链格孢病无治疗标准，大部分患者被予以外科治疗和（或）抗真菌治疗。伊曲康唑是一种有着良好的药代动力学和安全性的广谱唑类抗真菌药物，59% 的患者使用该药物，取得良好的疗效，治愈率 94%（除去失访的一例）。24% 的患者使用伏立康唑，治愈率 57%。其他的抗真菌药物，例如盐酸特比萘芬和两性霉素 B 均取得一定疗效。75% 的患者被治愈（除去一例失访的患者），绝大部分患者经过抗真菌治疗均取得较好的预后。

我们这例患者，平素身体健康，在过去的病史中无明确危险因素。他的诊断依据的是真菌培养，分子生物学鉴定，病理诊断以及扫描电镜。治疗上予以口服伊曲康唑，外用两性霉素 B。该病例的有趣在于患者为一个罕见的免疫功能正常个体，我们也强调我们抗真菌治疗的有效性。

通过回顾以往的病例，我们总结出皮肤链格孢病主要发生于免疫功能异常的患者。皮肤链格孢病的主要临床表现为四肢的丘疹、溃疡、结节，伊曲康唑和伏立康唑为该病的有效治疗药物，如治疗及时恰当，该病预后较好。

注：利益冲突、图片及参考文献（略）

六、英文全文链接：https://pubmed.ncbi.nlm.nih.gov/25370461/

Wenying Hu, Yuping Ran, Kaiwen Zhuang, et al. *Alternaria arborescens* infection in a healthy individual and literature review of cutaneous alternariosis. Mycopathologia, 2015,179:147–152.

Mycopathologia (2015) 179:147–152
DOI 10.1007/s11046-014-9822-9

Alternaria arborescens Infection in a Healthy Individual and Literature Review of Cutaneous Alternariosis

Wenying Hu · Yuping Ran · Kaiwen Zhuang · Jebina Lama · Chaoliang Zhang

Received: 15 August 2014 / Accepted: 30 September 2014 / Published online: 14 October 2014
© Springer Science+Business Media Dordrecht 2014

病例三十八
头皮外科手术包扎新方式（头发的妙用）

一、临床故事

灵感源自生活

我叫杨琴，2015年考入冉玉平教授的科研型硕士研究生，大部分时间主要泡在了实验室，临床实践技能的培训机会相对较少。我对皮肤外科手术比较感兴趣，所以在研究生快毕业的时候，我主动去皮肤科的活检室学习。了解皮外手术的人都知道头皮手术出血相对较多，因为头皮血供丰富，这容易给初学者形成巨大的心理障碍。头皮手术后创面的包扎也是个难题，特别是长头发患者。一方面，多数长头发患者不愿意大面积剃发，如果备皮面积小，就不利于术后包扎时胶带粘贴于头皮上；另一方面，如果胶带不能发挥固定作用，那常用的就是滚轴纱布绷带或网状弹力绷带帽（图1），这两种固定方式的优点是无需大面积备皮，但非常影响患者的外观和舒适度，且睡觉时由于头部与枕头的摩擦也容易导致绷带脱落。

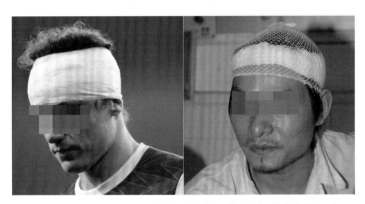

图1　头皮创面使用滚轴纱布绷带或网状弹力绷带帽包扎固定

所以，一遇到头皮手术我自己头皮就发麻，当然，这也是皮外给我这个入门者的初级考验。就在这时，我有幸遇到活检室的李二龙老师，李老师有着丰富的皮外手术经验和实用小技巧，其中一个就是头皮手术后创面的包扎技巧（图2）。该技巧是使用长头发交叉固定来包扎头皮术后的创面，具体操作方法：用备皮刀去掉病变周围3~5cm直径的毛发（图2a）。切除病灶，缝合好创面后，使用大小合适的无菌纱布覆盖（图2b）。然后将创面对侧的两束头发（每束大约200~300根头发）缠绕交叉置于纱布上，拉紧使其保持足够的张力（图2c）。将医用胶带黏附在发束上，以防止敷料松动（图2d）。随后，按照上述方法再次将头发交叉固定，与前一个固定的结保持平行，间隔1.5cm距离（图2e、图2f）。交叉固定的数量取决于手术切口的长度。最后，将最后一个交叉固定的结与之前的垂直，以达到满意的加压固定效果（图 2g、图 2h）。48 小时后，可以去掉创面上的敷料，去掉敷料前先用聚维酮碘或消毒酒精湿润敷料上的胶带，同时用手指按压保护头发根部，以减轻移除胶带时牵拉头发的疼痛感。随后，创面就无需再用纱布覆盖，嘱患者在家用酒精自行消毒（2～3 次/天）即可。

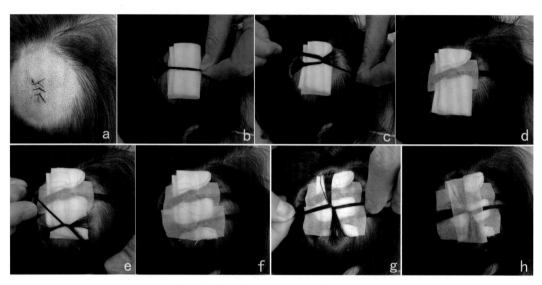

图 2　使用长头发交叉固定来包扎头皮术后的创面

其实，该技巧的灵感源自于女孩头上绑的辫子（图 3），既然头发可以绑成各式各样，那么也可以用来固定纱布敷料，这完美解决了上述包扎难题。读者可能会疑问包扎时这样牵拉头发，患者是否会觉得疼痛。经过我们多次尝试与随访，只要绑头发时松紧度适宜，绝大多数患者都表示没有疼痛感，少数有轻微疼痛感，对日常生活和睡眠也无影响。原来，经验、技巧都源自于对工作和生活的热爱和细心观察。

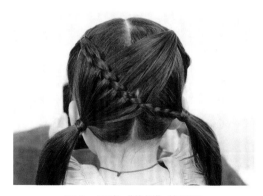

图 3　玩出"花样"的辫子

敏锐是前提

平时在导师冉玉平教授的训练下，我们潜移默化传承了他敏锐的科研思维和踊跃投稿发表的执着精神，这是搞科研、发文章的人必备的素质，我们团队的人都因此受益良多。有着这些训练基础，当上述头皮包扎难题被解决的时候，我突然意识到这应该是一篇文章。于是，我把想法告诉李二龙老师，获得了他的同意，鉴于他平时工作非常忙，写文章和投稿的事情就由我全权负责，打算投篇 SCI，我和李老师共同第一作者。

但是，研究生期间我从来没有阅读过手术相关的文章，手术的实战经验也不丰富，这临时要写个手术操作技巧，而且还要用英文写，确实让我感觉困难重重，导致这件事被搁置了一年多。时间来到了 2020 年春节，因为疫情待在家，这会儿有着大把的时间读文献，再加上我已参加工作一年多，手术的经验已经累积了不少，虽然足不出户，但我的思维和视野已经和国内外多位学者进行了交流——通过阅读文献的方式。前后一个月时间不到，初稿已成，好在有 Sushmita Pradhan（我们团队的尼泊尔留学生苏西）帮助纠正英文表述，让我少走很多弯路。最后发给我的导师冉玉平教授审核时，他还有点喜出望外：一个搞真菌的女学生，写了篇与皮外手术相关的文章！

善于尝试出成果

接下来就开启投稿旅程，第一次投的是皮肤界赫赫有名的《美国皮肤病学》杂志（简称 *JAAD*）的 pearls 版块，结果 3 天后被拒，就喜欢这些特别"牛"杂志的效率，完全不影响作者趁热打铁的心境，至于拒稿的原因，编辑没有给，我猜测应该是该杂志已经有一篇关于头皮创面包扎的文章，只是采用的方法和我们的不同，刊登的那篇文章采用的是切口两端的缝线来打包固定（图 4），也是一种很不错的方法，和我们的方法相比，各有优缺点，有兴趣的朋友可以在 *JAAD* 杂志搜索"Knotted bandage for wounds located in hairy areas"。

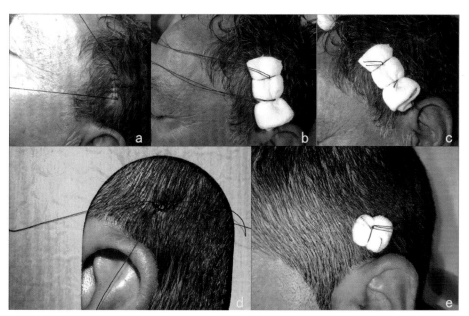

图 4　使用切口两端的缝合线将纱布敷料打包固定
图片源自于《美国皮肤病学》杂志 http://dx.doi.org/10.1016/j.jaad.2016.11.057

紧接着我又投《印度皮肤病学、性病学及麻风病学杂志》（简称 *IJDVL*）（2020 年 IF ＝ 2.545）的 pearls 版块，虽然回复速度慢点，但这个编辑很好，给我提了很多问题，都是初稿里我忽略的一些重要细节，来回修改了 3 次，每次的审稿人都能提出一些宝贵意见，我认真地修改并回稿，半年后终于接收，功夫不负有心人。发文章真的需要勇于尝试，不放弃不言败，一次次的总结经验，最终都会出成果的。

两种头皮包扎方式对比

我们的方式（图 2）是使用长头发交叉固定来包扎头皮术后的创面，该方法需要借助头发来发挥固定作用。这种方法的优点为：①施加的压力能满足常规的手术创面；②固定效果好，不容易滑脱；③因表面无需再使用网状弹力绷带或纱布绷带固定，效果更美观，且不影响日常生活；④可减少备皮面积。缺点为：①只适用于具有一定长度头发的患者；②若头发牵拉过紧或去掉胶布时若操作不当，可能会引起患者不适感；③由于施加的压力有限，不适用于创面特别大、血肿风险较高的创面。

国外学者（图 4）的方法是使用切口两端的缝合线将纱布敷料打包固定，类似于植皮术后使用打包线固定创面上的纱布。这种方法的优点为：①无论头发长短，都可以操作；②固定效果好，不容易滑脱。③没有疼痛。缺点：①施加的压力较小，表面还需借助纱布或绷带加压保护；②不适用于只做内缝合的手术方式或不配合拆线的患者。

开启职业规划新篇章

毕业时经冉老师推荐我来到了华西龙泉医院皮肤科工作，如今已 3 年，依然保持着对皮肤外科的热爱，科室也鼓励我们发展自己的亚专业，我自己也想进一步学习从皮肤肿物切除技巧，到精细缝合、皮瓣转移技术、植皮术等操作，掌握关闭复杂创面，难治性瘢痕疙瘩及皮肤恶性肿瘤的综合治疗。于是我发出了进修计划，很快得到科室和医院的全力支持，我来到西安交通大学第二附属医院皮肤病医院曾维惠教授带领的皮外团队，跟随皮外精缝界赫赫有名的谭宣丰老师（图 5）。跟的老师越有名，我的压力就越大，以后自己回医院开展手术，不能砸了老师的招牌。必须要刻苦学习。

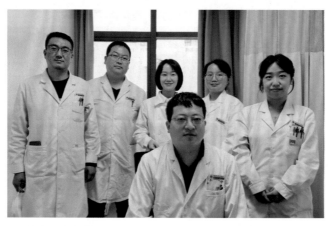

图 5　西安交通大学第二附属医院谭宣丰老师（第一排）所带进修生团队

就在进修学习了 2 个月的时候，我医院打电话邀请我参加"四川大学华西临床医学院访企拓岗交流座谈会"，让我作为华西龙泉医院的毕业生代表发言，令我喜出望外的是会议还邀请了我的老师冉玉平教授作为导师代表参会。参会过程中，让我深深体会到母校和导师对我们这些毕业学子的关怀，学校和导师的培养模式让学子们受益终身，特别是来到自己的工作单位后，这种体会非常深刻。就拿《挑战疑难病——SCI 论文背后的故事》的撰写来说，冉老师写这样一本书的想法真的太棒了，美妙之处溢于言表。这本书汇集了冉老师团队硕士、博士研究生发表 SIC 论文的心路历程和投稿经验共 30 个故事（第一辑），受到业界的高度认可，已成为研究生、住院医师、规培生的"必修宝典"，我们医院的院长陈德才教授也成了这本书的粉丝（图 6）。

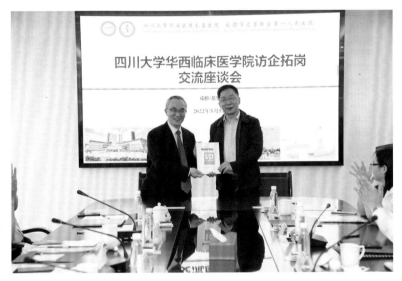

图 6　冉玉平教授向华西龙泉医院陈德才院长赠送《挑战疑难病——SCI 论文背后的故事》一书

这是我写的第 3 个故事了，每写一个故事，我都有很多新收获，都是对之前发表 SCI 论文的经验总结，每次都能激发我写下一篇论文的激情和信心。有幸得到冉教授的谆谆教导；感谢华西临床医学院和皮肤科给我学习临床思维、操作技能、掌握硬核的平台；承蒙华西龙泉医院给我继续学习和成长的舞台，我才得以发挥自己的爱好和特长，为自己的职业规划开启新篇章。

二、背景知识

头皮外科手术后创面包扎相较于身体其他部位皮肤的包扎更具有挑战性，由于头皮毛发较粗大、皮脂分泌较旺盛，纱布敷料不易被固定，要实现稳固而又美观的包扎效果，很考验操作者的技巧。多数长头发患者不愿意大面积剃发，如果备皮面积小，包扎时胶带不易粘贴于头皮上，纱布敷料易松动脱落；如果不方便使用胶带固定，那常用的就是滚轴纱布绷带或网状弹力绷带帽，这两种固定方式的优点是无需大面积备皮，但非常影响患者的外观和舒适度，且睡觉时由于头部与枕头的摩擦也容易导致绷带移位甚至脱落。所以，需要一种既能起到较好的固定作用，又兼顾美观的包扎方式来帮助头皮手术的患者。

三、作者介绍

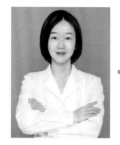

杨琴，皮肤性病学硕士，主治医师，2018 年获四川大学华西临床医学院皮肤病与性病学硕士学位，师从冉玉平教授。现于成都市龙泉驿区第一人民医院（四川大学华西医院龙泉医院）皮肤科工作，擅长感染性皮肤病、皮肤外科手术治疗（精细缝合技术、皮肤良恶性肿瘤切除、瘢痕美容修复、腋臭微创治疗、甲外科等）等。以第一作者/共同第一作者身份发表中英文论文数篇，其中 SCI 论文 3 篇，参研多项国家及省级课题。

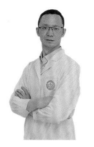

李二龙，主治医师/激光技师，四川大学华西医院皮肤性病科主治医师/激光技师；四川省皮肤外科与美容专业委员会委员。从事临床、教学、科研工作 10 余年，发表国内外学术论文 5 篇、参编专著 1 部、参研多项国家及省级课题、获得国家专利 1 项。擅长：①皮肤浅表肿物（色素痣、脂溢性角化、脂肪瘤、基底细胞癌及其他肿物等）切除采取精细缝合方法使疤痕最小化。②注射美容。③腔道内疣体的治疗。

四、导师点评

1. 研究生从入学到答辩毕业只有 3 年，其间包括上课、转科、上门诊、进病房管床、做实验、各种考试、找工作等等，积极、高效的学习态度至关重要。

2. 导师的责任是"授人以渔"，重点是训练研究生临床思维、分析和解决问题的能力，提高总结发表论文的综合素质；当学生遇到困惑时指明方向、针对性解决难题，即"点石成金"。

3. 如果说"内科诊断是思维的艺术""外科手术是指尖的艺术"，皮肤科有两千多个病种既要正确诊断，又要切除、激光、手术、美容等综合治疗，所以皮肤科是"思维和指尖的艺术"，优秀的皮肤科医生动脑动手缺一不可。

4. 面临疫情困在家中不无所事事，而是整理病例投稿发表，值得表扬。

5. 研究生期间打好基础，从学习真菌到皮肤外科手术看似跨界，本质相通，内在动力才是决定因素：自主终身学习，钻研技能技术，在发现和解决临床难题中不断成长为独当一面的临床医生，是大学、导师和用人单位的共同期盼。

五、论文中文翻译

用长头发交叉固定来包扎头皮手术后的创面

杨琴[1] 李二龙[2] Sushmita Pradhan[2] 冉玉平[2*]

1. 成都市龙泉驿区第一人民医院皮肤科；2. 四川大学华西医院皮肤性病科；* 通讯作者

临床问题：

有毛发的头皮外科手术后由于胶带不容易黏附于带毛发的皮肤上，从而导致加压包扎的敷料容易松动，伤口容易被污染。此外，在头皮上使用传统的滚轴纱布绷带不美观，而且容易因摩擦而滑脱。

解决办法：

用备皮刀片去掉病变周围 3 ~ 5cm 直径范围的毛发。将创面缝合和消毒后，根据创面大小，使用大小合适的无菌纱布覆盖，以施加压力和减少出血。然后将创面对侧的两束头发（每束大约 200 ~ 300 根头发）缠绕交叉置于纱布敷料上，保持足够的张力。将医用胶带黏附在发束上，以防止敷料松动。随后，按照上述方法再次将头发交叉固定，与前一个结保持平行，间隔 1.5cm 距离。交叉固定的数量取决于手术切口的长度。最后，将最后一次交叉固定形成的结与之前的垂直，以达到满意的加压固定效果。有关操作的详细步骤见视频 1。头发下面厚厚的纱布敷料可以防止分泌物黏附头发而缠成一团。48 小时后，去掉创面上的敷料前，先用聚维酮碘或消毒酒精湿润敷料上的胶带，以减轻移除胶带时牵拉头发的疼痛感。

我们这个头皮包扎的新技术可以减少长发患者头皮手术前需要备皮的面积。此外，患者手术前应彻底清洁头皮，以阻止细菌定植和降低创面感染的风险。考虑到患者的舒适度，绑在敷料上的头发不宜太紧。该方法适用于头皮上的小切口，并与传统的滚轴纱布绷带效果相当。然而，传统的滚轴纱布绷带更适用于出血和血肿风险较大的头皮伤口。使用头发固定的纱布紧实而牢固，能够给较小的创面施加足够的压力，避免了血肿的形成和感染的发生。该技术适用于切口附近头发足够长的患者，以便于缠绕和固定。头发的长度应超过所用纱布的长度。这种方法只需要对手术部位附近的头发进行最低程度的干预，不会影响患者的日常生活和睡眠。

总之，这种方法快速、有效、牢固、美观且易于操作；然而，取下敷料时应小心操作，以免牵拉引起患者的不适。

注：图片、视频及参考文献（略）

六、英文全文链接：https://ijdvl.com/cross-fixation-bandage-with-long-hair-on-scalp-wound-after-surgery/

Yang Q, Li E, Pradhan S, Ran Y. Cross fixation bandage with long hair on scalp wound after surgery. Indian J Dermatol Venereol Leprol, 2021,87:306–308.

Cross fixation bandage with long hair on scalp wound after surgery

Pearls

Received: March, 2020
Accepted: July, 2020
Published: March, 2021

DOI:
10.25259/IJDVL_328_20

PMID:
*****

Videos available on:
www.ijdvl.com

病例三十九
真菌性皮肤病（甲真菌病）

一、临床故事

令人烦恼的"灰趾甲"

真菌感染性皮肤病对皮肤科医生来说是非常常见的疾病，包括大家熟知的手足癣、体癣、股癣、头癣、甲真菌病（灰指甲）等等，也有让大家闻之色变的深部真菌感染如马尔尼菲篮状菌病等。多数皮肤科医生对真菌的了解止于真菌镜检和培养，没有常规进行菌种鉴定及药敏检测以及基于药敏的个性化治疗，对甲真菌病治疗的效果也不尽如人意。如果你留心在门诊就诊的甲病患者便可见一斑，他们通常都会非常苦恼的问"医生，我的灰指（趾）甲能治好吗（图1），我在修脚店外包药和内服药也不见效果，还花了不少钱"。然而，甲真菌病可导致指（趾）甲变形、褐黄色、增厚、甲分离、甲下角质堆积、像石灰样破碎脱落等一系列改变，严重的阻碍人们对美的追求，甚至使得患者出现社交困难和心理障碍。我在门诊曾经接待的一个患有甲真菌病的青年女性，仍让我记忆犹新：她是一个美甲师，正值青春年华，然而双手指甲浑浊不堪，让她在给顾客美甲服务的时候，都羞于伸出双手，内心痛苦不堪。而患足趾甲真菌病的女性担心露出灰趾甲影响形象，更是夏天不敢穿凉鞋，而且还有传染家人和儿童的风险。

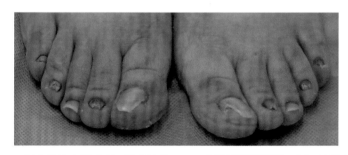

图1 30岁女性患有恼人的"灰趾甲"：10个趾甲严重受累，夏天不敢穿凉鞋

结缘真菌

2009年9月我（陈爽）有幸进入到华西皮肤科的大家庭，师从熊琳副教授。在熊老师的指导下，我参与了股癣和脂溢性皮炎等浅表真菌感染的一些临床研究。经常在真菌检查室采集样本，于是我有机会和冉玉平教授带领的真菌团队学习，了解到不同真菌的菌落形态各异、五颜六色，显微镜下的真菌菌丝和孢子更是千姿百态（图2）。接触多了，我慢慢消除了以前对真菌具有极强传染性和致病性的惧怕，逐渐对真菌生出了许多好感和兴趣。华西皮肤科

冉玉平教授在国内真菌领域是首屈一指的大咖，每每科内学术交流，一提到真菌，冉教授立马两眼放光，侃侃而谈。2011 年底直博之际，我申请加入了冉玉平教授的真菌团队，并顺利通过，于是开始跟着冉老师门诊进行临床学习和实践。

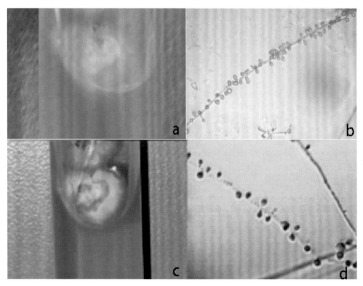

图 2　将灰趾甲标本接种到沙堡弱培养基上长出来的红色毛癣菌菌落形态
（a. 15 天；c. 30 天），小培养展示红色毛癣菌特有的沿着菌丝排列的
泪滴状小分生孢子（b. 镜下直接观察；d. 棉兰染色后镜下观察）

宝宝的趾甲怎么了？

虽然四川大学华西医院是主要针对成人的综合医院，但皮肤科可以看儿童皮肤病，尤其是冉玉平教授门诊，对患者总是来者不拒。因此，冉教授门诊儿童患者比例较科内其他门诊明显更多，也为我们研究生提供了一个学习儿童皮肤病的绝好机会。2012 年 5 月冉教授门诊来了一个年轻的宝妈，她抱着一个大胖小子过来看病。这是 16 个月大的患儿，白白胖胖的，看着挺健康，特别可爱，而带着他过来看病的妈妈却愁容满面。这是怎么回事呢？原来孩子妈妈发现儿子的趾甲变白了（图 3），担心是"灰趾甲"治不好，所以非常焦虑。

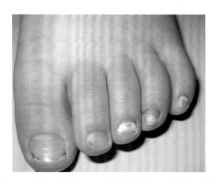

图 3　患儿左足第 3～5 趾甲表面出现白色斑片

我跟着冉老师上了近半年门诊，诊疗的成人甲真菌病数不胜数，而婴儿甲真菌病，这还是头一回。这是孩子妈妈担心的甲真菌病吗？在冉老师的指导下，我又开始为患儿进行"一对一服务"。我把患儿引导到真菌检查室和患儿母亲充分沟通后，记录皮损照片、刮取病变趾甲甲屑采集足量的标本进行真菌镜检、培养及菌种鉴定，同时对病情做好随访观察（图4）。经过半年的"冉氏门诊"锻炼，现在的我对真菌镜检和培养、鉴定等一系列工作已经是轻车熟路了。

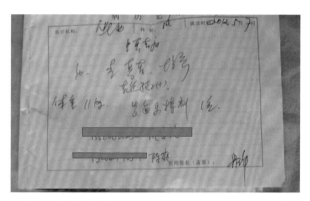

图4 患儿第一次就诊时的门诊记录，同时记录了我和患儿母亲的联系方式

刨根究底

刮取病甲进行真菌镜检发现大量的真菌孢子（图5），毫无疑问，宝宝趾甲改变正是甲真菌病导致的。我惊讶于这个大胖小子看着如此健壮，趾甲却感染上了真菌，难道藏着什么不为人知的疾病？孩子妈妈也非常疑惑，为什么宝宝会出现这个问题，能不能治好呢？带着这些疑问，我们又回到了诊室。冉老师详细询问了患儿的健康状况，没有基础疾病，患儿体态看着很正常，儿保也是顺利通过。冉老师又出其不意的询问了宝宝是谁在照顾。孩子母亲回答正是她自己。冉老师进一步追问，那你有真菌感染相关的病情吗？母亲想了片刻便脱口而出，2年前曾确诊过甲真菌病，因为怀孕就把治疗搁置了。听到这里我才恍然大悟，原来宝宝的甲真菌病是被亲妈传染上的。

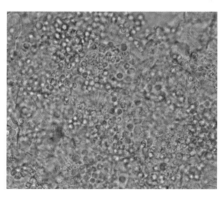

图5 刮取患儿病甲标本经 10% 氢氧化钾处理后镜检见大量密集排列的真菌孢子

传染性是真菌性皮肤病的重要特征，我怎么把这个最基本的特性忘了呢？冉老师"教科书式"的临床实践教学，给我上了很好的一课。作为医学生，我们常常去学习掌握甲真菌病的临床表现、诊断要点和治疗原则，而忽略了寻找传染源和传播途径。但是寻找传染源和传播途径，家人一起治疗，才能减少患儿甲真菌病的复发，一劳永逸。

出奇制胜

患儿现在甲真菌病诊断明确，患儿母亲最关心的是，接下来怎么治疗呢？用什么药，有没有不良反应？听着患儿母亲的问题和担心，我的心里也打起了小鼓。以前我经历的甲真菌病治疗都是口服伊曲康唑或特比萘芬，疗效还不错，至于不良反应我还没有婴幼儿口服相关的经验。患儿母亲的疑问把我问倒了，针对婴儿甲真菌病有没有一个既安全又有效的治疗呢？于是我和患儿母亲带着求知的眼神，一起无助地望向了我的导师冉教授。这时，冉老师一如既往地露出了他"蒙娜丽莎式"的微笑，神情自若地建议使用外用的罗每乐治疗，即法国进口的指甲油样制剂 – "5% 阿莫罗芬甲搽剂"（图 6）。听说仅仅是外用，患儿母亲欣然接受了。

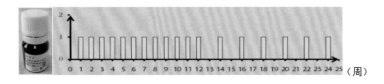

图 6   患儿使用的 5% 阿莫罗芬甲搽剂，前 3 个月每周涂一次，后 3 个月每 2 周涂一次

这种甲真菌病的治疗方案，我还是头一次听说，单独外用无疑很好地规避了系统用药可能出现的风险和不良反应，但这样会有效吗？且看下次复诊如何。治疗 1 个月后患儿复诊，病甲有部分好转。治疗 6 个月后患儿复诊，我惊讶地发现患儿坏掉的趾甲变得光洁如初（图 7），嘱其停药后观察，随访半年无复发。

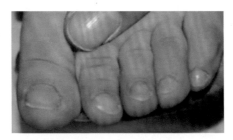

图 7   5% 阿莫罗芬甲搽剂治疗 6 个月后，患儿趾甲恢复正常

发表论文

随着时间经过，我取得病甲标本也在试管琼脂斜面上长出毛状菌落，再做小培养及镜下观察形态为红色毛癣菌典型的结构：沿着菌丝排列的泪滴状小分生孢子（图 2）。临床治愈加上菌种鉴定到种，这是一例非常成功的局部外用 5% 阿莫罗芬甲搽剂治愈婴儿甲癣的案例，在临床上较少见。冉老师和我一致认为，我们记录的这个案例值得发表，基于以下原因：①

针对甲真菌病，当时首选的系统治疗伊曲康唑、特比萘芬疗效不能满足所有患者的治疗需求，临床上治疗失败或者复发者仍占到了一定比例；②系统治疗过程中可能存在肝损伤等的风险，用药过程中需要定期抽血进行监测，减少了患者系统用药的依从性；③甲真菌病婴儿往往惧怕抽血，随访不及成人依从性高，家长虽希望好的疗效，但更关注安全性，5% 阿莫罗芬甲搽剂外用非常值得在婴儿甲真菌病中推广；④在冉老师的指导下，我详细记录了患者每次临床随访的情况，有完整的病史及真菌菌种资料；⑤我们查阅了 5% 阿莫罗芬甲搽剂治疗婴儿甲癣的个案，鲜有报道。因此，我们选择了与儿童健康相关的 SCI 杂志进行了投稿，因为准备充分，很快就修回、接收及发表了。一切都是水到渠成！

（陈　爽）

从临床实践中提出问题

甲真菌病常用的治疗方式就是口服抗真菌药物，但是对于一些不能系统用药的患者该怎么办呢？当一位母亲抱着 16 个月大的患有甲真菌病的小男孩到诊室时，冉老师当机立断，选择使用 5% 阿莫罗芬甲搽剂，既有效、不良反应又小、最后治疗成功。冉老师指导陈爽师姐总结此例婴儿甲真菌病的病例顺利发表。还有一些患者单纯口服抗真菌药物，效果欠佳或者容易复发，是否有更好的治疗方案可以协同口服药物达到更好的治疗效果，以及减少复发概率呢？比如有基础疾病的患者、老年人或孕妇等患者，不能口服药物，有没有可以选用的外用药呢？

通过循证获得答案

解决了一个问题，又引出更多问题，冉老师指导我（冯孝伟）去检索文献，以期找到最佳答案。通过查阅文献得知，甲癣的治疗失败是因为缺乏即刻反应和高复发率。影响因素包括：甲板结构致密，传统药物难以渗入；单药治疗效果差，依从性差；口服不耐受，肝肾损害；手术拔甲伤害性，不彻底；治疗时间长，治疗费用高；难以治愈，复发率高。在选择甲癣的治疗方法之前必须考虑几个因素：病原体种类、甲癣亚型、基质受累、侵入指甲的数量、位置（脚趾或手指）、指甲厚度，以及是否与其他真菌病并存。阿莫罗芬是一种吗啉衍生物，具有抗真菌作用和抑菌活性，于 1981 年推出。它会干扰真菌细胞中麦角甾醇的产生通过抑制 14-α 还原酶和 7，8 异构酶，具有广谱抗真菌效果，对皮肤癣菌的活性最高，但对酵母菌和真菌也有活性，渗透性强，可持续作用于病甲。而且搽剂可以保持适当的指甲表面的活性物质浓度，只需要每周涂抹一到两次，便捷性高。所以对于一些适合局部外用药的情况比如甲根未受累、甲受累面积 < 50%、病甲数 < 4 个、口服不耐受患者（肝肾功能不全、老年人、儿童）时，单独使用 5% 阿莫罗芬甲搽剂治疗轻中度甲真菌病患者治愈率高，依从性好。

发表论文解决问题

对于甲癣复发率高的问题，虽然联合口服和局部治疗被认为是最有效的方法，临床医生也提倡这种治疗方案，但是它们的具体疗效和安全性还不得而知。秉承科学要严谨的态度，冉老师督促我做一个有关外用 5% 阿莫罗芬甲搽剂配合口服抗真菌药物的循证分析。有了第一次写卢立康唑循证分析的经验后，写这一篇就很顺畅了。这是第一篇关于口服抗真菌药物联合 5% 阿莫罗芬甲搽剂治疗甲癣的 Meta 分析，为临床上联合用药提供了更有力的循证证据。但当时能纳入分析的有效 RCT 只有 4 篇，所以结局可想而知。我们投到 *The Journal of Dermatology* 上面，很快就被拒收了。后来因忙于毕业课题以及临床工作，这篇文章就被搁置在一边了。再后来到了新单位参加工作，我心里仍惦念着这个事儿，在冉老师的远程指导下，我进一步修改完善更新论文。Meta 分析讲求时效性，被搁置期间难保没有新的随机对照试验文章出现，所以要不断的更新，归纳总结。功夫不负有心人，最后我们也找到了新的高质量的 RCT 文献，一起纳入了分析，得出的结论也更有意义和参考价值。我们的 Meta 分析来自 5 篇 RCT，共 713 名患者的数据。分析结果证实，在治疗甲真菌病中，5% 阿莫罗芬甲搽剂与口服抗真菌药联合使用可以提高临床疗效，缩短口服药物疗程；综合成本比单独使用口服药物更少，更经济实惠，还能提高患者依从性与治愈率；治愈后持续使用 5% 阿莫罗芬甲搽剂（每 2 周 1 次），能有效降低复发风险。我们把这篇文章投到了 *Dermatologic Therapy*，2016 年 9 月投稿，1 个月后修回，半个月后就被接收了。

这是从临床中提出问题，带着问题去搜索文献，归纳总结，最后得到的结论再指导临床的一个过程，也让自己收获了一篇 SCI 文章。这样的一个解决临床问题的思路也是冉老师教给我们的，让我们在后面的临床工作中和学习中都受益匪浅，也再次让我意识到，曾经的努力从来都不会白费，再加把劲儿，最后总会得到一个好的结果。

循证医学证据提示口服抗真菌药物加上局部外用 5% 阿莫罗芬甲搽剂能提高疗效，降低复发风险，此结论对综合治疗甲真菌病具有指导意义，后续冉老师就作为常规治疗方案，用于甲真菌病患者并取得非常好的疗效（图 8）。提高了疗效和依从性，患者的自信心、情感、社交、职业功能和整体生活质量大大改善。

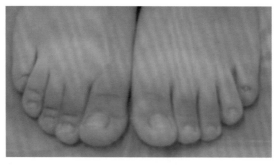

图 8　30 岁女性真菌病患者，经口服伊曲康唑胶囊间隙冲击加上局部外涂 5% 阿莫罗芬甲搽剂治疗后，10 个趾甲全部治愈，新甲重新长出又可以自信地穿凉鞋了

（冯孝伟）

二、背景知识

甲真菌病约占临床所有甲病的 50%，是临床最常见的甲病。"灰指甲"是指由真菌感染所致的指（趾）甲病变：仅由皮肤癣菌感染者叫"甲癣"；而"甲真菌病"病原真菌更广——

包括皮肤癣菌、念珠菌或霉菌。据我国近 30 年甲真菌病流行病学调查，我国甲真菌病的发生率约为 5.69%。目前该病以局部治疗和系统治疗为主，系统治疗如口服伊曲康唑或特比萘芬，因潜在不良反应或患者的担心，在婴幼儿、高龄及慢性病患者中使用受限。由于甲板组织致密，药物渗透性较差，用于治疗手足癣或体股癣的普通的抗真菌药膏往往治疗无效。5% 阿莫罗芬甲搽剂（Amorolfine）是局部外用抗真菌药，其活性成分为吗啉衍生物——阿莫罗芬。它的抗菌谱广包括念珠菌、红色毛癣菌、指（趾）间毛癣菌、须癣毛癣菌及其他毛癣菌种、小孢子菌、帚真菌、链格孢菌、分枝孢子菌等。其搽剂剂型可渗透甲板并在其中弥散，根除甲板内及甲板下的真菌。局部外用 5% 阿莫罗芬甲搽剂即便连续用药 1 年以上，血浆中的药物浓度仍然低于检测水平，全身吸收很少，安全性高。

三、作者介绍

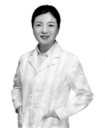

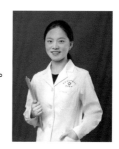

陈爽，皮肤性病学博士，2016 年毕业于四川大学华西临床医学院，硕士师从熊琳副教授，博士师从冉玉平教授，现就职于重庆医科大学附属第一医院皮肤科。

冯孝伟，皮肤性病学硕士，2016 年毕业于四川大学华西临床医学院，师从冉玉平教授，现就职于成都市第一人民医院皮肤科。

四、导师点评

1. 指（趾）甲病变中约有一半是真菌感染所致，即甲真菌病，而另一半却不是真菌感染引起，包括甲的银屑病、甲的扁平苔藓、甲的细菌感染、甲的肿瘤等。

2. 诊断甲真菌病需要皮肤科专家完成，而不是随意判断，需要做真菌镜检、培养鉴定等，近年皮肤镜和真菌荧光染色对提高诊断准确率有很大帮助。

3. 儿童特别是婴儿发生真菌感染的概率较低，正因为如此更需要仔细检查和精准诊断。

4. 婴儿甲真菌病的治疗面临极大挑战：临床用药经验不足、家长担心不良反应都增加了治疗难度，如果没有真菌学证据则更加难以规范治疗。

5. 只有掌握了诊断技术和方法，熟悉各种药物的用法、用量和不良反应，才能有信心做针对性治疗。

6. 从个案报道到 Mata 分析寻找循证医学证据，从探索治愈一例患者到推广普及指导治疗所有患者，既是临床医学研究和发展的必由之路，也是培养研究生由点到面不断成长的必由之路。

五、论文中文翻译

（一）5% 阿莫罗芬甲搽剂成功治愈婴儿甲真菌病 1 例

陈爽[1] 冉玉平[1*] 代亚玲[2] Jebina Lama[1] 胡文英[1]

1. 四川大学华西医院皮肤性病科；2. 四川大学华西医院实验医学科；* 通讯作者

尊敬的编辑：

一个 16 月大的健康男婴左足多个趾甲出现病变半年，不伴有任何不适。他的母亲 3 年前被诊断为甲真菌病，但没有接受任何治疗。查体可见左足第 3 至第 5 趾甲表面有白色斑片，余无其他改变（图 1a）。刮取病甲直接镜检（用 KOH 溶解）可见大量真菌孢子。刮取病甲真菌培养见白色丝状菌落，中间部分呈红色，经真菌小培养鉴定为红色毛癣菌。因此诊断为红色毛癣菌致婴儿白色浅表型甲真菌病。

由于伊曲康唑和特比萘芬在儿童体内的系统治疗未获 FDA 批准，患儿在前 12 周外用 5% 阿莫罗芬甲搽剂每周 1 次，随后 12 周内每两周外用 1 次。他的趾甲病变在治疗结束后完全治愈。随访半年无复发。

甲真菌病是一种相对常见的疾病，占所有甲病的 50% 以上。甲真菌病的患病率随着年龄的增长而上升。据我们所知，婴儿甲真菌病以前很少有报道。糖尿病、银屑病及其他基础疾病也可能增加感染的风险。在受影响的健康个体中，和我们的患儿一样可能有甲真菌病家族史。这使得对整个家庭进行甲真菌感染的检查非常重要。

众所周知，治疗趾甲真菌感染是非常困难的，尤其是发生在婴儿身上。系统性抗真菌药物通常会增加不良反应的风险。因此，医生更需要仔细地评估治疗带给患儿的受益和风险。儿童和成人使用了不同的局部治疗方法，而治疗甲真菌病的成功率也各不相同。可能是因为没有甲床或基质受累，白色浅表型甲真菌病似乎对局部应用 5% 阿莫罗芬甲搽剂的疗效比其他类型甲真菌病的更好。该病例中，我们报告 5% 阿莫罗芬甲搽剂在半年内成功治愈一例有甲真菌病家族史的婴儿白色浅表型甲真菌病，为婴儿甲真菌病提供了治疗选择，特别是对白色浅表型甲真菌病。

注：利益冲突、基金来源、图片及参考文献（略）

（二）5% 阿莫罗芬甲搽剂联合口服抗真菌药治疗甲癣的有效性及安全性的荟萃分析和系统评价

冯孝伟[1] 熊心猜[1] 冉玉平[2*]

1. 川北医学院附院皮肤性病科；2. 四川大学华西医院皮肤性病科；* 通讯作者

前言

甲真菌病是一种常见、令人不安且难以治疗的疾病问题。它不仅会影响外观，而且可能对患者的情感、社交和职业功能有影响，从而影响整体生活质量。它至少占浅表真菌感染的30%及高达50%的指甲疾病咨询。尽管出现了新的全身性抗真菌药物，但治疗甲癣仍然具有挑战性。治疗失败，包括缺乏即刻反应和高复发率。因此它是值得考虑全身和外用抗真菌药的组合，以进一步提高治愈率，防止复发和减少全身治疗的持续时间及相关的风险和成本。阿莫罗芬是一种吗啉衍生物，具有抗真菌作用和抑菌活性，于1981年推出。它会通过抑制14−α还原酶和7，8异构酶干扰真菌细胞中麦角甾醇的产生。它对皮肤癣菌的活性最高，但对酵母菌和真菌也有活性。虽然联合口服和局部治疗被认为是最有效的方法，并已被大量临床医生广泛采用，但仍然缺乏很好的循证依据来支持它。为了获得更好的关于5%阿莫罗芬甲搽剂与其他全身性抗真菌药联合使用的知识，我们基于已发表的随机对照试验（RCT）对组合治疗的疗效和不良反应进行了荟萃分析。

材料和方法

纳入标准：我们检索了所有比较5%阿莫罗芬甲搽剂联合口服抗真菌药与单纯口服抗真菌药物疗法治疗甲真菌病的患者（＞11岁）。

参考指标：主要结果是完全清除（定义为同时实现临床治疗和真菌学治疗），次要结果是不良反应和成本效益。

文献检索：用于搜索相关研究的数据库有Pubmed、Ovid、The Cochrane library，Embase，中国知网。以下关键字用于在所有数据库中进行搜索：（阿莫罗芬或抗真菌组合）和（甲癣）。

质量评估和数据提取：两名研究人员独立地根据Jadad量表评估了纳入试验的方法学质量（我们纳入的五篇文章分数均＞4）。有效性评估的分歧通过与第三位研究人员讨论或协商得到解决。从每项符合条件的研究中获得的基本信息包括患者在相对足够长的时间后达到完全清除的概率，出现任何不良事件的患者比例，以及每种方法的平均成本效益。

统计分析：在Review Manager软件中进行统计分析（适用于Windows的Review Manager 5.2版软件；北欧Cochrane中心，The Cochrane Collaboration，牛津，英国）。使用chi测试每个试验之间结果的异质性平方检验（$P > 0.1$，I2 < 50%）。如果亚组之间没有发现异质性，Meta分析就用固定效应模型，否则使用随机效应模型，并比较两组间的影响用OR及其95% CI。

结果

5篇文章符合所有入选标准并被纳入研究，研究流程图如图1所示，共纳入713名患者；疗效队列分析由实验组382人和对照组400人组成。不良事件队列是由联合组217人、控制组225人组成。

疗效的荟萃分析：5%阿莫罗芬甲搽剂与全身抗真菌药的组合治疗相比全身性抗真菌剂的单一疗法显示出统计学上的显著差异，这表明将5%阿莫罗芬甲搽剂与口服抗真菌药结合使用可以获得比单一治疗如特比萘芬和伊曲康唑更高百分比的完全清除率（$OR = 1.97$，95% $CI = 1.44 \sim 2.69$）。由此研究，我们无法获得足够的证据来确定 5% 阿莫罗芬甲搽剂与口服抗真菌药结合使用比 8% 环吡酮胺联合口服抗真菌药的组合更有效。

安全性的荟萃分析：我们只能采用两项试验进行汇总分析，结果没有显示出联合治疗组和单药治疗组在不良事件风险上有统计学上显著的差异（$OR = 0.96$，95% CI = $0.56 \sim 1.63$，$P = 0.95$），异质性低（$P = 0.76$，I2 50%）。大多数不良事件被发现与全身性抗真菌药物有关，最常见的主诉是胃肠道紊乱（恶心、腹痛）和轻至中度在病程早期发生的肝酶升高。在全身治疗中加入 5% 阿莫罗芬甲搽剂没有增加安全风险。与阿莫罗芬相关的不良事件可能是脚趾甲内生和便秘。并且在由 Jaiswal 等人进行的实验中发现与局部相关的不良事件发生在 2 名使用环吡酮的患者中，而在 2 名使用 5% 阿莫罗芬甲搽剂的患者中未观察到。

讨论

据我们所知，这项研究是迄今为止最全面的有关于 5% 阿莫罗芬甲搽剂联合口服抗真菌药治疗甲癣的循证分析，共有来自 5 项 RCT 的 713 名患者（> 11 岁）的数据。在这个荟萃分析中，我们只提取了关于获得完全清除的人数，定义为真菌学清除（包括直接显微镜检查阴性和培养阴性）和临床清除（所有病灶消失或残留病害不超过原总受累面的 10%）。建议继续进行局部治疗至少 1 年，如有必要，最长 18 个月，这可以产生更好的临床结果，反映真实的指甲病理学。此外，为避免诊断偏倚，在评估最终结果之前，显著延长清除期（例如 3 ~ 6 个月）可能需要确保完全清除无活力的真菌细胞、甲下碎片和残留的局部药物。基于以上提到的原因，我们采用的疗程和随访时间因为每个试验的不同而不同，尚未标准化时间。

循证指南指出，治疗皮肤癣菌性甲癣最有效的两种抗真菌药物是口服给予杀菌剂特比萘芬和抑菌剂伊曲康唑，单药治疗的成功率为 20% ~ 80%。虽然口服药物治疗被广泛用于更严重的甲癣病例，需要长时间的全身治疗，不缺乏不良反应或毒性风险，并且经常不容易被患者接受。根据最近的指南，最有效的局部抗真菌药物是 5% 阿莫罗芬甲搽剂和 8% 环吡酮搽剂。但它也表明局部抗真菌剂作为单药治疗甲癣的作用有限，建议局部用药仅用于预防复发，或作为联合治疗的一部分，或用于治疗轻度至中度趾甲甲真菌病，它们可以最大限度地减少药物暴露、药物相互作用和不良事件（AE）。陈等人报告了一个 16 个月大的男孩使用 5% 阿莫罗芬甲搽剂成功治疗甲真菌病的病例报告，作为全身治疗药物的伊曲康唑和特比萘芬在儿童中未被食品和药物批准管理局（FDA）批准使用。5% 阿莫罗芬甲搽剂被认为是顽固性的新胞质菌病的更好的治疗方案，疗效优于外用尿素乳膏，且有封闭作用。尿素软膏有封闭作用，但单靠它的临床成功率很低，可以将抗真菌药和封闭药组合，以达到更高的治愈率。例如 1% 联苯苄唑软膏和 40% 尿素软膏的组合，疗效略低于 5% 阿莫罗芬甲搽剂。至于氟康唑，用于甲真菌病的数据是有限的，因为它的全身使用未经 FDA 批准用于皮肤或指甲感染。一项体外研究显示阿莫罗芬和环吡酮具有相同的杀孢子功效，并且孢子的动力学主要发生在甲癣中，对于皮肤癣菌，这两个药都比氟康唑和联苯苄唑更有效，对念珠菌的作用比特比萘芬略强，孵育 4 天后，浓度为 10μg/ml，尽管不同抗真菌剂的具体消灭孢子机制仍然未知。在体外指甲穿透模型中，它表明即使是少量的阿莫罗芬也能单独到达甲床抑制或杀死病原体，其用途比三个酸基好得多，结果是 pH 不能低到足以杀菌。在另一项体外研究中，阿莫罗芬对休眠的红色毛癣菌和白念珠菌细胞表现出显著的杀孢子效果，即使在最低浓度时也是如此，测试浓度为 1μg/ml。

大约 90% ~ 95% 的指甲感染是由皮肤癣菌引起的，特比萘芬可以治疗，伊曲康唑也可以治疗，它们可以有效治疗皮肤癣菌、念珠菌和真菌。不管是哪种真菌被发现是甲癣的原因，5% 阿莫罗芬甲搽剂可以通过增加全身药物的功效来发挥治疗作用，提供更快速的治愈和预防复发。田村等人进行了一项体外试验，阿莫罗芬和伊曲康唑作为外用和内用治疗皮肤癣菌的代表药物，它们的组合对大多数皮肤癣菌有协同或相加作用，没有拮抗作用，涂在指甲板上的阿莫罗芬进入指甲角蛋白，然后通过甲床，而全身性抗真菌药通过甲床和基质从真皮扩散到达指甲血管和通过基质结合到生长的甲细胞中，应使用具有不同抗真菌机制的多种药物治疗难治性皮肤真菌病，尤其是甲癣。在目前的研究中，我们采用阿莫罗芬作为局部治疗的代表，因为信息丰富、可靠，可获得有关阿莫罗芬治疗甲癣的可行性、结果和潜在不良反应的信息。市场上有一些其他的外用抗真菌药，但由于不同的治疗方法，很难评估它们在单一疗法中的疗效，招募患者进行调查的标准，不同的治疗周期和治疗后评估，有一篇文章将阿莫罗芬和环吡酮单独进行比较，结果表明环吡酮相比阿莫罗芬更有效，但我们仍然需要更多的证据来证明验证它。伊奥里佐等人支持 P-3051（8% 水溶性环吡酮羟丙基壳聚糖技术配方）应被视为甲癣局部治疗的金标准。此外，甲癣治疗的网络荟萃分析指出新开发的外用药物（如 10% efinaconazole 外用溶液和 5% tavaborole 外用溶液）改善了真菌学的治愈率，但并不显著高于先前存在的局部治疗（如阿莫罗芬和环吡酮）。外用 30% 树脂漆也显示出与 5% 阿莫罗芬甲搽剂相似的功效。

此外，搽剂是一种药物，可以保持适当的指甲表面的活性物质浓度，它只需要每周涂抹一到两次，非常方便。并且化妆品如指甲油不会影响其抗真菌疗效，并可与阿莫罗芬同时应用治疗甲癣。特比萘芬单药治疗或与 5% 阿莫罗芬甲搽剂联合治疗后，长期使用 5% 阿莫罗芬甲搽剂，每 2 周一次，被发现可以有效地预防患者的甲癣复发。一项临床研究还建议联合 2, 940nmEr：YAG 激光治疗，5% 阿莫罗芬甲搽剂是一种有效、安全、方便的治疗甲癣的方法。确实，长期有效的综合治疗比使用时间较短但长期疗效较低的治疗更具成本效益，后者将带来与复发相关的可能并发症或疾病的长期性，因此，增加了患者的总体医疗保健费用。

我们的荟萃分析存在一些局限性。首先，只有较少关于这种组合的相关研究发表，只有五项随机对照试验符合条件并被纳入，鲜有研究提出不同的联合疗法。所以从这个荟萃分析中，我们只能得出联合治疗优于单药治疗的结论，但是否联合 5% 阿莫罗芬甲搽剂比其他组合更可取，还需要更多的试验确认它。其次，这个荟萃分析比较简单，我们仅提取随机对照试验中有关疗效、安全性、成本效益等部分结果。第三，我们纳入的每个试验都没有采用相同的标准化的疗程，虽然我们得到的结果是有效的，但它可能或多或少会影响结论。

结论

在选择甲癣的治疗方法之前必须考虑几个因素：病原体种类、甲癣亚型、基质受累、侵入指甲的数量、位置（脚趾或手指）、指甲厚度，以及是否与其他不同部位的真菌病并存。联合治疗已被证明是一种有效，且是对单一治疗无反应的患者的安全替代治疗方法，是比单药治疗更有效更积极的一线治疗。总之，联合 5% 阿莫罗芬甲搽剂和全身性抗真菌药的治疗可以提高治疗效果并缩短口服抗真菌药物的持续时间，因此是一种治疗甲癣的有效且安全的方式。当然还需要进一步临床验证，进行更大规模的临床试验。

注：利益冲突、基金来源、图片及参考文献（略）

六、英文全文链接：https://doi.org/10.1111/jpc.12740

Shuang Chen, Yu–Ping Ran, Ya–Lin Dai, et al. Case of infantile onychomycosis successfully cured by 5% amorolfine nail lacquer. J Paediatr Child Health, 2014,50(11)933–934.

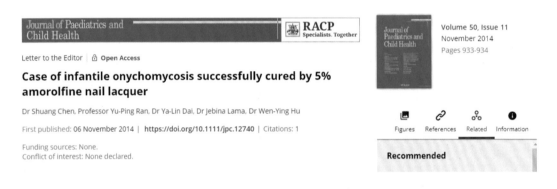

https://onlinelibrary.wiley.com/doi/epdf/10.1111/dth.12457

Feng X，Xiong X，Ran Y.Efficacy and tolerability of amorolfine 5% nail lacquer in combination with systemic antifungal agents for onychomycosis：A meta–analysis and systematic review.Dermatol Ther，2017，30（3）：e12457.

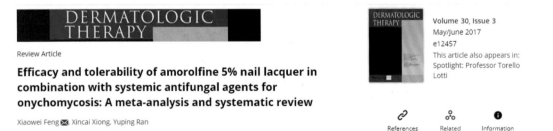

病例四十
真菌性皮肤病（双小腿对称性孢子丝菌病）

一、临床故事

不寻常的"寻常疣"？

我是郑璐，2013 年在冉玉平教授指导下获得皮肤病与性病学硕士学位从华西临床医学院毕业，来到成都市第二人民医院皮肤科。从事了 6 年临床工作的我深感临床和科研能力仍有不足，回忆起硕士阶段跟随冉老师学习的点点滴滴，觉得导师丰富的临床经验和另辟蹊径的科研思维值得我终身学习，2019 年我再次回到母校，继续跟随冉老师学习深造。而这个病例，可以说是我从硕士过渡到博士研究生学习阶段的"链接"。

还记得那是 2012 年夏季，冉老师忙碌的门诊日，一位高龄的大爷被家人搀扶着走进诊室。他双侧小腿内侧巨大的疣状皮损（图 1）引起了我们注意：类似于"疣"，但是寻常疣会呈现出这种表现吗？寻常疣是人乳头状瘤病毒（HPV）感染所致的皮肤病，常孤立存在，而呈现为这种对称分布、融合成片表现的增生性皮疹着实少见。详细询问患者及家属，老大爷 5 年前右小腿内侧曾受外伤，以后出现经久不愈的溃疡，经过搽药和在院外治疗，溃疡逐渐愈合，但形成了类似疣状的增生物，随后他的左小腿也慢慢出现了类似皮疹。

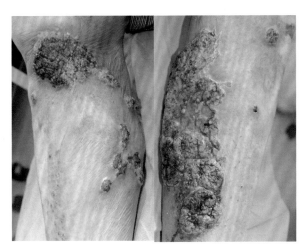

图 1　患者初诊时皮损情况

从患者的发病过程，冉老师立即判断由感染所致的可能性大，但究竟是细菌、病毒还是真菌感染？仅通过皮损表现是很难确认的。随即，冉老师指定我作为该患者的负责医师，全面了解患者的发病过程并详细收集临床资料、皮损标本，做病理检查及皮损组织的真菌镜检、

HPV 病毒分型检查等。我从患者双侧小腿皮损表面分别刮取痂壳样物质，同时将活检组织分别做了真菌涂片检查，并未发现真菌菌丝及孢子。通常情况下若真菌感染性疾病取标本做直接镜检应该能看到菌丝或（和）孢子，我便以为可以排除真菌，只待 HPV 检测结果来验证是病毒感染就可治疗了。但当我向冉老师汇报患者真菌检测结果阴性时，冉老师却让我再多取些标本做真菌培养，待所有结果出来后再制订针对性治疗方案。

"无心"插柳 峰回路转

由于真菌镜检阴性，我对真菌培养并不抱期望，但还是按冉老师的指示取了皮损标本做培养。标本接种到沙堡弱培养基孵育 5 天后，我惊奇地发现，多管沙堡弱培养基斜面上均有淡褐色的丝状菌落生长。居然真是真菌感染！跟随冉老师 2 年中我系统地学习了皮肤真菌学，但临床上遇到一个又一个真菌感染病例不断地刷新了我的认知，甚至有的病例表现在教材和文献都没有描述过的。同时我也疑惑，为什么当时真菌直接镜检是阴性？是否是取材的问题？或培养基里的菌落是污染菌？

带着疑惑和培养结果我向冉老师汇报，他当即让我将菌落转种，分别于不同温度（28℃和 37℃）下继续培养，做形态学鉴定和分子学鉴定。温度实验发现在不同的温度下，培养菌落呈现菌丝形态（28℃）和酵母形态（37℃）（图 2），为经典的双相真菌特征。

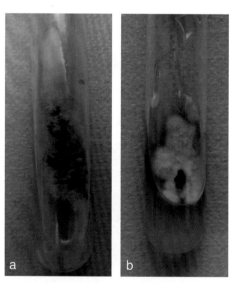

图 2　皮损在不同温度培养条件下表现

a. 在 28℃培养 7 天，灰褐色菌丝样菌落；b. 在 37℃培养 7 天，呈乳白色酵母样菌落

"梅花"是真凶

培养长出了真菌，那是否它就是导致患者病痛的根源？此时，组织病理报告的真皮内肉芽肿形成、过碘酸雪夫（PAS）及六胺银的特殊染色提示真菌孢子均印证了为真菌感染（图 3）。接下来，我便自信满满地进行了菌种鉴定，包括玻片法小培养的形态鉴定及分子鉴定。

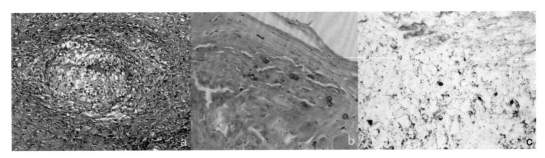

图3　患者皮损组织病理

a. 真皮内可见肉芽肿（HE 染色，×100）；b. 紫红色酵母样细胞（PAS 染色，×400）；c. 黑色酵母样细胞（六胺银染色，×400）

通过对这株菌的小培养，我们清晰地看到了似球形分生孢子，分生孢子呈"梅花"样分布（图4），这是孢子丝菌典型的形态特点。

图4　马铃薯葡萄糖琼脂培养基（PDA）小培养后显微镜观察，25℃，3 天，荧光染色，×1000

提取菌落 DNA、PCR 扩增 ITS 片段，我测得了菌落序列，再到美国国家生物技术信息中心（NCBI）进行 BLAST 比对，与球形孢子丝菌的同源性高达 99%。此时，患者皮损的 HPV 分型结果为阴性。综合形态学和分子生物学结果，终于找出了导致困扰患者 5 年的"真凶"：球形孢子丝菌。

依据培养结果我们制订了口服特比萘芬 500mg/d，联合 1% 萘替芬 –0.25% 酮康唑乳膏外用后局部温热疗法的治疗方案。2 周后患者门诊随访，双下肢皮损有好转趋势。继续规律服用药物 4 个月后患者再来随访，原有皮损已完全消退，只留有轻微瘢痕和色素沉着（图5）。

发现一种新的临床类型

经典教科书将皮肤孢子丝菌病的临床表现分为固定型、淋巴管型、播散型。近年最新分类学发现孢子丝菌是一种复合体，包括多种孢子丝菌菌种，通过一系列菌种分离鉴定，我们从患者皮损分离出球形孢子丝菌，这是中国最常见的孢子丝菌菌种。不同临床表现的孢子丝菌病的菌种有什么区别？对我们团队近 3 年收集的孢子丝菌菌株进行了分子鉴定，也将这部

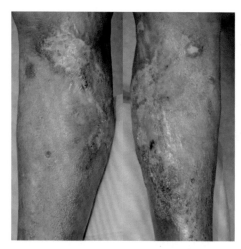

图 5 内服特比萘芬、外用 1% 萘替芬 -0.25% 酮康唑乳膏加温热疗法综合治疗 4 个月后
皮损完全消退，只留有轻微瘢痕和色素沉着

分工作纳入我的硕士研究生毕业课题之中。毕业后忙于临床工作，一直未将这个病例总结成文，但直至今日我也未再遇到有如此特殊皮损的患者。再回到母校做博士研究生的深造，我终于将此病例总结撰写成文准备投稿。最初，按照临床病例书写格式平铺直叙，就事论事，毫无新意。冉老师在初稿修改时提出问题：为何右侧小腿内侧外伤感染孢子丝菌，随后在左侧小腿内侧逐渐出现新的皮损？是由血行播散？还是经淋巴管扩散？仔细观察皮损分布特点，冉老师提出大胆假说，先是在外伤植入的孢子丝菌引起右小腿内侧皮损，双小腿内侧皮肤很容易密切接触，尤其是睡觉时往往两腿靠拢，造成右内侧皮损中的孢子丝菌接种到左内侧的正常皮肤表面，最终在左内侧形成对称性皮损。经过冉老师的指导、修改，文章着重于不同临床类型的孢子丝菌病和为何双下肢内侧先后出现皮损，最终将题目定为"对称性孢子丝菌病：与皮损频繁接触所致自身接种？"此乃让人眼前一亮的"点睛"之笔。稿件投出后很快就被接收发表。我深知发表 SCI 不仅仅是幸运，论文背后有着导师的悉心指导以及自己的硕士阶段、博士阶段的学习付出。冉老师平时教导我们，一个病例就是一篇 SCI。的确如此，沉下心来认真看病，深入每一个病例，直至将诊断弄清楚，将患者治愈。透过现象看本质，不断探索前行，提升自己发现问题、解决问题的能力，收获的不仅是一篇 SCI 论文，还有"大胆假说、小心求证"的临床科研思路，最终推动医学发展，更好地为患者服务。

二、背景知识

孢子丝菌是一种双相真菌，主要分布于自然环境中。最新研究认为传统的"申克孢子丝菌"实际上是一种复合体（孢子丝菌复合体），至少包括 6 个种：淡紫孢子丝菌（*Sporothrix pallida*）、巴西孢子丝菌（*S.brasiliensis*）、球形孢子丝菌（*S.globosa*）、墨西哥孢子丝菌（*S.mexicana*）、卢艾里孢子丝菌（*S.luriei*）及申克孢子丝菌（*S.schenckii*）。其中，申克、巴西、墨西哥、球形和卢艾里孢子丝菌 5 个种是与人感染相关，仅申克和球形孢子丝菌是呈全球性分布。外伤后，直接接触病原菌是导致孢子丝菌病的主要原因。在临床上，以皮肤感染为主，包括固定型、淋巴管型及播散型，主要表现为皮肤结节和溃疡。以双侧对称分布、皮肤疣状斑块为表现的孢子丝菌病尚未见报道。我们通过此特殊的病例首次提出孢子丝菌病新的临床分型：即通过密切接触自身接种所致的对称性孢子丝菌病。

三、作者介绍

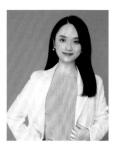

郑璐，皮肤性病学博士（导师冉玉平教授）。成都市第二人民医院主治医师，美容主诊医师，在国内外专业期刊发表论文数篇，其中第一作者发表 SCI 论文 2 篇。

四、导师点评

1. 孢子丝菌病临床常见，表现多样，固定型最易误诊；皮肤淋巴管型为容易想到诊断，但也要与海分枝杆菌所致的"游泳池肉芽肿"及诺卡菌感染所致皮损相鉴别。

2. 菌种分型随分子生物学进展已经定为由 6 个种组成的孢子丝菌复合体，其中球形孢子丝菌是我国最常见菌种。

3. 孢子丝菌病病理表现是炎症明显的感染性肉芽肿，因为炎细胞及坏死组织干扰，直接镜检很难查到真菌孢子，而培养的阳性率较高，临床上直接镜检阴性不能排除孢子丝菌，必须取标本（脓液或活检组织）做培养确认。

4. 医学杂志接收和发表论文的基本点是有无新的发现，教科书式的病例报告很难被接收，仔细分析皮损特点，大胆假说提出疑问，发现自身接种感染的新途径，对于预防和治疗有指导意义。

5. 发生在双小腿内侧的"对称性孢子丝菌病"丰富了新的临床类型；尽早发现和早期治疗原发皮损，覆盖和隔离皮损避免与正常侧皮肤接触，是减少皮损播散的最佳途径。

6. 所谓研究生，就是在"寻常"中发现"不寻常"，让"不可能"成为"可能"，用科学思路和严谨的实验方法不断完善和满足临床需求，提升解决难题的能力，为医学进步添砖加瓦。

五、论文中文翻译

对称性孢子丝菌病：频繁接触皮损导致自身接种？

郑璐[1] 冉玉平[2*]

1. 成都市第二人民医院皮肤科；2. 四川大学华西医院皮肤性病科；* 通讯作者

一位 85 岁的农民双下肢出现疣状斑块来就诊。5 年前劳作时右小腿受外伤后出现经久不愈的溃疡。随后原发病灶出现豌豆样疣状增生，左小腿内侧逐渐也新发皮损，呈双下肢对称分布，皮损易出血。患者其他部位没有明显的外伤和不适。体格检查：双下肢可见溃疡渗出和疣状斑块。取皮损标本用 10% KOH 涂片真菌镜检和 HPV16/18–PCR 检查均为阴性。组织病理学检查示真皮内上皮样肉芽肿，以淋巴细胞和浆细胞为主，散在中性粒细胞。在过碘酸雪夫染色（PAS）和六胺银（GMS）染色的组织中检测到酵母细胞。抗酸染色阴性。在 28℃ 下培养 2 周后，在沙堡弱培养基上看到菌丝体样菌落。玻片小培养的显微镜检查显示透明的有隔菌丝、分生孢子梗和分生孢子，这是孢子丝菌复合体的特征结构。我们提取了培养菌落的 DNA，进行内转录间隔区（ITS）聚合酶链反应（PCR）后测序。最后鉴定为球形孢子丝菌（GenBank MZ165348）。确诊为对称性孢子丝菌病。鉴于患者严重的皮肤损伤，我们采用每天口服特比萘芬 500mg，外用 1% 萘替芬 –0.25% 酮康唑乳膏后联合电热毯封包局部进行治疗。在 4 个月的随访中病变得到改善。皮肤孢子丝菌病是一种由孢子丝菌复合体外伤感染引起的慢性肉芽肿病。根据临床表现，孢子丝菌病分为皮肤固定型、皮肤淋巴管型、皮肤播散型、系统型孢子丝菌病和其他非典型。我们的病例不同于典型的全身性血行播散或伴随淋巴管感染。它有格外特征性皮损的进展和分布，皮损最初位于右腿内侧扩展到左腿正常皮肤，可能患者在睡觉时反复密切接触皮肤，病变侧向正常侧自身接种，导致双腿双侧内侧的对称孢子丝菌病。

注：图片、参考文献（略）

六、英文全文链接：https://link.springer.com/article/10.1007/s11046-022-00620-1

Zheng L, Ran X, Sushmita P, et al. Symmetrical sporotrichosis: self–inoculated by frequently contacting skin lesion? Mycopathologia, 2022,187(2–3):309–311.doi:10.1007/s11046–022–00620–1. Epub 2022 Mar 30.

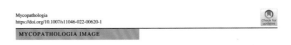

Mycopathologia
https://doi.org/10.1007/s11046-022-00620-1

MYCOPATHOLOGIA IMAGE

Symmetrical Sporotrichosis: Self-inoculated by Frequently Contacting Skin Lesion?

Received: 4 November 2021 / Accepted: 10 February 2022

病例四十一
皮肤良性肿瘤（血管瘤）

一、临床故事

顽固的血管瘤

经过半年左右的门诊训练，遇到这名患者的时候我已经算是"半个老人"了。那是2020年5月的一天，一位年轻的妈妈抱着4个月大的男婴来到我们门诊，查体发现患者左肩部有一大小为2.6cm×2.4cm形状不规则的红色斑块（图1）。询问病史时，她告诉我们宝宝是血管瘤，用马来酸噻吗洛尔滴眼液湿敷了三个多月都没有效果。患儿父母很着急，要求给予更强的治疗。因为门诊上这样的患者其实并不少见，所以我知道冉老师一般是要用伊曲康唑来治疗。按照惯例先拍照做皮肤镜，每次遇到血管瘤的患者时冉老师都会要求我们做好标注，以便于观察患者治疗期间血管瘤的一个消退过程。"先定位，后调焦"这是冉老师常指导我们的。明确了诊断及既往用药史，我们给患者开了磁共振成像（MRI）及彩超，与家属充分沟通后，签署了用药知情同意书，根据患儿的公斤体重，让患儿每日口服3.5ml的伊曲康唑口服液，继续湿敷马来酸噻吗洛尔滴眼液，同时交代家属用药过程中监测患儿有无不良反应。后来再遇到这个患儿的时候，已经是10个月了，患儿左肩上的血管瘤基本消退，仅残留皮肤淡红斑（图2），用药过程中监测肝肾功正常，仅有轻微腹泻。对于疑难或者治疗效果较好的病例，冉老师会实行专人负责制，刚好我在旁边，"那就黄莹来吧"，把这个病例整理一下做成PPT发给我，冉老师就这样安排了我来负责。由于患儿中间几次就诊都不是我跟着出诊，所以看着治疗效果如此显著的时候，我不禁小声嘀咕：这伊曲康唑的效果这么好？旁边师姐回了一句，说不定也是自然消退的结果呢，血管瘤本来就可以消退的。我若有所思。

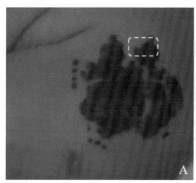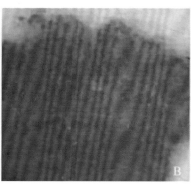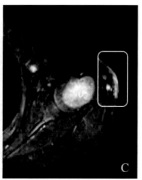

图1　患儿左肩部初诊的临床、皮肤镜及MRI相片

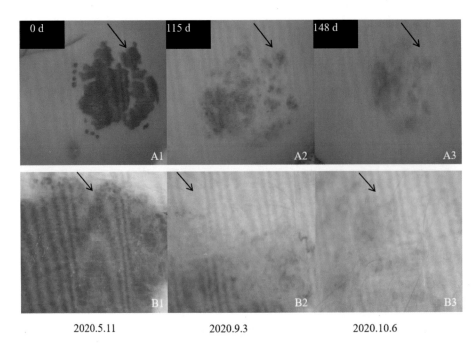

图 2　口服伊曲康唑治疗期间的临床及皮肤镜照片

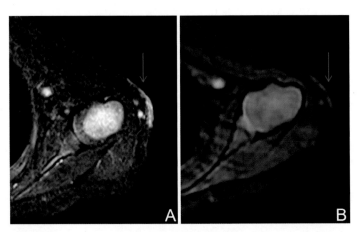

图 3　治疗前后 MRI 照片

血管瘤大小：A：2.2cm×2.8cm×0.7cm；B：1.5cm×2.2cm×0.7cm

投稿 SCI 期刊成功

　　后续冉老师让我把这篇病例总结成文，我当时并没有抱任何希望，因为我们团队已经在 SCI 期刊上首发过伊曲康唑治疗血管瘤的病例系列了。我这个是个案，并且感觉并没有什么特别之处，但是经不住冉老师的敦促，脑海中想到他说的每个临床病例看似普通，但是只要找到不同的角度，发 SCI 也是可能的，所以我决定自己再多查查文献资料，看下有无什么亮点，后来的发现如下：

1. 我们团队前期发表的文章里面，几例患儿是继发了真菌感染或者经过患儿家长知情同意前提下，初诊就用的伊曲康唑，我们本例病例的话是属于常规局部外用马来酸噻吗洛尔滴眼液湿敷了 3 个多月，治疗失败后用的伊曲康唑。这可以为临床治疗提供更多的药物选择。

2. 已经发表的 2 篇英文文章用的药物剂型都是伊曲康唑胶囊，患儿并不方便服用，导致其依从性下降，我们本例病例则是用的伊曲康唑口服液，方便患儿吞咽及精确剂量。

3. β 受体阻滞剂被认为是婴幼儿血管瘤（infantile hemangioma，IH）的一线治疗药物。文章讨论部分少不了跟伊曲康唑对比，但口服普萘洛尔治疗前三天需要监测血压和心率，导致门诊患者依从性低。并且这种疗法在大约 10% 患者中没有达到显著的效果。而伊曲康唑仅需要在治疗前后监测肝肾功能，我们随访的大部分患者均无不良反应，仅少数出现轻度可逆性腹泻，不影响继续服药。

4. 前期发表文章并没有涉及皮肤镜和 MRI，这些辅助检查也丰富了我们的临床资料，补充了婴幼儿血管瘤的皮肤镜下特征。

有了以上的分析，我觉得心里有底了一些，所以开始着手写文章，在收集图片资料的过程中我发现，患者中间几次就诊时拍摄的皮肤镜和临床相片质量并不理想，这时候我才明白为啥每次冉老师都让我们自己负责的患者时必须亲自在诊断室现场，原来这都是"经验之谈"，之前还觉得是在浪费时间，其他在场的学生也会操作呀，经过这次也对"专人负责制"有了更深的体会。不落实在具体的人身上，计划就不会高效和精准的实施。我也明白了为啥有时候冉老师会"突然"发脾气，因为做了那么多工作，总不能只是为了应付了事，就白白浪费珍贵的临床资源。令我印象深刻的是，不管我多晚把文章发给冉老师，他总是会及时回应我，叫我打开 PPT，给他打电话，不厌其烦地对我撰写的论文进行校对和修改。我很感谢在我的人生道路上能遇到这样一位导师，严谨负责。也幸好有团队苏西师姐的英文润色，使得我的文章完成的比较顺利。后续就是杂志的选择，因为老药新用，涉及治疗，在同门师姐的推荐下，我们直接选择了 *Dermatology and Therapy* 杂志，投稿过程相对较顺利，2 个月左右顺利接收，随即在线发表。

科室间紧密合作尤为重要

为了及时准确地了解血管瘤病变累及的深度，冉老师专门与影像学老师团队建立了多学科会诊群，以尽量减少影像学 MRI 检查的预约排队时间长及出报告慢等难题。每一个来我们诊室就诊的血管瘤患儿，冉老师都会预约 MRI 检查，以便观察血管瘤是否累及关节及周围组织及治疗前后的变化。值得注意的是，患儿的配合程度会直接影响检查的质量。所以我们一般会叮嘱患儿家属让患儿在检查前一天晚上晚睡、早起，起来后不让患儿睡觉，再加点镇静剂，这样患儿会更容易配合。部分患儿如果镇静效果不佳，会出现呼吸伪影等从而导致图像质量不佳，所以十分考验操作者的技术与经验。本例患儿治疗前后 MRI 显示血管瘤大小明显缩小，且未累及关节及周围组织。在此特别感谢华西医院医学影像学科孙家瑜、唐鹤菡老师（目前在放射科）在图像解读中的指导及认真负责的态度。

二、背景知识

婴幼儿血管瘤是婴幼儿最常见的良性血管瘤，更常见于女婴，出生后第一年的发病率为 5% ~ 10%，其中早产、低出生体重和胎盘异常似乎是最重要的危险因素。常规治疗方案是激光、局部应用 β 受体阻滞剂、口服泼尼松和普萘洛尔，但不是所有血管瘤都治疗有效。

婴幼儿血管瘤的早期增生生长阶段基本上在 5 个月大时完成。包括早期和晚期增生阶段在内的总体生长在 9 个月大时几乎完成。在 12 个月至 5 岁及以后发生自发消退。当影响美观、功能时需要干预。

口服普萘洛尔是婴幼儿血管瘤的一线治疗，但口服普萘洛尔治疗前三天需要监测血压和心率，导致门诊患者依从性低。伊曲康唑是一种活性三唑类抗真菌药物，已被用作治疗广谱真菌感染的安全临床药物 30 多年。除抗真菌作用外，在多个体内外研究中发现伊曲康唑是一种多靶位的抗癌症药物，其中抗肿瘤血管新生及抗内皮细胞增生是伊曲康唑作用的重要机制。在我们原创性研究中，冉玉平教授首次发现口服伊曲康唑对婴幼儿血管瘤有治疗作用［见病例六：皮肤良性肿瘤（血管瘤）］。

三、作者介绍

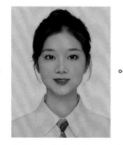

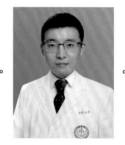

黄莹，皮肤性病学硕士，本科毕业于西南医科大学，2022 年获得四川大学华西临床医学院皮肤病与性病学硕士学位，师从冉玉平教授。*J Am Acad Dermatol* 中文版翻译团队成员。

冉昕，皮肤性病学在职博士，2015 年毕业于昆明医科大学附二院，师从邓丹琪教授，获硕士学位。2019 年完成四川大学华西医院皮肤专科住院医师规范化培训，现为四川大学华西医院皮肤性病科主治医师。师从冉玉平教授。

四、导师点评

1. 婴幼儿血管瘤是新生儿最常见的良性肿瘤，虽然也有自然消退的可能，但对于具体的病例，很难预先判断会随着时间经过自然消退，还是会越长越大？

2. 普萘洛尔口服治疗血管瘤的疗效肯定，但门诊治疗期间前三天预约检测心电图、血压变化等，而以成年患者为主的综合医院很难做的。

3. 普萘洛尔口服治疗的临床实践得出结论，对婴幼儿血管瘤应早期干预，而不是被动的等待其"自然消褪"，因为时间不可倒退，失去的治疗窗口不会重开，致残、致畸及功能障碍将影响患儿的一生。

4. 伊曲康唑迄今已临床应用 30 余年，其安全性已得到时间考验，在与监护人充分交流、权衡利弊的前提下，密切监测肝功可以使用，实践中也体现出安全有效。

5. 伊曲康唑口服液服药方便、计量容易，特别适用于婴幼儿口服。

6. 皮肤镜监测表面、MRI 监测深部病变，治疗前后对比为观察和评估疗效提供了客观、精准的信息。

五、论文中文翻译

伊曲康唑口服液治疗小儿血管瘤一例：皮肤镜和 MRI 监测疗效

黄莹[1] 冉昕[1] 徐小茜[1] Sushmita Pradhan[1] 孙家瑜[2] 唐鹤菡[2] 冉玉平[1*]

1. 四川大学华西医院皮肤性病科；2. 四川华西医院放射科；* 通讯作者

摘要：婴幼儿血管瘤是一种常见且具有挑战性的良性血管肿瘤。尽管消退是自发的，但大约 10% 的大面积或特殊部位的婴幼儿血管瘤会导致溃疡、严重的美容和功能问题，可能需要干预。治疗包括口服普萘洛尔、糖皮质激素和外用马来酸噻吗洛尔滴眼液。然而，临床反应并不总是令人满意。我们报告一名 4 个月大的男孩在出生 3 天后左肩出现一不规则的红色斑块。诊断为婴幼儿血管瘤。初始治疗为外用 0.5ml 0.5% 马来酸噻吗洛尔滴眼液，每次半小时，每天 3 次。经过近 3 个月的随访，皮损逐渐增大。最后，经过伊曲康唑口服液（总剂量约 4025mg）治疗 115 天，难治性婴幼儿血管瘤被成功治愈。口服用药过程中患儿肝肾功能正常，仅有轻度腹泻。据报道，婴儿口服伊曲康唑治疗依从性良好。皮肤镜和 MRI 观察治疗过程中的血管消退发挥了至关重要的作用。

关键词：婴幼儿血管瘤；伊曲康唑口服液；皮肤镜；核磁共振

前言

婴幼儿血管瘤是婴幼儿最常见的良性血管瘤，更常见于女婴，出生后第一年的发病率为 5% ~ 10%，其中早产、低出生体重和胎盘异常似乎是最重要的危险因素。它们的发病机制仍然未知。自 2009 年以来，外用 β 受体阻滞剂已广泛用于婴幼儿血管瘤的临床治疗，其中常用 0.5% 马来酸噻吗洛尔滴眼液。伊曲康唑是一种活性三唑类抗真菌药物，最近被发现具有抗血管生成和抗 hedgehog 的活性。我们的团队之前曾报道过有关伊曲康唑胶囊对婴幼儿血管瘤的治疗作用的病例系列。我们在此报告一例用伊曲康唑口服液成功治疗马来酸噻吗洛尔滴眼液局部应用无效的病例。皮肤镜和 MRI 可能在诊断和监测治疗中发挥重要作用。

病例报道

一名4个月大的男孩在出生后3天出现左肩部不规则的红色斑块。皮损颜色逐渐变亮，进行性进展，并扩大为隆起的红色斑块。临床诊断与婴幼儿血管瘤一致。初始治疗外用0.5ml 0.5% 马来酸噻吗洛尔滴眼液，每次半小时，每天3次。经过近3个月的治疗，皮损变大了。婴儿足月出生，体重3.9kg，没有任何并发症。体格检查显示左肩有一个大小约为2.6cm×2.4cm的红斑。皮肤镜检查显示密集的血管网。MRI检查符合婴幼儿血管瘤的诊断。予以患者母亲知情同意，并在开始治疗前被告知益处和可能的不良反应。患者体重7kg，按5.0mg/（kg·d）计算的日剂量为35mg，相当于3.5ml伊曲康唑口服溶液（Sporanox®）（中国西安杨森）。使用不带针头的注射器抽取3.5ml口服溶液送服婴儿。提供父母表格，用于记录治疗过程中的实际剂量和不良反应。治疗115天后，皮损变平并明显缩小，皮肤镜显示毛细血管分支减少，终止治疗。随访1个月，病灶基本痊愈，仅残留皮肤红斑。重新安排MRI。治疗过程中肝功能检查正常，仅有轻微腹泻，不影响继续用药。直到16个月大，也没有观察到血管瘤复发。

讨论

婴幼儿血管瘤通常在出生后的第一周内形成，并在最初的3~6个月内迅速增长，称为婴幼儿血管瘤的增生期。随后，在12个月至5岁及以后自发消退。由于严重的美容和功能问题，婴幼儿血管瘤可能需要干预。普萘洛尔被认为是婴幼儿血管瘤的一线治疗药物。但口服普萘洛尔治疗前三天需要监测血压和心率，导致门诊患者依从性低。这种疗法在约10%患者中没有达到显著的效果，包括复发、改善缓慢或失败。伊曲康唑已被用作治疗广谱真菌感染的安全临床药物30多年。研究人员研究了其抑制血管生成的机制。2015年，我们团队突然发现伊曲康唑胶囊对婴幼儿血管瘤的作用，6例临床疗效较好。我们发现伊曲康唑通过下调血小板衍生的生长因子PDGF-D/PI3K/Akt/mTOR通路来诱导婴幼儿血管瘤的消退。

在我们的病例中，患者的父母有强烈的治疗愿望。患者外用马来酸噻吗洛尔滴眼液近3个月疗效不佳，遂至我院。1个月后皮损部分有效，经伊曲康唑口服液治疗近4个月后皮损基本消退，残留皮肤红斑。肝肾功能正常，口服用药过程中仅有轻度腹泻。婴儿在伊曲康唑治疗期间可能处于增生期。伊曲康唑治疗后临床图像显示出显著改善，这不太可能仅是由于自发消退。治疗前后检测肝功能方便。婴儿可能难以吞咽伊曲康唑胶囊。此外，调整儿童胶囊内的微粒的剂量可能会很麻烦。一毫升伊曲康唑口服液含有10mg伊曲康唑，注射器测量更准确，比拆分胶囊颗粒更方便。此外，它的樱桃味使其更容易被婴儿接受。据报道，婴儿口服伊曲康唑的治疗依从性良好。本例中的这个男婴和我们团队报告的先前病例系列中的婴儿目前均未显示血管瘤复发。由于数据有限，需要进行更多的临床试验来确认。口服伊曲康唑可作为婴幼儿血管瘤的补充治疗。

与肉眼相比，皮肤镜可以通过调整放大倍数更清楚地观察治疗前后的细微变化。目前关于婴幼儿血管瘤皮肤镜特征的报道较少。同时，MRI可以提供更多的信息，例如病变的范围。

一些研究报告了婴幼儿血管瘤在常规 MRI 上的成像特征。

结论

伊曲康唑口服液可作为一种新药用于治疗马来酸噻吗洛尔滴眼液局部应用无效的难治性婴幼儿血管瘤。皮肤镜和 MRI 结合监测伊曲康唑口服液治疗婴幼儿血管瘤前后的血管消退，以进行有效的治疗评价。

注：图像及参考文献（略）

六、英文全文链接：DOI：10.1007/s13555-021-00579-9

Ying Huang, Xin Ran, Xiaoxi Xu, et al. Itraconazole oral solution for a case of infantile hemangioma: monitoring the efficacy by dermoscopy and MRI. Dermatol Ther (Heidelb), 2021,11(5):1861–1866.

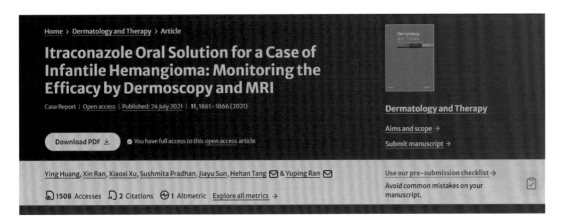

病例四十二
细菌性皮肤病（原发性皮肤诺卡菌病）

一、临床故事

时而还得回头看

近来《二舅》视频走红网络，不禁喜欢那句"不要只仰慕高耸的东西，平原和丘陵一样不朽"。工作又何尝不是，任何一个行业任何一个方向，踏踏实实、认认真真都可以做得精彩。记得研究生考试选皮肤科亚专业，大家十有八九都是选择备受青睐的美容方向。当然，我也是大家之一，只不过被调剂了。多年后，回头看，才知是幸运。即使是感染方向，做好了要是能如导师一般，就能解决很多患者的疾病痛苦。

跟随冉老师上门诊总是遇到很多特殊真菌感染病例。冉老师总会运用"冉氏"门诊—真菌感染诊治路径（标准操作流程即 SOP，见图 1）引导我们去搞清楚一系列的问题，例如这到底是一个什么菌感染？药敏情况如何？疗程多长？何时停药是较为稳妥？其实，细菌感染病例也大致如此，以上这其中的每一个问题都不由得丝毫含糊。这当年看似繁琐的操作流程，多年后才体会到其深刻意义——搞清楚每一个问题才能给患者制定最佳治疗方案。一旦确定精准打击的目标和方案，病情自然逐渐痊愈。前期计划越精细，后续患者需要做的工作也就越简单。下面是一个门诊工作的小案例。

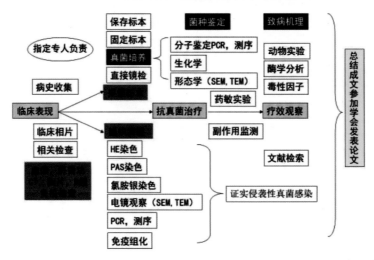

图 1　别具特色的"冉氏"门诊—真菌感染的诊治路径标准作业程序（SOP）

辗转就医的老爷爷

2018 年一个平常的门诊日，一位 68 岁的老爷爷由皮肤科另外一位医生带进冉老师诊室，请冉老师帮忙瞧一瞧他的皮肤病。一进门就开始诉说着他右前臂和肘窝皮肤反复溃烂已经半年多了（图 2）。在当地多次诊治有那么一些效果，可总是反复，也没有搞清楚具体什么情况。

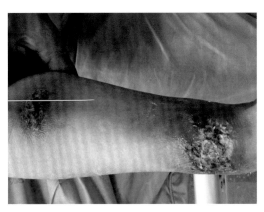

图 2　68 岁患者右前臂及肘窝的皮肤红肿、溃破、渗出、结痂

其实在 1 个月前，这位患者已经到华西来看过一次。当时，也是其他医生接诊的，还做了皮肤活检。活检结果看似感染方向，病理表现大致为表皮呈上皮瘤样增生，真皮内大量炎细胞浸润（图 3），其过碘酸雪夫染色（PAS）、六胺银、抗酸染色均阴性。推荐来挂冉老师的门诊。估计因为冉老师的号实在难挂，以及患者身居外地又不了了之。这次终于是忍不住了，非要再来看个明白。

然而这次，他依然没有幸运地挂上冉老师的号。但接诊老师立即将他收进住院部住院，再带至冉老师门诊，请求帮忙指导诊治。

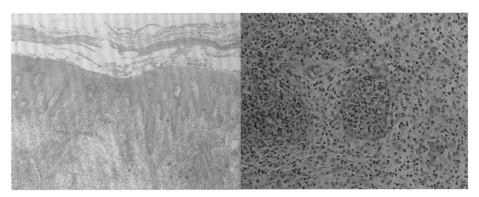

图 3　皮损活检病理检查结果：表皮呈上皮瘤样增生，真皮内大量炎细胞浸润
（HE 染色，左 40×，右 200×）

导师的现场测试

仔细一看，右前臂及肘窝分别可见 8cm×6cm、6cm×4cm 大小溃疡及糜烂面，边界清楚，

上覆渗液干涸后形成的褐色痂壳，皮损周围见红晕，皮温稍高，轻度压痛（图2）。看完后，导师立即一方面安排各种检查，包括皮损及活检组织的细菌、真菌镜检与培养查找感染的病原菌。但这些检查并不能马上出结果，在治疗上患者需要立即处理，按可能性最大的病因做探索性治疗。突然，冉老师看向正坐在对面辅助开医嘱的我，直接问道"你说呢，我们今天先给他用什么药物，是抗真菌还是抗细菌？"我有点诧异为什么要问我呢？暂不立即回答，想想这样沿着淋巴管方向分布的皮损可能是孢子丝菌，也可能是非结核性杆菌或者其他呀。还是从病史着手，我向患者确认了一下，他之前在当地是用过头孢等各种不详抗生素，用后是短暂有效的，可总是停药后又反复加重。我想虽然反复，既然有效，那就可能还是细菌感染。短暂询问后，我回答道"我们还是抗细菌吧。"虽然不知冉老师是如何考虑的，但冉老师直接说"好，我们先抗细菌治疗，待各种检查结果出来后再调整"。于是，初步确定的方案是左氧氟沙星0.5g每天一次口服及外用夫西地酸乳膏早晚各一次。

不要把所有的鸡蛋放在一个篮子里

很快我们取得皮损标本做真菌直接镜检结果就出来了，正如所料为阴性，即显微镜下没有见到真菌的结构。随后进行病理组织活检即手术取患处皮损固定后做组织病理检查。直接告诉手术老师取活检的具体部位。所取组织分为四份标本：一份为检验科的真菌与细菌培养，一份为送病理，一份为拿回实验室我们自己做真菌与细菌培养，此外还得留一份备用组织，万一需要还可重复验证。这是因为我们立即要给患者治疗，目前所取的标本是不可再生（即再现）的资源，所有的工作看似繁杂多余，其实是多一点后路，多一份补救的标本，多一分成功的希望。我们从来都是不能把所有的鸡蛋放在一个篮子里。

如此种瓜得瓜

活检术后，我就赶紧在血平板培养基和葡萄糖琼脂培养基上分别接种了活检组织。2天后检验科的结果出来了，细菌培养为阴性！我再看看我的接种标本的培养基，细菌培养基晃眼一看似乎啥也没有，但仔细瞧好像还是有几个针尖大小的东西（图4）。不能说啥都没有，只是我也不知道那些是"污染菌"还是就是我们要找的"真凶"。又过了三天，再去看看我的培养基。啊，好欣喜，确实有菌，白色干燥的菌落已有绿豆大小了（图4）。第十天时，培养基的菌落更是茂盛，显然似乎已营养不足了。我不认识这是什么菌，赶紧拍照给庄凯文

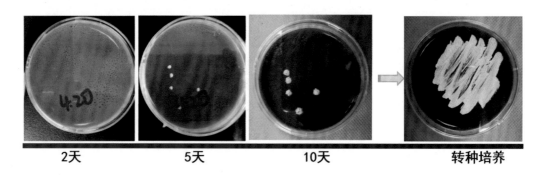

图4　接种的活检组织在血平板上逐渐茂盛生长的原代菌落及转种后菌落

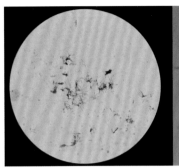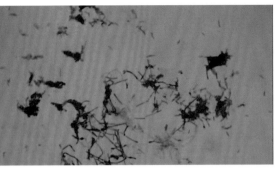

图5　生长的菌落涂片在显微镜下观察所见的诺卡菌（革兰染色，×1000）

师兄看一下。跟了冉老师多年的庄师兄，他从图片上就大概看出来了可能是"诺卡菌"。听从师兄的建议立即做一个革兰染色。哇，镜下都是革兰阳性的细长弯曲菌丝或棒状杆菌（图5）。这是我第一次自己接触诺卡菌感染的病例，感觉很兴奋，然后在显微镜下采了一个又一个图。紧接着我自己在实验室里面将菌落提取DNA后送测序公司测序，并做的药敏试验，拟待结果出来后向冉老师汇报。

精准出击 沉着坚持终能痊愈

在初始方案治疗后2周患者到冉老师门诊复诊，皮损有明显好转。因菌种测序结果还未出来，且初始治疗方案有效，冉老师仍维持左氧氟沙星口服。4周后，患者溃烂基本愈合。

此时公司测序结果报告为巴西诺卡菌（*Nocardia brasiliensis*，登录号为MK177479）；我做的药敏试验发现复方磺胺甲噁唑对该菌是敏感的。终于明确诊断为"原发性皮肤诺卡菌病"。冉老师根据我的培养测序及药敏试验结果，将口服左氧氟沙星换成口服磺胺甲噁唑2片、1天2次。在磺胺治疗后约4周，患者的溃烂皮损完全愈合了，仅局部残留瘢痕与色素沉着（图6）。随访3年无复发。

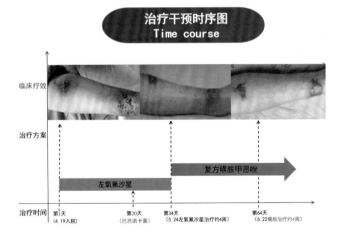

图6　巴西诺卡菌感染临床诊治经过及疗效时序图

发文章是对一个病例的总结学习

患者皮肤反复溃破迁延半年、多次就诊无功而返，我们接手时已是山重水复疑无路，最终柳暗花明又一村。该病例的经历非同寻常，对我来讲更是如此。这是我研究生期间自己经手的唯一一例诺卡菌病例。因此，我还总是想着，我应该从这个病例中有所学。一方面，作为病例分享给科室同行。此外，毕业以后敦促自己写成文章，我认为写成文章发表是更为深刻的学习总结。又不得不说发表真是马拉松之旅，2019年投稿 *Anais Brasileiros De*

Dermatologia（《巴西皮肤病学杂志》）很快被拒稿。不断根据不同杂志的栏目风格对号入座反复修改，于 2020 年 12 月投稿 *India Journal of Dermatology*（《印度皮肤病学杂志》）的"quiz"（即"知识竞赛"）栏目——主要针对临床医生训练从皮损表现分析诊断思路和治疗策略。2021 年 12 月接收，2022 年初见刊。这个过程着实漫长，让人刻骨铭心。不过既为成长，理应如此，坚实走好每一步。

二、背景知识

诺卡菌病是由诺卡菌感染引起的一种少见疾病，临床表现无特异性，磺胺是治疗的一线药物。

诺卡菌为革兰阳性棒状杆菌，抗酸弱阳性，自然界广泛存在。多为机会性感染，也可发生于免疫功能正常者。皮肤诺卡菌病由外伤或血行播散引起。其感染临床表现多样，既可为急性皮肤感染表现，例如蜂窝织炎、溃疡 / 大疱、线性 / 瘢痕疙瘩样皮损、结节 / 脓疱及皮肤淋巴管综合征，也可为慢性皮肤感染征象，如角化过度样斑块、肿瘤样团块、足菌肿，甚至可为系统性诺卡菌病皮肤受累。其诊断依靠血琼脂培养基或 PDA 培养基长出阳性菌落，经过 PCR、16S rRNA 分子学方法基因测序。但值得关注的是，该菌培养生长缓慢，培养 24 ～ 48 小时可见针尖大小菌落，5 ～ 7 天生长肉眼可见菌落（菌落表面有皱褶、颗粒状）。临床应延长培养时间，以减少漏诊。此外，一线治疗为磺胺类药，三代头孢、喹诺酮类、米诺环素、阿米卡星、链霉素等也可作为选择，治疗不应少于 6 周，一般 1 ～ 3 个月。但磺胺耐药报道逐年上涨，应根据药敏调整，同时应连续治疗，疗程足够。

三、作者介绍

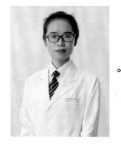

肖慧，皮肤性病学硕士，主治医师，2019 年毕业于四川大学华西临床医学院，师从冉玉平教授。现于成都京东方医院皮肤科工作，擅长感染性皮肤病、皮肤美容治疗（光子嫩肤、红宝石激光、水光针及超声炮等）。以第一作者 / 共同第一作者身份发表中英文论文数篇，其中 SCI 论文 5 篇。

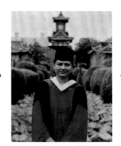

Sushmita Pradhan（苏西），皮肤病学博士，来自尼泊尔，2017 年四川大学华西临床医学院硕士毕业，导师熊琳教授；2020 年获四川大学华西临床医学院博士学位，导师冉玉平教授。现工作于尼泊尔。

四、导师点评

1. 老年患者，病史表述不清，但皮损所致的痛苦是反复就诊求医的原因。

2. 疑似皮肤感染时，在初诊时取皮损标本做组织病理检查，应同时取组织做细菌/真菌培养，避免顾此失彼。

3. 病原体培养一定要用多种培养基、多种培养条件和足够的观察时间，以利需氧、厌氧的微生物在其合适的培养条件下生长。

4. 虽在院外用抗生素治疗短时缓解，停药后又反复，其根本原因是没有病原学证据，经治医生对抗生素选用缺乏参考依据，更没有决心和信心坚持足够的疗程而过早停药。

5. 在病原体分离、鉴定结果出来以前，参考患者既往的治疗史及疗效，经验性探索性治疗，以缓解患者诊治，抢先控制病情，医生的经验非常重要。

6. 在明确病原体前口服左氧氟沙星为相对广谱抗生素，既可覆盖细菌、分枝杆菌、诺卡菌，一旦确定为诺卡菌即转为更敏感的抗生素——复方磺胺甲噁唑，并给予足疗程治疗，最终达到彻底治愈。但需排除磺胺过敏史，以免发生药疹等不良反应。

7. 成功诊断一例疑难病、救治患者、发表论文和分享故事过程，浓缩了生理、病理、微生物、生化、分子生物学、药学、医患沟通、文献阅读、医学英语、文学写作、人文科学等多个交叉领域，胜过读 10 本书。

五、论文中文翻译

右前臂糜烂、肿胀的红斑皮损

肖慧[1] Sushmita Pradhan[1] 庄凯文[1] 冉玉平[1*]

1. 四川大学华西医院皮肤性病科；* 通讯作者

男，68 岁，因"右前臂红斑扩大、糜烂及肿胀 6+ 个月"就诊。皮损伴有瘙痒，无发热、疼痛等不适。曾多次间断抗生素治疗后，病情略有好转。然而，2 个月前原有前臂皮损加重，同时肘窝周围出现类似表现，并出现溃疡和渗出。糖尿病史 4 年，平时控制良好。皮肤科查体：右前臂及肘窝分别可见 8cm×6cm、6cm×4cm 大小水肿性红斑，伴有糜烂，局部上覆褐色痂壳。

组织病理学提示真皮中大量炎细胞浸润和散在的上皮样肉芽肿。PAS、六胺银和抗酸染色均为阴性。将皮肤活检标本接种于兔血琼脂培养基中，发现干燥的白色菌落生长，其革兰染色显示为革兰阳性细长菌丝。

你的诊断是什么？

诊断

原发性皮肤诺卡菌病

讨论

原发性皮肤诺卡菌病是一种由诺卡菌属（放线菌科）革兰阳性诺卡菌感染引起的少见疾病。诺卡菌病通常见于免疫功能低下的个体，例如患有自身免疫性疾病、恶性肿瘤、糖尿病或艾滋病的人群。因此，通常认为是机会性感染。其临床表现多样，包括皮肤淋巴管综合征、浅表皮肤感染（脓疱、脓皮病、脓肿、溃疡、肉芽肿或蜂窝组织炎）、角化过度样斑块、肿瘤样团块和足菌肿及系统性诺卡菌病皮肤受累。在某些情况下，感染也可能是亚临床的，并且会自发消退。

原发性皮肤诺卡菌病可以通过皮肤活检标本的培养和分子测序进行确诊。由于培养菌落生长非常缓慢，这可能导致培养假阴性，从而导致误诊。

原发性皮肤诺卡菌病应与淋巴管型孢子丝菌病、非结核分枝杆菌感染和皮肤鳞状细胞癌合并感染等疾病相鉴别。典型的淋巴管型孢子丝菌病常表现为结节，结节可能会溃烂，并沿淋巴管从四肢远端向近端扩散。组织学检查表现为真皮非特异性肉芽肿。其 PAS、六胺银和革兰染色显示卵圆形或梭形小体，真菌培养阳性。若单侧肢体多发结节、糜烂、溃疡或急性单发性脓肿、蜂窝组织炎等表现，临床医师应能识别原发性皮肤诺卡菌感染的体征和症状，同时注意排除孢子丝菌病、分枝杆菌感染及皮肤肿瘤等，并询问患者有无免疫抑制相关疾病及外伤史，以免误诊。

该疾病治疗的一线选择是甲氧苄啶 – 磺胺甲噁唑（TMP-SMX），其疗程不应少于 1 ~ 3 个月。但磺胺耐药报道逐年上涨，应根据药敏调整，同时应连续治疗、疗程足够。

该病例中 *Nocardia brasiliensis*（GenBank 登录号：MK177479）使用 16S rRNA 通过 PCR 后进行鉴定。在先后经过左氧氟沙星和甲氧苄啶 – 磺胺甲噁唑各治疗 4 周后，患者临床症状显著改善。随访 3 年无复发。

学习点

1. 仅皮肤诺卡菌感染没有具体特异临床表现。但结合其他免疫缺陷、外伤或疗效不佳治疗史，须考虑本病的可能。

2. 如果怀疑是原发性皮肤感染，皮肤活检组织是最有价值的标本。

3. 诺卡菌为生长缓慢的需氧放线菌。因此，应延长细菌的培养时间，以免误诊。

4. 足量、特异和敏感的抗生素可以缩短病程。

注：图片及参考文献（略）

六、英文全文链接：https://pubmed.ncbi.nlm.nih.gov/36092211/

Xiao H, Pradhan S, Zhuang KW, Ran YP. Erythematous lesions with erosions and swelling on the right forearm. Indian Dermatol Online J, 2022,67:207.

Indian Journal of Dermatology

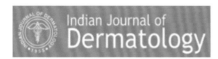

E-IJD� - QUIZ
Year : 2022 | **Volume** : 67 | **Issue** : 2 | **Page** : 207-

Erythematous lesions with erosions and swelling on the right forearm

Hui Xiao, Sushmita Pradhan, Kai-Wen Zhuang, Yu-Ping Ran
From the Department of Dermatovenereology, West China Hospital, Sichuan University, Chengdu, Sichuan, China

Correspondence Address:
Yu-Ping Ran
Department of Dermatovenereology, West China Hospital, Sichuan University, No. 37, Guo Xue Xiang, Wuhou District, Chengdu, Sichuan Province – 610 041
China

病例四十三
物理性皮肤病（日光性皮炎）

一、临床故事

没见过太阳能把人"晒变形"

酷暑难耐的夏天，烈日下暴晒不仅可以致热射病、热死人，还能让人"晒变形"！这位患者是3年前收治的，当时我在医院走廊见到他，额部颞部前凸，眼睛深陷，面颊消瘦（图1），但并未意识到他是一位来医院就诊的患者。

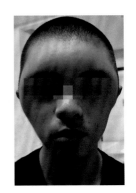

图1　患者前来就诊时面部表现：额部、颞部红肿明显

正在病房值班的我听科室张守民主任说要转过来一个患者，原来就是在走廊内碰见的患者。张主任考虑是日晒伤。日晒伤（sunburn）又称日光性皮炎，是正常皮肤过度接受日光中紫外光UVB后产生的一种急性炎症反应，主要表现为曝光部位境界清楚的红斑肿胀（图2），严重者可出现水疱、大疱、破裂及糜烂，日晒面积广泛时可引起发热、畏寒、头痛、乏力、恶心甚至休克等全身症状。看着这位患者我心存疑惑，真的是日晒伤吗？为啥只表现在头部有皮损，颈部、上肢、手部都没有皮损？

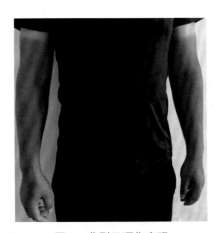

图2　典型日晒伤表现

12:00～15:00户外骑电车后出现双上肢暴露部位红斑肿胀，因戴头盔头面部未受累

将患者收入院诊治详细询问病史。这是一位来自南方的小伙子，今年到郑州上学，按说南方天气比郑州更加炎热，阳光更加强烈，为何来了地理位置相对更靠北的郑州就不能适应了，不应该啊。详细询问后了解患者9月份进行了一项户外训练，每天户外活动时间约八九个小时，

期间天气晴朗，训练前还把头发剪去，没有戴帽子等防晒措施。训练第一天出现头顶部灼热疼痛，第四天发现头顶部额颞部肿胀，呈现出惊人的外观，急忙来医院就诊。

磁共振成像（MRI）检查解谜团

初见这位患者，真的没有见过这样的面貌，但确实有长时间日光暴露史。但诊断到底考虑什么，日晒伤？血管性水肿？日光性荨麻疹？检索数据库发现国际上还真有2篇类似报道，确实是急性日晒伤啊！但为什么会出现那么特殊的面容呢？为什么与日常所见的其余部位的日晒伤临床表现不一样呢？原来因头皮特有的解剖边界所致，有比较特殊的起始位置，加上水肿后重力的作用就呈现了这样的面容。为了排除患者脑部问题，对患者进行了头部MRI检查，显示双侧额颞部、眶周、鼻背部、顶枕部广泛皮下软组织水肿（图3）。

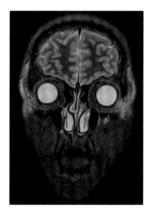

图3 MRI 显示头皮广泛皮下软组织水肿，额颞部肿胀明显

甲泼尼龙急救成功

排除颅脑损伤等器质性病变，明确"急性日晒伤"诊断后，立即给患者系统应用糖皮质激素甲泼尼龙 60mg 静脉输入，治疗后患者好转很明显，2 天后减为每天 40mg，连续 3 天，再减为每天 20mg 连续 2 天后停药，皮损在 10 天内完全消退，逐渐恢复了正常面容，疗效非常满意（图4）。

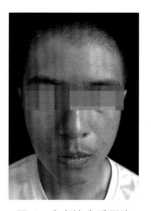

图4 患者治愈后照片

发表罕见病，让更多人认识

日晒伤一般都是暴露部位的红斑肿胀，仅单纯表现在头面部的高度肿胀引起变形的罕见，此患者有头部剪除头发的病史，头部皮肤失去了头发的遮盖，连续接受日光暴晒后导致晒伤。这么好的案例，觉得应该写出来，让更多的医生认识到，同时也是为了磨炼自己，跟冉老师沟通后冉老师也觉得这个案例不错，非常少见且具有代表意义。接下来就开始了投稿之路。之前那篇孢子丝菌病例的文章投了 7 ~ 8 本杂志，更改了无数次，心里也逐步接受了投稿就是会被拒稿，这很正常。常常鼓励自己，自己的文章就像自己的孩子，要给它找个合适的家。投稿从高分杂志往低分杂志投，先后投了 *NEJM*、*BJD* 这些高分杂志，都被拒了。后来因为临床工作又耽误了很长时间。最后选来选去，要不就投《印度皮肤病学杂志》吧，可能命中率更高一些。按照杂志要求修改之后投稿送外审了，当时上网站看认为送审就有希望啊，总没有像之前被秒拒啊。等待了 1 个月后外审意见回来说不接受。看着外审意见，想着难道是我的病例没写清楚？然后对文章进行了大幅度修改，并且加上了 literature review 以更加支持自己的观点。每次投稿最为困难的就是选择杂志及修改文章格式。不过反复的被拒反复的修改过程也提高锻炼了自己。

选对杂志最终发表

既然是日光暴晒所致的罕见皮肤表现，为何不选择与光相关疾病的杂志呢？最后我找到了 *Photodermatology*，*photoimmunology & photomedicine* 杂志（《光皮肤病学、光免疫学和光医学》），再次投稿。投稿过去看到送外审了，哇有希望。那天我在上班看到有新邮件，打开一看是外审意见，邮件很长很长，没有被拒绝，提了一些问题。当即高兴的发给冉老师，然后问冉老师这是有希望吧？冉老师说试了就有希望！冉老师的每次鼓励就像注射了一次强心剂，又信心满满的去查文献，修改文章，其中一项审稿意见是建议将文献复习做成表格形式（表 1）。修改完后再次请冉老师过目修改，冉老师工作特别多，一般修改完稿件都到夜里 11 点多了。修改稿再次上传后没过几天就收到了录用邮件，然后就是在线校样，冉老师把关，有一处问题不懂又询问了庄凯文师弟、苏西师妹，很快文章就在线发表了。当看到冉老师发过来的文章 PDF 版本时候内心还是很激动啦！最后我们要感谢患者同意将这个病例发出来，让更多的临床医生认识到这个病例，促进我们的临床诊疗和学术水平不断提高。

表 1 头部急性日晒伤患者临床特征

参考文献	编号	性别	年龄（岁）	有无剃头	户外活动时间	日光暴露时长	天气	运动方式	光防护	季节月份	处理措施
1	1	男	13	是	12：00 ~ 15：00	3 个小时	晴	水泥操场上玩	无	夏天六月	镇痛
1	2	男	9	是	12：00 ~ 15：00	3 个小时	晴	水泥操场上玩	无	夏天六月	镇痛

续表

参考文献	编号	性别	年龄（岁）	有无剃头	户外活动时间	日光暴露时长	天气	运动方式	光防护	季节月份	处理措施
1	3	男	6	是	12：00～15：00	3个小时	晴	街上玩	无	夏天六月	镇痛
2	4	男	8	是	11：00～15：00	4个小时	晴	骑自行车	无	未提供	镇痛
本例	5	男	19	是	05：00～15：00 13：00～17：00 19：00～20：00	4个白天	晴	特殊训练	无	夏末秋初8月末9月初	系统应用甲泼尼龙

参考文献：

1.Verma GG, Dave D, Byrne E. Unusual presentation of sunburn. Eur J Emerg Med, 2008,15:279–280.

2.Shah B, Yavuz ST, Tekşam O. Scalp edema: don't forget sunburn in children. Turk J Pediatr, 2012,54:540–542.

二、背景知识

日晒伤是皮肤对阳光中紫外线过度照射引起的一种急性光损伤性反应，好发于面部、颈部、胸前V形区、上肢伸侧等，临床表现为红斑、肿胀、水疱，自觉灼热、疼痛。严重者甚至会出现全身症状如发热、恶心、心动过速、中暑、休克等。

头皮是覆盖在颅骨上的软组织。头皮的解剖边界位于眶上缘、颧骨额突、颧弓上缘、外耳孔、颞骨乳突和上项线的连线。因其特殊的解剖学结构，急性日晒伤时头皮组织发生急性水肿性红斑，在重力的作用下，组织内的水向重力低点聚集故形成惊人的外观。

急性日晒伤的治疗主要是应用消炎镇痛类药物减轻组织的肿胀，置患者于阴凉处，注意水电解质平衡。告知患者注意防晒，防晒包括物理防晒和化学防晒。

日晒伤的防护：物理防晒包括使用遮阳伞、太阳镜、宽松的长袖衣物等；外出活动要避免太阳光强烈的时间段11：00～15：00，户外活动尽量选择树荫阴凉处，长时间连续户外活动避免理发或佩戴宽沿防晒帽。化学防晒包括外出前半小时在面部、上肢等暴露部位涂抹防晒霜，防晒指数（SPF）夏季最好大于30，涂抹量不少于2mg/cm^2，日光强烈出汗较多时可反复涂抹。

三、作者介绍

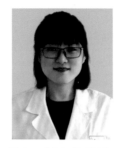

李丽娜，副主任医师，本科、硕士、博士均就读于四川大学华西临床医学院，师从冉玉平教授，目前就职于河南省人民医院皮肤性病科。

四、导师点评

1. 万物生长靠太阳，阳光照射对皮肤合成维生素 D 有帮助，"享受阳光"是人们享受自然、享受生活的重要组成部分，但日光对人体的负面影响也不容忽视。

2. 强烈的日光直接照射不仅损伤皮肤，引起急性红斑和水疱，还可损伤眼睛；长期的日光暴露还可引起皮肤癌、日光角化病、慢性光化性皮炎及光老化；毛发对头皮免受日光直接损伤有一定遮盖和保护作用，剪短毛发后这种保护作用减弱，应该戴遮阳帽或打伞物理防晒。

3. 夏季连续在强烈的日光下暴露（如户外活动、劳作、军训、执行特殊任务等）都会引起晒伤，但引起头面剧烈水肿，表现为惊人的外形实为罕见，临床表现非常特殊。

4. 排除颅脑损伤如帽状腱膜下出血需要用 MRI 检查，确定为急性日晒伤的诊断后，立即静脉输入中等剂量的糖皮质激素能迅速缓解症状，逐渐减量至外观恢复正常。

5. 因为表现特殊临床罕见，投稿往往会遇到质疑，屡遭拒稿异常艰辛，再查找证据丰富文献，最终得以在与光相关的专业杂志上发表，笑到最后，皆大欢喜。

五、论文中文翻译

表现为头皮水肿的急性日晒伤：病例报告及文献复习

李丽娜 [1, 2] 张淑贞 [2] 高山俊 [3] 张守民 [2] 冉玉平 [1*]

1. 四川大学华西医院皮肤性病科；2. 河南省人民医院皮肤性病科；3. 河南省人民医院微生物室；* 通讯作者

日晒伤非常常见，但由于头部独特的解剖结构和体液的重力作用，头部发生的急性晒伤可能与身体其他部位的表现非常不同。我们在此报告一例患者，其外观引人注目，主要是额头和颞部水肿。

患者为 19 岁健康男性，出现头皮红斑、水肿和烧灼感，持续 12 小时，主要表现为前额和颞部突出。患者曾于上午 5：00 ～ 12：00、下午 13：00 ～ 17：00、19：00 ～ 20：00 接受了为期 4 天户外特殊训练，训练前他剃了光头。在训练期间，他没有使用防晒霜或戴帽子。训练时每天都是晴天，时间是九月初，地点是郑州（中国中部），最高气温可达 35℃。

训练第一天，他自觉头皮灼热。第四天，整个头皮水肿。他没有发烧或任何其他全身症状。他没有服用药物、进食或接触光毒性物质。既往史及家族史无特殊。

皮肤检查显示头皮水肿、红斑，可见鳞屑。因怀疑帽状腱膜下出血，对患者进行了头部磁共振成像（MRI），显示头皮广泛的皮下水肿。实验室检查包括血常规、肝肾功能、电解质、抗 C1q 抗体、免疫球蛋白和补体均在正常范围内。

急性头皮水肿罕见，帽状腱膜下出血、日光性荨麻疹和血管性水肿等疾病可表现为急性全身性或局限性头皮水肿。帽状腱膜下出血通常是头部钝性创伤的结果。头部影像学检查，如计算机断层扫描（CT），可以确认诊断。

日光性荨麻疹为暴露于紫外线（UV）或可见光辐射后 5 ～ 10 分钟内可能出现短暂的风团，然后 1 ～ 2 小时消退。患者的风团仅限于阳光照射区域，尤其是上胸部和手臂伸侧。

血管性水肿是皮肤或黏膜深层的局部肿胀。嘴唇、眼睑和生殖器是受影响最严重的部位。原因包括 C1 酯酶抑制剂缺乏、药物、过敏原引起的血管水肿。

我们患者最重要的病史是剃了头发，在强烈的阳光下暴露了 4 天。主要临床表现为头皮肿胀。这是他第一次出现头皮水肿。他没有嘴唇或生殖器血管水肿。病变仅限于头部，身体其他部位未受累。

排除器质性损伤等鉴别诊断后，我们考虑了急性日光晒伤。给患者静脉注射甲基泼尼松龙 60mg 2 天，40mg 3 天，20mg 2 天，皮损在 10 天内完全消退。建议他注意防晒。随访一年无复发。

日晒伤通常是皮肤对紫外线辐射造成损伤的急性反应。临床表现为红斑、水肿、水疱和大疱。与晒伤发展最相关的光波长度是 UVB，UVB 是造成正常皮肤大多数急性和慢性日光损伤的主要原因。晒伤与 UVB 关系最密切，因为 DNA 吸收 290 ～ 320nm UVB 辐射后，炎症途径被激活，产生各种炎症介质，包括前列腺素、细胞因子、趋化因子、组胺和一氧化氮。所有这些都导致血管扩张和皮肤水肿。

由于头部独特的解剖结构和液体的重力作用，头皮晒伤可能不同于身体其他部位晒伤。主要表现为头皮肿胀。MRI 可能有助于诊断。回顾文献发现迄今有 4 例患者被报道。所有患者均为儿童，发病前均剃光头，直接暴露在正午 11：00 ～ 15：00 的阳光下，无防护措施。起初他们都有烧灼感，随后出现头痛、头皮水肿，他们的父母将他们送往急诊室。这种极端的表现是罕见的，医务人员应该注意。

糖皮质激素、非甾体抗炎药、抗组胺药和抗氧化剂已被报道用于治疗日晒伤。无论用什么方法来减少日晒伤引起的不适，防晒都是预防这种疾病的最好方法。外出运动时，必须避免在日照高峰时间暴露在阳光下，并且使用防晒霜及戴帽子。

注：图片、表格和参考文献（略）

六、英文全文链接：https://pubmed.ncbi.nlm.nih.gov/35861043/

Li L, Zhang S, Gao S, et al. Acute sunburn presents with scalp edema: A case report and literature review. Photodermatol Photoimmunol Photomed, 2023,39(3):273–275.doi:10.1111/phpp.12821.Epub 2022 Jul 28.PMID:35861043.

Received: 13 April 2022 | Revised: 10 July 2022 | Accepted: 16 July 2022

DOI: 10.1111/phpp.12821

LETTER

Photodermatology, Photoimmunology & Photomedicine　WILEY

Acute sunburn presents with scalp edema: A case report and literature review

病例四十四
真菌性皮肤病（毳毛癣）

一、临床故事

"养猫热"席卷全球 真菌感染随之而来

吸眼球的卡塔尔世界杯，球场内外游荡的猫咪引起关注，世界杯新闻发布会上猫咪抢镜一夜成为网红。随着社会水平发展和经济能力提高，在大城市打拼每日与孤独为伴的"空巢青年"，同样希望拥有大大的眼睛，圆圆的头脑的可爱猫咪，成为自己的"孤独伴侣"和"心灵寄托"。更有各种宠物选美比赛（图1），让宠物热席卷全球，"喵星人"火速占领地球，带来了巨大的社会效应和经济效应，作为后起之秀，近年来"双十一"网上购物节，猫粮的销量超过婴幼儿奶粉成为最受欢迎的进口商品，人类宝贝居然敌不过猫咪了。

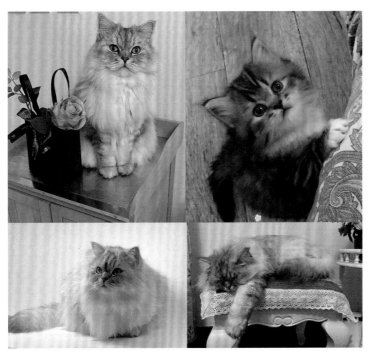

图1　萌宠选美猫咪图（图片由网红猫 nova 多小弟提供）

猫咪虽然能给人带来快乐和安抚，也会引起痛苦和烦恼。随着与人类亲密接触，猫咪所致的人类皮肤感染问题也越来越多，最新日本研究显示确诊为真菌感染动物的主人，约有18.7%出现头癣、面癣、体癣、股癣等表现。今天要讲的就是我们团队亲历的故事。

女婴额面部红斑 皮肤镜下现奇观

在我博士研究生阶段的一天，我像往常一样跟导师冉玉平教授上门诊。诊室里进来一位眼睛又黑又圆，睫毛长长的可爱小患者，脸上还挂着几滴晶莹的泪珠。孩子只有 7 个月大，仔细观察她的左侧额面部，可见看到两处淡红斑，上面有明显的脱屑（图 2）。婴儿湿疹？不典型面癣？这两个诊断同时滑过我的脑中。患儿妈妈说，孩子患病已经 2 周多了，一开始是皮肤发红，以为是湿疹，于是先后用了"糠酸莫米松软膏"以及婴儿保湿霜外涂，红斑颜色稍有变淡，但是皮疹面积越来越大，还出现脱皮现象，孩子也没有表现出任何瘙痒或者疼痛的感觉。听到这里，我心想那大概率是不典型的面癣了。面癣，即发生在面部的体癣，在我们平日诊疗中算是较为常见的疾病，治疗也挺简单，一般做个真菌检查确诊后外涂抗真菌软膏 2 周左右就好了。但是导师让我不要掉以轻心，先做个皮肤镜仔细观察皮损细节。

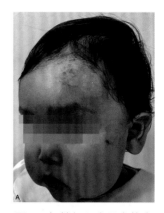

图 2 年龄仅 7 个月大的患儿额面部出现红斑、鳞屑 2 周多

在偏振光皮肤镜下，出现了神奇的景象。我看到受累皮损为淡红色背景，有不规则网状血管，皮肤表面大量折断、弯曲，像逗号一样的细小毳毛，这太少见了。于是我立刻锁定一根病变毳毛，再用皮肤镜放大倍数推到 200 倍以看得更精细，发现毳毛在表皮浅层内已出现弯曲，已离开皮面即折断留下残存的断点并附有黄白色鳞屑。接下来再切换到紫外灯下观察，病变毳毛断点处显示亮绿色荧光（图 3）。这个现象有点儿熟悉，对，头癣中我们曾观察到真菌感染的毛发也会出现这样的表现，称为"逗号样毛发"。原来面癣中的毳毛也会出现这样的表现吗？而这种表现又意味着什么呢？

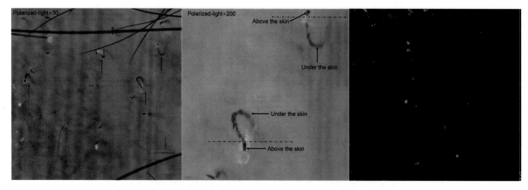

图 3 皮肤镜下可见弯曲变形的毳毛，根部附着细小鳞屑，
紫外光下毳毛根部呈亮绿色荧光（红箭头所示）

扫描电镜揭露重要细节

我小心翼翼将病变毳毛用一次性胶带粘贴取材收集起来，先做了真菌镜检，不出所料病变毳毛的毛干充满密密麻麻的真菌孢子。剩余的毳毛标本分为两个部分，一部分接种到沙堡

弱培养基斜面做真菌培养；另一部分用戊二醛溶液固定，准备做扫描电镜，一探究竟。冉老师反复提示我：受累的毳毛已经非常脆弱，标本处理过程中要非常小心轻柔，因为哪怕固定液和置换液轻微的震荡都会使病发崩解，就难以看到病变毳毛的真面目了。我小心翼翼将毳毛标本固定、梯度酒精脱水等处理后，把标本带到四川大学华西口腔医院科研楼张朝良老师处，进行扫描电镜观察。冉老师与张老师的合作已有多年，张老师对皮肤、真菌的标本观察已经轻车熟路了，协助我们团队在扫描电镜下发现多种真菌感染的形态学特征并发表论文。我们将扫描电镜放大倍数400倍，发现毛根部和毛干受损情况不一样，再将倍数提高到2000倍时，看到病变毳毛根部被大量真菌孢子侵袭，表面的毛小皮都明显不完整了，而超出皮肤表面的毛干部位可见毛发穿孔现象，真菌孢子数量较少（图4）。这说明，真菌感染部位主要局限于毛囊根部，而不是毛干部位。所以这个面癣患儿的皮肤感染，绝不像普通面癣那样，真菌只局限于皮肤角质层那么表浅，位于真皮的毛囊和毛根也受到了侵袭，其治疗、预后可能大不一样。

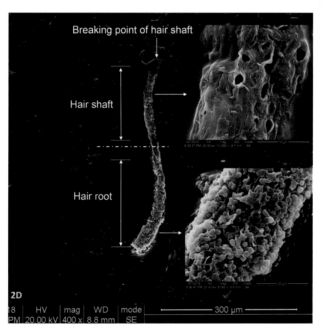

图4　扫描电镜显示受累毳毛根部充满大量密集真菌孢子（右下），
毛干处毛表皮出现空洞，真菌明显减少（右上），放大2000倍

　　发生在毳毛的真菌感染叫作毳毛癣，因为感染深达真皮毛囊处，仅仅外涂抗真菌药物效果不佳，需要口服抗真菌药物治疗，如灰黄霉素、盐酸特比萘芬、伊曲康唑等。灰黄霉素在国已少有使用，盐酸特比萘芬主要为片剂，婴儿不便于口服，最后我们选择了方便婴儿吞服的伊曲康唑口服液，按5mg/（kg·d）用药，每日一次，并叮嘱患儿家属通过2%酮康唑洗剂每日清洗患儿头面部，每2周带孩子来复查肝肾功及做真菌涂片监测疗效。
　　然而故事到这里还没有结束，我心中又萌生一个疑问，病原菌来源是什么呢？如何进一步确认呢？

锁定宠物"选美冠军"加菲猫

询问患儿妈妈，了解到在 2 个月前孩子爸爸花重金从猫舍购买了一只加菲猫，这只加菲猫非常漂亮亲人，还曾是某宠物选美比赛中获得"冠军"。我们立刻锁定该加菲猫可能是病原菌的来源，与家属沟通后，次日托人将猫咪送到实验室，由我和硕士研究生师妹阳何丽一起进行检查，发现猫咪尾部有两处 1cm×0.5cm 大小的脱毛区域，上面附有糠状鳞屑（图 5）。刮取鳞屑和皮损区域毛发做真菌镜检，不出所料也发现了真菌孢子，于是我们立刻进行真菌培养，争取和患儿的培养标本比对看看菌种是否一致。其实以前我也曾做过类似的动物皮毛真菌培养，但是动物身上杂菌较多，对培养结果干扰较大往往以失败告终。但这只宠物猫的喂养生活环境很高档，相对比较清洁，可能杂菌较少，做培养时我留了一个心眼，将脱毛区域的皮屑和毛发分开培养，看看结果是否不同。7 天后我惊喜的发现，接种患儿毳毛标本的沙堡弱培养基和宠物猫皮屑的沙堡弱培养基中都长出了类似的白色绒毛状菌落，而宠物猫毛发的培养基则菌落较为杂乱，似有青霉菌污染。我立刻分离出纯菌落并提取 DNA，做 PCR 扩增后将产物测序，初步鉴定得出患儿和宠物猫身上分离的菌落均为犬小孢子菌！

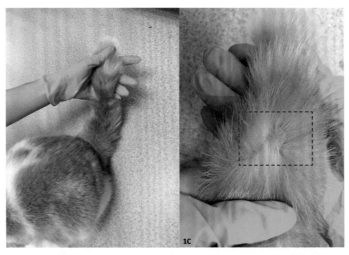

图 5 "选美冠军"宠物猫尾部可见小块脱毛区域（红色方框所示）

基因分析技术验"真凶"

既然两株菌落都是犬小孢子菌，那么只要证明这两株菌来源于同一菌株，就可以判定患儿是被猫咪所感染的。像侦探小说改编的电视剧描述的那样，把凶器上采集到的指纹与犯罪嫌疑人的指纹进行比对，重合了就能证明谁是凶手。但关于真菌"指纹"比对，我还一无所知。查阅文献后，我总结出目前主要有 2 种真菌 DNA 指纹比对的方法：随机引物扩增多态性（RAPD）法和限制性片段长度多态性（RFLP），我先根据文献上设计了 RAPD 法的引物，但是发现结果不稳定，连续实验一个月后我决定放弃并寻找其他方法。生物科学专业的同学告诉我可以通过单个核苷酸多态性（SNP）的方法进行基因比对。首先通过二代测序方法得到两个菌株的全基因序列，然后与已知的基因序列进行比对，分析两者的核苷酸变异率，从而判断两个菌株的同源性。我重新提取两株菌的 DNA 送生物公司做基因测序和 SNP 检测，结果发现两个菌株的核苷酸变异（转换、颠换、插入、缺失）率均高度相似，错义突变和同义突变的相关性为 95%，因此可以判断从宠物猫与患儿标本分离的两株犬小孢子菌为同一菌株（图 6），证明本病例中婴儿的面癣是被家中养的宠物猫所带犬小孢子菌感染所致。

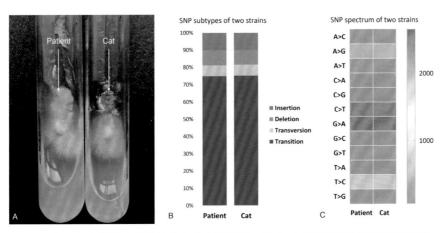

图 6　患儿和宠物猫皮损均培养出犬小孢子菌，经 SNP 检测发现两株菌高度相似

经过缜密侦破案件终于水落石出！我们将结果告知了患儿父母，建议把猫咪送到了宠物医院抗真菌治疗，患儿继续原方案抗真菌治疗。1 个月后患儿母亲微信发来图片，孩子的皮疹几乎消退了（图 7），复查肝功也没有异常，因此我们的诊疗计划进入尾声。

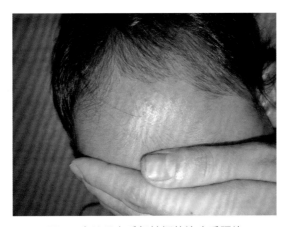

图 7　患儿母亲手机拍摄的治疗后照片

论文投稿也需要"小心机"

作为"猫奴"的我，对这个病例非常感兴趣，在病例的整理过程中也投入了大量时间和精力。查阅文献的同时，对毳毛癣这一类疾病也做了回顾和分析，发现目前虽有几十例病例报道，但是关于皮肤镜和扫描电镜方面的资料非常稀少，可以作为论文的一大亮点。但是我

先后投稿了真菌方面的杂志 *Mycoses* 及 *Mycopathologia* 杂志，均在编辑初审时就吃了闭门羹，不过已经多次稿件被拒"身经百战"的我并没有因此气馁，我想可能是真菌专业杂志对犬小孢子菌感染病例已见惯不惊。此时北京冬奥会正如火如荼，新闻里经常报道一位日本记者被冬奥会的大熊猫吉祥物"冰墩墩"迷得神魂颠倒，甚至改名为"义墩墩"的搞笑事件。日本人对可爱的小动物一向是非常喜欢的，我在网络上了解到，自从2007年日本经济发生动荡后，养猫风潮逐渐盛行。我想，何不试试日本皮肤科学会主办的杂志 *The Journal of Dermatology*？说不定编辑部会对这个病例感兴趣。于是我重新整理文章后投稿，开心的是，并没有被秒拒，而是进入了一审、二审，审稿专家还提出了一些建设性意见，要我把原来没有放入的紫外光皮肤镜图像也加入。我按主编和审稿专家的意见逐条补充完善后修回，很快就被接收并于2022年8月3日在线发表，12月5日冉老师转来出版社发的邮件，通知此文已正式发表在印刷出版的纸质杂志中（*J Dermatol*，2022，49：1325–1329）。就这样，一只中国的宠物"选美冠军"加菲猫，以真菌为契机，通过另一种方式从皮肤科学专业杂志登上"世界舞台"。

二、背景知识

毛发是皮肤的附属器官。人类毛发分为头发、睫毛、眉毛、胡须、鼻毛、阴毛、腋毛，而光滑皮肤上的细小毛发称为毳毛。毳毛是柔软，色浅，直径不超过30μm的细小毛发。毳毛被真菌感染称为毳毛癣，其预后与仅仅累及光滑皮肤的普通体癣有显著不同。皮肤镜下感染毳毛的特征为卷曲、折断、半透明、黑点状、"摩尔斯码"状和螺旋状毛发。毳毛癣治疗原则应参考头癣，系统抗真菌治疗，因为感染涉及皮肤毛囊和毛干，大多数病例显示局部抗真菌药难以控制。最常用口服抗皮肤癣菌的药物是灰黄霉素、特比萘芬和伊曲康唑。根据真菌独特的"基因指纹"，采用限制性片段长度多态性（RFLP）、随机引物扩增多态性DNA法（RAPD）等方法可对临床分离的真菌进行来源鉴定。单核苷酸多态性（SNP）是DNA变异的最简单形式，是比较或进化基因组学研究的重要遗传标记，也是真菌基因鉴定的重要手段之一。

三、作者介绍

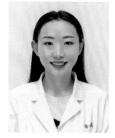

徐小茜，主治医师，本科、硕士及博士阶段均就读于四川大学华西临床医学院，专业方向：感染性皮肤病，师从冉玉平教授，现就职于四川省德阳市人民医院皮肤性病科。

四、导师点评

1. 真菌是地球上超过 150 万个种，是物种最多的生物，存在于各种生态环境中，其中能引起人类致病的约数百种。

2. 致病真菌分为亲人性、亲动物性和亲土壤性真菌，而犬小孢子菌属于亲动物性真菌，感染人后更具有侵袭性，人体的反应更重，表现为皮肤严重反应剧烈，在头发头皮常引起脓癣。

3. 猫、狗、兔等宠物常常带有亲动物性真菌如犬小孢子菌，引起这些宠物脱毛。有时脱毛现象并不明显，若感染人类头发或皮肤可引起头癣或体癣等。

4. 儿童特别是婴儿与带菌的宠物接触后不久即可感染真菌，此患儿显然是被此选美冠军加菲猫感染的，因为从此猫的皮屑也分离培养出患儿同样的犬小孢子菌。

5. 流行病学线索指向可能接触的宠物猫，利用最新分子生物学方法 – 单核苷酸多态性分析证明为同一株菌，最终获得科学证据。

6. 由亲动物的犬小孢子菌感染所致体癣文献报告很多，若无创新点很难被国际专业杂志接收发表，皮肤镜、扫描电镜新发现毳毛受累的细节，以及"选美冠军"加菲猫的皮损图像为本文亮点！

7. 宠物热和宠物经济方兴未艾，由宠物带来的烦恼和危害切不可掉以轻心！养猫撸猫虽然惬意，让无辜婴儿感染真菌却后悔莫及！

8. 世界杯上流浪猫意外走红，若想带来好运，先做真菌检查检疫吧……

五、论文中文翻译

婴儿毳毛癣一例经皮肤镜及扫描电镜确诊并发现感染源

徐小茜 [1, 2, 3] Sushmita Pradhan[1, 3, 4] 张朝良 [5] 冉玉平 [1, 3*]

1. 四川大学华西医院皮肤性病科；2. 德阳市人民医院皮肤性病科；3. 四川大学华西医院炎症与免疫学临床研究所，皮肤疾病相关分子网络前沿科学中心；4. 尼泊尔苏尔赫特省比伦德拉那加省卡纳利省医院皮肤性病科；5. 四川大学华西口腔医院口腔疾病国家重点实验室；* 通讯作者

摘要： 毳毛癣是一种不寻常的浅表皮肤感染，预后与普通体癣有异。本文报告一例 7 个月大婴儿的毳毛癣。用皮肤镜和扫描电镜观察受累毳毛。单核苷酸多态性（SNP）检测证实宠物猫是该病的传染源。本文通过文献回顾总结这种罕见感染的临床特点。

关键词： 毳毛癣；皮肤镜；扫描电子显微镜；单核苷酸多态性；犬小孢子菌；伊曲康唑口服液。

1. 背景

毳毛是柔软，色浅，直径不超过 30μm 的细小毛发。毳毛癣非常见疾病，其预后与无毛

皮肤上的普通体癣有显著不同，了解其发病机制对治疗和预后评估具有重要意义。目前，其诊断主要依靠 10% KOH 镜检和皮肤镜图像。快速定位病原体的来源是另一项治疗挑战。根据真菌独特的"基因指纹"，采用限制性片段长度多态性（RFLP）、随机引物扩增多态性 DNA 法（RAPD）等方法可对临床分离的真菌鉴定并追溯感染源。单核苷酸多态性（SNP）是 DNA 变异的最简单形式，是比较或进化基因组学研究的重要遗传标记。本文描述了毳毛癣的皮肤镜和扫描电镜（SEM）特征。此外，SNP 检测证实了宠物猫是该病例的传染源。通过文献回顾总结毳毛癣感染的临床特点。

2．病例报告

女婴，7 月龄，左脸颊和前额出现红斑、细小鳞屑和色素减退。就诊前 14 天，母亲发现患儿左颊及前额有红色丘疹，并自行使用糖皮质激素药膏治疗。但病变逐渐加重，扩大为环状红斑，鳞片边缘隆起。一个月前购买了一只名贵加菲猫宠物在家喂养。

2.1 皮肤镜观察　偏振光皮肤镜（Dino-Lite AM7013MZT）显示出异常毳毛和细小鳞屑。这些毳毛扭曲、卷曲、断裂。大多数毛发在皮肤下面弯曲，在皮肤表面以上折断。在红色背景中还可见线状、不规则和树突状血管，提示皮肤炎症。在紫外光 UV 模式（波长 325 ～ 400nm）下，异常毳毛根部可见明亮的绿色荧光。

2.2 扫描电镜（SEM）　在皮肤镜指导下用无菌透明胶带收集受累毳毛。将样品在 2% 戊二醛中 4℃固定 4 小时，然后通过一系列梯度浓度的乙醇溶液（50%、70%、95% 和 100%，各 5 分钟）逐步脱水。真空干燥后，用 SEM（Inspect F50；FEI，美国）20kV。扫描电镜图像展示了受累毳毛的细节。毛根被大量真菌孢子侵袭，无法观察到完整的毛发角质层或角蛋白纤维束。毛干中的孢子数量明显减少，在角质层中出现许多孔洞（毛穿孔现象）。扫描电镜特征表明孢子主要侵入毛囊根部。

2.3 真菌学检查　为确定感染源，我们对宠物猫进行了彻底检查，发现其尾部有两处 1cm×0.5cm 的脱毛区域。患儿毳毛和猫脱毛处皮屑的样本在 28℃的沙堡弱葡萄糖琼脂斜面上培养 7 天后，均都长出了绒毛状菌落。提取分离菌株的 DNA，用 ITS1/4 引物扩增 DNA，进行聚合酶链反应，序列经 GenBank 比对后显示为犬小孢子菌，序列编号分别为 MT361862（猫）和 MT361863（患者）。

2.4 单核苷酸多态性检测（SNP）检测　使用 Illumina HiSeq 4000 平台（Illumina, Inc., 美国）对 DNA 样本进行测序，获得原始序列。将高质量过滤后的序列映射到参考基因组（GenBank ID：ASM15114v1，Strain：CBS 113480），识别 snp 和 inDels（插入或缺失片段大小＜ 50bp）。从猫分离的犬小孢子菌检测到 9847 个 SNP 突变位点，从患者分离的犬小孢子菌检测到 9965 个 SNP 突变位点。两株突变类型（转换，颠换，插入和缺失）的 SNPs 和 inDels 高度一致。Pearson 相关分析显示，两株的错义突变（$R = 0.95$，$P < 0.01$）和同义突变（$R = 0.95$，$P < 0.01$）高度相关。

2.5 治疗与随访　通过皮肤镜、培养、扫描电镜和 SNP 检测，证实了毳毛癣感染的诊断。

患儿（7.5kg）接受 5mg/（kg·d）（37.5mg/d）伊曲康唑口服液（比利时杨森制药）治疗。用 2% 酮康唑洗剂清洗皮损，每日 1 次。随访第 1 个月，患者面部红斑、鳞片消退，未见异常毳毛，真菌镜检阴性，复查患儿肝肾功能正常。

3.讨论

毳毛癣最早由 Broughton 于 1955 年报道，此后出现了零星病例报告，病名各不相同。直到 2010 年，Gómez-Moyano 等报道了 13 例外用抗真菌药物耐药的毳毛癣，才开始引起人们的关注。真菌通常通过攻击和寄生于动物角蛋白而感染人类皮肤的角质层。毳毛感染表明真菌感染不仅累及角质层，还累及真皮层、毳毛毛根及毛囊。

在过去的 12 年里，英文文献中一共报道了 63 例。所有年龄段（0～64 岁）均可患毳毛癣。面颈部（37%）、上臂（33%）是最易受累的部位；其次是下肢（14%）、躯干（12%）和臀部（4%）。毳毛癣的临床表现与体癣难以区分，主要表现为环状扩大红斑。毳毛癣病变表现出较强的炎症反应，69% 病变出现水疱和脓疱。经外用糖皮质激素或抗真菌药物治疗后，病变部分缓解，边界模糊，诊断难度加大。

皮肤镜已成为最便捷的诊断工具。感染毳毛的特征为卷曲（32%）、折断（30%）、半透明（16%）、黑点状（13%）、莫尔斯电码样（5%）和螺旋状（4%）毛发。少数病例出现毛干周围白黄色晕圈、毛干周围白鞘、血管点状、毛细血管扩张、空毛囊等特异性体征。紫外光皮肤镜有助于识别显示荧光的异常毳毛，尤其是被犬小孢子菌感染的病例。由于美容方面的顾虑，发生在婴儿面部皮肤病变很难进行活检。本例病例的扫描电镜观察显示孢子主要集中在毛囊内及周围，严重破坏其结构，这与孙等人对毳毛癣的组织病理学研究结果一致。毛囊的感染可能导致其他疾病，如 Majocchi 肉芽肿，是一种罕见的肉芽肿性毛囊炎。

47% 的患者在就诊前局部使用糖皮质激素，47% 使用局部抗真菌药物，6% 口服过抗真菌药物。病原菌中以犬小孢子菌（32%）最多，其次为须癣毛癣菌（23%）、红色毛癣菌（18%）、南尼兹小孢子菌（既往称石膏样小孢子菌（16%）和断发毛癣菌（11%）。对日本被诊断为皮肤癣病的动物的调查表明，18.7% 的主人被皮肤癣菌感染，在所有的人类病例中均分离出犬小孢子菌。在意大利对感染犬小孢子菌的儿童研究发现，42 名（91.30%）患儿的传染源是猫、狗等家养动物。因此，宠物很可能是犬小孢子菌感染的传染源。

治疗建议系统抗真菌治疗，因为感染涉及皮肤和毛囊，大多数病例显示对局部抗真菌药抵抗。处方最多的抗真菌药物是灰黄霉素和特比萘芬。在所有治愈病例中，68%（23/34）采用系统抗真菌药物单药治疗，疗程为 1～12 周。口服抗真菌药物联合外用抗真菌药物治疗的占 32%（11/34），疗程为 4～13 周。单一口服抗真菌药物治疗或与局部抗真菌药物联合治疗被认为是毳毛癣的首选治疗。孙等人提出，仅临床治愈并不能停止治疗，可能因为过早停药可导致感染持续并复发，要达到真菌学治愈才是抗真菌治疗的终点。

注：图片、致谢和参考文献（略）

六、英文全文链接：https://onlinelibrary.wiley.com/doi/10.1111/1346-8138.16540

Xiaoxi Xu, Sushmita Pradhan, Chaoliang Zhang, Yuping Ran.A case of infantile tinea of vellus hair confirmed by dermoscopy and scanning electron microscopy and detection of infected source.J Dermatol, 2022,49(12):1325–1329.

Received: 7 May 2022 | Accepted: 20 July 2022

DOI: 10.1111/1346-8138.16540

CONCISE COMMUNICATION

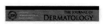

A case of infantile tinea of vellus hair confirmed by dermoscopy and scanning electron microscopy and detection of infected source

Xiaoxi Xu[1,2,3] | Sushmita Pradhan[1,3,4] | Chaoliang Zhang[5] | Yuping Ran[1,3]

病例四十五
慢性炎症性皮肤病（生殖器外硬化性苔藓）

一、临床故事

初步诊断治疗：两步走

2020 年 7 月一位年轻的妈妈带着她 2 岁的小男孩忧心忡忡地走进了冉老师的诊室，原来小男孩的右侧脖子上出现了一块色素减退斑，伴有强烈的紧绷感，并且面积在增大（图 1 左）。遇到这样的一个患儿，冉老师教导我们第一步——"以皮损特点为出发点"来进行诊断，首先我们对皮损做了皮肤镜检查，见到黄白色无结构区域和红色背景下的大理石样结构（图 1 右），冉老师当场考验了我们这个患儿的诊断可能是什么？当时的我并没有回答上来，冉老师说诊断需要考虑"硬化性苔藓"，要求我们自己回去学习疾病相关特点。为进一步明确诊断，我们与患儿家属沟通后完善了皮肤活检，病理结果提示：表皮角化过度，真皮—表皮交界处液化变性，真皮浅层水肿，真皮胶原纤维增生，真皮全层玻变硬化，间质淋巴细胞浸润（图 2），这与硬化性苔藓的病理特点不谋而合。接下来就到了第二步——"以患者为中心"来确定治疗方案，患儿是 2 岁的小朋友，而且是初次就诊，因此我们选用了 1% 吡美莫司乳膏局部外用，并且交代患儿定期随访。

顽固病例：与时俱进，敢于创新

经过 10 个月的随访，我们发现患儿的皮损面积确实在扩大，并且家属描述孩子的颈部紧绷感在加重（图 3）。

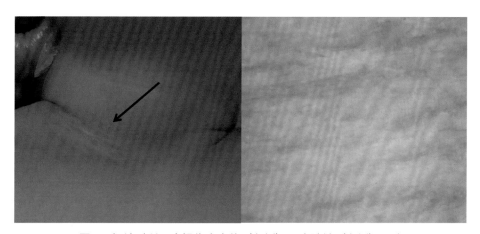

图 1　初诊时所见皮损临床大体（左侧）及皮肤镜（右侧）照片

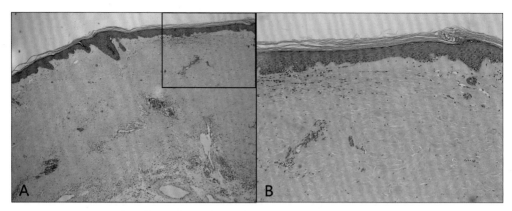

图 2　皮损的组织病理学检查（HE 染色，左侧 40×，右侧 100×）

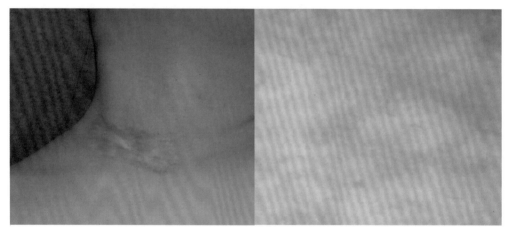

图 3　1% 吡美莫司乳膏外用治疗 10 个月后所见皮损临床大体（左）及皮肤镜（右）照片

　　生殖器外的硬化性苔藓治疗效果确实欠佳，但是患儿目前确实需要更有效的治疗，考虑到硬化性苔藓与免疫紊乱有关，那么 JAK 抑制剂会不会有意外的治疗效果呢？但是一个新的治疗方案需要证据支撑，于是冉老师马上指定专人——正在跟门诊的我，立即启动"诊断室循证"：用手机线上检索国内外硬化性苔藓治疗的相关文献检索，发现确实有报道一篇巴瑞替尼联合 PUVA（补骨脂素联合 A 波段紫外线疗法）成功治疗硬化性苔藓的病例报道（图 4）。

> Dermatol Ther. 2021 May;34(3):e14896. doi: 10.1111/dth.14896. Epub 2021 Mar 2.

Lichen sclerosus successfully treated with baricitinib plus psoralen and ultraviolet A

Jingyi Li [1], Wen Zheng [1], Junchi Tang [1], Bin Yang [1]

Affiliations + expand
PMID: 33599052　DOI: 10.1111/dth.14896

图 4　巴瑞替尼联合 PUVA 成功治疗硬化性苔藓论文截图

在查询了药物相关的安全性等问题后，几个小时后我们与家属沟通决定尝试性使用巴瑞替尼 2mg 口服治疗。接下来就是完善可能的潜在感染性疾病的筛查，签署相关知情同意书，并与患儿家属建立"一对一"的联系，这一方面是为了方便患儿的随访，另一方面也是为了患儿如果发生病情变化能够及时得到处理，整个决策过程完整体现了"诊断室循证医学"的及时性及必要性，确立了一种全新的诊疗方式。

治疗 2 个月后患儿回来复诊，病灶边缘出现色素恢复，皮肤硬度和紧绷感明显改善（图5C1、图 5C2）。治疗 6 个月后，近一半病灶色素恢复，边缘可见色素沉着（图 5D1），皮肤镜观察发现冰碎片样结构，白色无结构区域减少，红色背景变淡（图 5D2），整个治疗过程中都未见不良反应。让患儿继续维持治疗，随访中未发现任何不良反应。

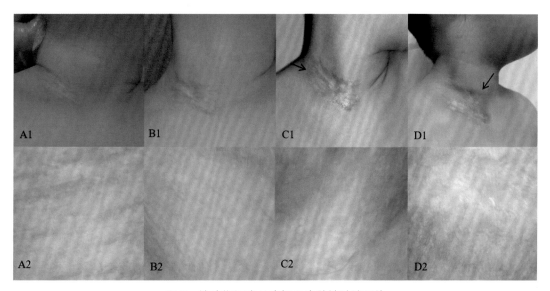

图 5　治疗期间患儿皮损及皮肤镜随访图片

JAK 抑制剂的前世今生

提到 JAK 抑制剂，我们就一定要提起傅新元教授。傅教授早年留学美国，现任华西医院免疫炎症研究院负责人，曾多次接受我的导师——成都高新医学会皮肤病与美容学分会主任委员冉玉平教授的邀请，在成都"高新皮肤高峰论坛"上发表演讲，这位平易近人的科学家总是戴着礼帽，神采飞扬，永远不知疲倦，毫无保留地向我们传授他 40 多年来充满传奇的科研经历。

1988—1991 年，傅新元教授以博士后身份在洛克菲勒大学做博士后研究，在那里他进行基因如何受信号调控表达的课题研究。"在非常简陋的条件下，用传统的生物化学方法，使用干扰素处理激活的 Hela 细胞中提取到了 p91 和 p113 等，傅教授在论文标题中提出了 STAT（Signal Transducer and Activator of Transcription）的概念（PNAS，89，7840–7843，1992），STAT 蛋白家族就此被发现"。1992 年初，傅新元进入西奈山医院建立了自己的第一个实验室，

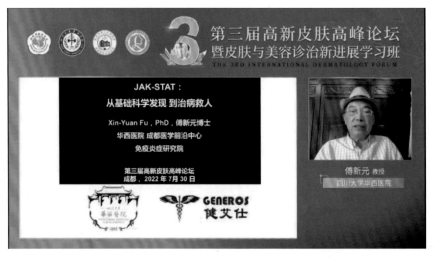

图 6　傅新元教授受邀在做 JAK-STAT：从基础科学发现到治病救人的大会报告

在那里，他发现了 p91 和 p113 中含有一种新的酪氨酸激酶（tyrosine kinase）结合的保守序列——SH2 结合域，这项发现证实了 STAT 蛋白的信号传导功能，并证明有一类酪氨酸激酶可以激活 STAT。因为当时还不知道此激酶的基因，因此也称之为（Just Another Kinase, JAK）。同年，这项 JAK-STAT 通路的发现被发表在 Cell 杂志上（Fu, cell, 70：323-335, 1992）。

在傅教授及众多科学家的努力下，JAK-STAT（正式名称：Janus-activated kinase Signal transducer and activator of Transcription）信号传导通路在 1993 年被美国 Science 杂志评为世界十大重大科学成就之一。JAK 激酶家族有 4 个亚型：JAK1、JAK2、JAK3 和 TYK2，基于各亚型的功能特点和特殊的组织分布，分别在免疫、炎症和癌症等疾病领域得到广泛应用。而细胞内 IFN-γ 和 IL-2 的信号转导主要以 JAK1 和 JAK2 为主（图 7）。

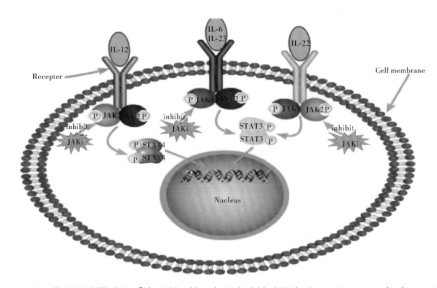

图 7　JAK-STAT 信号通路模式图 [陈小利，等 . 中国皮肤性病学杂志，2021，35（07）：807-811]

基于 JAK–STAT 信号传导通路的发现，世界各大药物公司争相开发针对此通路的药物——JAK 抑制剂，再将 JAK 抑制剂的发现转化到临床应用，经历了约 30 年的漫长过程，已有数十种 JAK 抑制剂推出用于临床或进行临床前试验。首先在风湿免疫科治疗成人类风湿性关节炎等广泛应用，而近年来，基于其抗炎及免疫抑制等作用，国际上已报道 JAK 抑制剂巴瑞替尼在皮肤科的斑秃、白癜风、特应性皮炎、银屑病、红斑狼疮和皮肌炎等的治疗中安全有效。

从傅新元教授等发现 JAK–STAT 通路，到 JAK 抑制剂开发成药，再到我们这个病例中 JAK 抑制剂的成功有效应用，整个过程是转化医学与循证医学在临床诊室的成功应用，包括我们课题组将皮肤镜与临床诊断和治疗"0 距离"融合—创建"精准皮肤诊疗室"，这些都体现了生命科学的基础突破引领临床医学创新发展带来的巨大进步。

投稿 SCI 期刊成功

该患儿的就诊经历并非一帆风顺，对于疑难病例，要积极寻找国际上新的有效、安全的治疗方式，好的治疗结局是医生和患者及家属共同努力下得到的结果，因此建立"以患者为中心、以皮损特点为出发点"的皮肤病精准诊疗思维和技能、"一对一"的随访观察至关重要。在整理资料、写文章的过程中，更能感受到之前每一步决策的必要性，比如每次患儿随访时，冉老师都会不厌其烦的要求完善多个皮肤镜检查，寻找不一样的镜下特点，这在我们总结病例的时候就是非常宝贵的资料。

初稿完成后，冉老师又多次做了细致的修改，然后就开始了曲折的投稿之路，我先是选择了 *Dermatology and Therapy* 杂志，被拒稿后又先后投了 *World Journal of Pediatrics*、*BMC Pediatrics*、*Pediatric Dermatology* 等杂志，均或快或慢收到拒稿消息，这时我看到我的其中一篇参考文献报道 PUVA 联合巴瑞替尼成功治疗硬化性苔藓的病例所发表的杂志，那么就再试一试，这次非常幸运收到了小修通知，最终被接受顺利发表。投稿的过程很坎坷，这时需要耐心和信心，根据编辑的建议仔细修改，而寻找合适的杂志是最重要的一步。

二、背景知识

硬化性苔藓是一种慢性炎症性疾病，主要累及真皮和黏膜下层，病变呈白色、萎缩、硬化性丘疹和斑块等。常发生在女性外阴。孤立的生殖器外病变罕见。青春期前的儿童、绝经后的女性和 40 岁的男性中高峰发病。发病机制涉及遗传易感性、自身免疫因素、创伤、慢性刺激、感染和糖皮质激素等影响。硬化性苔藓的皮肤镜下特征包括不规则排列的稀疏血管、白色至白黄色至粉白色的斑块状无结构区域、粉刺状开口、冰碎片样和胡椒状结构、色素沉着及皮肤沟槽等。

常规治疗包括外用强效糖皮质激素、外用钙调磷酸酶抑制剂、光疗和光化疗、光动力疗法、口服维 A 酸、甲氨蝶呤、环孢素等。儿童常用外用强效糖皮质激素软膏、钙调磷酸酶抑制剂软膏等。研究发现硬化性苔藓患者 IFN-γ 和 IL-2 的表达明显增加，细胞内 IFN-γ 和 IL-2 的信号转导主要由 Janus 激酶（JAK）介导，以 JAK1 和 JAK2 为主。巴瑞替尼正是针对 JAK1

和 JAK2 的非选择性抑制剂，在皮肤科治疗应用于斑秃、白癜风、特应性皮炎、银屑病、红斑狼疮、皮肌炎等的治疗选择。

三、作者介绍

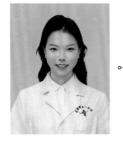

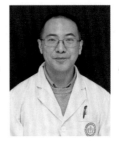

苏明琴，本科毕业于浙江大学，2022 年获得四川大学华西临床医学院皮肤病与性病学硕士学位，师从冉玉平教授。现工作于成都市龙泉驿区第一人民医院皮肤科。*J Am Acad Dermatol* 中文版翻译团队成员。

刘宏杰，皮肤性病学硕士，四川大学华西医院皮肤性病科主治医师，亚专业方向：皮肤病理 / 炎症性甲病及甲肿瘤，从事皮肤科临床工作 20 年。

四、导师点评

1. 硬化性苔藓，又叫硬化萎缩性苔藓，病因不清，治疗困难，常被误诊为白癜风，一般需要做病理检查才能确认。

2. 此例患儿病变发生在颈部，皮肤镜观察见皮纹消失，表现为白黄色无结构区和大理石样结构等有别于白癜风，病理改变证实为硬化性苔藓。

3. 局部外用钙调磷酸酶抑制剂没达到疗效，反而加重怎么办？"诊室循证"第一时间搜寻国际上最新疗法，聚焦到 JAK 抑制剂巴瑞替尼，临床实践真实其疗效和安全性。

4. JAK 抑制剂的临床应用虽是近些年的事，但其实验发现却始于 40 多年前的基础研究，JAK-STAT 涉及多个细胞因子和信号传递通路，针对各种疾病的 JAK 抑制剂研发层出不穷，傅新元教授等当年也没有预想到所做的研究能转化惠及全球众多患者。

5. 只有将临床需求、基础研究和最新药物完美整合，才能最大限度地利用当前最佳资源治疗疾病、解除患者疾苦。这是循证医学的精髓。

6. 研究生不仅要掌握教科书上的知识，更重要的是要从临床、从文献、从与大师的学术交流中学习，掌握皮肤镜操作技能和病理学理论，不断更新知识体系，才能在诊治疑难病中胸有成竹、游刃有余。

五、论文中文翻译

巴瑞替尼成功治疗 2 岁儿童生殖器外硬化性苔藓一例报告

苏明琴 [1, 2] 刘宏杰 [1, 2] 冉玉平 [1, 2*]

1．四川大学华西医院皮肤性病科；2．四川大学华西医院炎症与免疫学临床研究所，皮肤疾病相关分子网络前沿科学中心；* 通讯作者

亲爱的编辑：

硬化性苔藓是一种慢性炎症性疾病，主要累及真皮和黏膜下层，病变呈白色、萎缩、硬化性丘疹和斑块等。女性更容易受累。孤立的生殖器外病变罕见。在青春期前的儿童、绝经后的女性和 40 岁的男性中都有典型的双峰发病。其发病机制涉及遗传易感性、自身免疫因素、创伤、慢性刺激、感染和糖皮质激素影响。硬化性苔藓在疾病的早期阶段，特别是生殖器外病变，很难识别且极易误诊。当怀疑有生殖器外硬化性苔藓时，通常采用皮肤镜检查和活检帮助诊断。硬化性苔藓的治疗包括外用强效糖皮质激素、外用钙调磷酸酶抑制剂、光疗和光化疗、光动力疗法、口服维 A 酸、甲氨蝶呤、环孢素、脂肪源性干细胞和富血小板血浆以及手术。儿童常用外用强效糖皮质激素、外用钙调磷酸酶抑制剂。我们报道了一个男孩的生殖器外硬化性苔藓在局部应用钙调磷酸酶抑制剂无效后，使用巴瑞替尼成功治疗的案例。

一名 2 岁男童，因发现右颈部色素减退斑伴紧绷感 6 个月就诊，皮肤有光泽。皮肤镜检查发现白黄色无结构区域和红色背景下的大理石样结构。皮肤活检提示表皮角化过度，真皮 – 表皮交界处液化变性，真皮浅表水肿，真皮胶原纤维增生，真皮全层玻变硬化，间质淋巴细胞浸润，最终诊断为硬化性苔藓。1% 吡美莫司乳膏局部治疗约 10 个月后，病灶面积扩大，紧绷感加重。在排除结核和肝炎等潜伏感染检查后，给予患儿巴瑞替尼 2mg/d 治疗。治疗 2 个月后，病灶边缘出现色素恢复，皮肤硬度和紧绷感明显改善。6 个月后，近一半病灶色素恢复，皮损边缘可见色素沉着，皮肤镜检查显示冰碎片样结构，白色无结构区域减少，红色背景减弱。该患儿仍在随访中，没有报告任何不良反应。

硬化性苔藓与免疫系统功能紊乱有关。免疫组化研究发现炎症细胞因子（IFN–γ，TNF–α，IL–1α，IL–2，CXCR3，CXCL9，CXCL10，CXCL11，CCR5，CCL4，CCL5）表达明显增加，与 Th1、IFN–γ 诱导的特异性免疫反应有关。细胞内 IFN–γ 和 IL–2 的信号转导主要由 Janus 激酶（JAK）介导，以 JAK1 和 JAK2 为主。巴瑞替尼是 JAK1/2 抑制剂。在抑制细胞内细胞因子反应方面，巴瑞替尼治疗特应性皮炎、银屑病、红斑狼疮、皮肌炎、白癜风和斑秃有效。补骨脂素和紫外光 A（PUVA）已被报道对治疗硬化性苔藓有效。也有 1 例巴瑞替尼联合 PUVA 成功治疗硬化性苔藓的病例报道，说明巴瑞替尼与 PUVA 之间可能存在协同作用。我们的病例表明，单一口服巴瑞替尼治疗苔藓硬化也是有效的。

皮肤镜检查是一种无创、高效的皮肤病诊断工具。硬化性苔藓的镜下特征包括不规则排列的稀疏血管、白色至白黄色至粉白色的斑块状无结构区域、粉刺状开口、冰碎片样和胡椒

状结构、色素沉着及皮肤沟槽。我们在晚期病变处发现了明显的冰碎片样结构，且并没有随着治疗而消失，这提示冰碎片样结构可作为硬化性苔藓的诊断特征。

总之，我们的病例表明口服巴瑞替尼可作为儿童生殖器外硬化性苔藓的替代治疗，而皮肤镜检查是诊断和随访硬化性苔藓及疗效评估的有效工具。

注：图片、致谢及参考文献（略）

六、英文全文链接：https://doi.org/10.1111/dth.15712

Mingqin Su, Hongjie Liu, Yuping Ran. Successfully treated extragenital lichen sclerosus in a 2-year-old boy by baricitinib assessed by dermoscopy: a case report. Dermatol Ther, 2022,e15712.

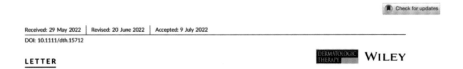

Received: 29 May 2022 | Revised: 20 June 2022 | Accepted: 9 July 2022

DOI: 10.1111/dth.15712

LETTER

DERMATOLOGIC THERAPY WILEY

Successfully treated extragenital lichen sclerosus in a 2-year-old boy by baricitinib assessed by dermoscopy: A case report

病例四十六
真菌性皮肤病（近平滑念珠菌和季也蒙念珠菌所致的
念珠菌性肉芽肿）

一、临床故事

三秒辨病 初步诊断

2020年初秋，一位78岁老年男性走进华西医院皮肤性病科冉玉平教授的诊室。询问病史：8个月前左手大拇指被鱼刺刺伤形成脓肿，在当地行清创术后病情好转。6个月前，患者左前臂内侧出现新的丘疹，并逐渐扩大为疼痛的红斑斑块。当地医生诊治无效建议来看冉老师门诊。按照惯例我们对患者皮损拍照及皮肤镜检测，体格检查显示左前臂一2cm×4cm的红斑斑块（图1），结合患者有鱼刺伤史，三秒钟内我脑海中出现了"游泳池肉芽肿""孢子丝菌病""诺卡菌感染"等初步诊断。皮肤镜检查显示红斑背景下有"黑红点征"（图2），我把这一发现告诉冉老师，冉老师说要拍摄清楚，完整记录。我想这不就是普通的出血点吗？随即让患者拿出之前外院做的检查和用药记录：外院曾考虑"孢子丝菌病"，做皮肤活检提示慢性化脓性感染，但真菌培养结果为阴性，予以"阿奇霉素口服及外用夫西地酸软膏"治疗后皮损无改善。思考几秒后，冉老师说再做皮肤活检、取组织分别做细菌和真菌培养以及病原微生物高通量测序，先上磺胺药观察疗效，待所有结果出来后再调整治疗方案，这个患者交由我来负责全程诊治和管理。

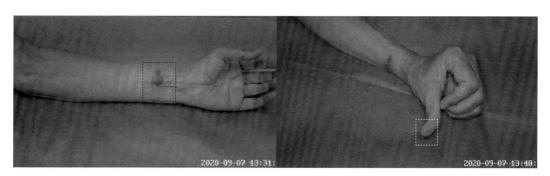

图1　患者左前臂首诊时照片

2cm×4cm 的不规则红斑斑块（红色虚线框）；最初左大拇指被鱼刺刺伤处皮损已愈合（黄色虚线框）

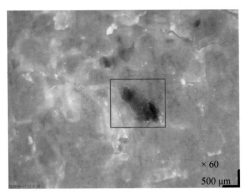

图 2　左前臂红斑斑块处皮肤镜检查所见到的"黑红点征"（红色框）

皮肤镜下新发现

我们将活检组织标本接种到血平板培养 30℃ 1 周后，惊奇的发现有真菌菌落生长！而且看似为不同特色的两种酵母样菌落！冉老师带领我用皮肤镜透过培养皿侧壁仔细观察放大的菌落形态：见到有乳白色边缘光滑和灰白色边缘皱褶的两种菌落生长（图 3）。

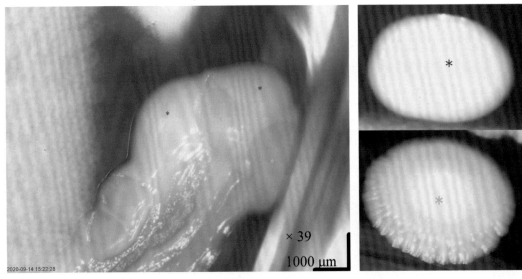

图 3　用皮肤镜透过培养皿侧壁观察到放大的乳白色边缘光滑菌落（红色星号）和灰白色边缘皱褶菌落（绿色星号），为两种不同的酵母样菌落生长

这是两种不同的酵母样菌吗？冉老师指示分别将两种菌落转种到同一个科玛嘉显色培养基（CHROM agar medium）上分离单菌落并观察，结果发现乳白色边缘光滑菌落在科玛嘉显色培养基（左侧）上为白色光滑的菌落，而灰白色边缘皱褶菌落在科玛嘉显色培养基（右侧）上为粉红色光滑的菌落，确认这是两种不同的酵母样真菌（图 4）。

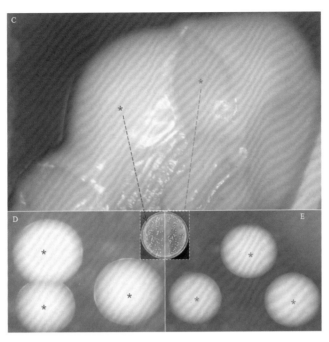

图 4　将两种菌落分别转种到科玛嘉显色培养基上分离单菌落并观察（28℃），2 天后长出白色光滑菌
落（左侧）和粉红色光滑菌落（右侧），证明是不同特征的两种酵母样真菌

PCR 扩增 – 测序鉴定菌种

　　既然是两种不同的酵母样真菌，就需要分别鉴定到种，但常规的形态学和显色培养鉴
定方法难以实现，冉老师指示我分别提取两种菌的 DNA，扩增内转录间区（ITS）后测序，
最终鉴定为近平滑念珠菌（*Candida parapsilosis*）和季也蒙念珠菌（*Cabdida guilliermondii*）
（图 5）。

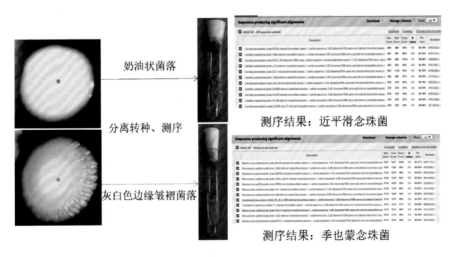

图 5　分别提取两种真菌的 DNA 做 PCR 扩增内转录间区（ITS）后测序，
最终鉴定为近平滑念珠菌和季也蒙念珠菌

修正诊断抗真菌治疗显效

血平板上有酵母样真菌菌落生长后，冉老师指示我立即电话通知患者，停用磺胺药，改为口服伊曲康唑，每次 200mg，每天 2 次（中餐和晚餐后用纯牛奶送服）。并修正诊断为念珠菌性肉芽肿。2 周后患者复诊告知治疗效果不错，见患处结节、红肿开始消退。皮肤镜原来观察所见的"黑红点征"也基本消失（图 6）。

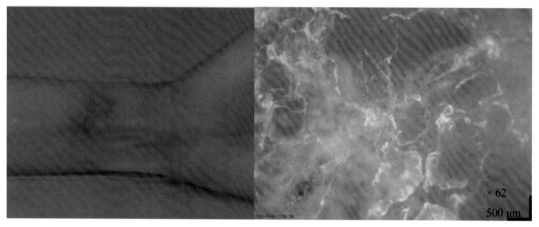

图 6　口服伊曲康唑每次 200mg，每天 2 次，2 周后复诊的大体、皮肤镜相片

组织病理学证据

2 周后患者皮损的活检组织做病理检查结果出来了：发现真皮有大量淋巴细胞和中性粒细胞为主的感染性肉芽肿，可见异物巨细胞，在角质层能看到真菌菌丝和孢子（图 7）。

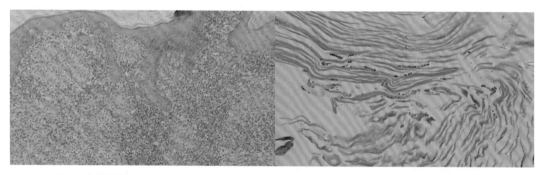

图 7　皮损活检组织病理学：感染性肉芽肿改变及角质层真菌菌丝和孢子（PAS 染色）

但这样的发现让我沉思，只在角质层出现了酵母细胞，会不会是皮肤常驻定植菌群或者表面污染导致呢？冉老师让我去借蜡块提 DNA，切白片 PAS 染色查找皮下真菌感染的证据。同时将分离鉴定后的两种菌株分别做药敏试验和酶活性分析测定。结果并未从病理组织蜡块中提取到真菌 DNA，推测可能是组织中菌量太少或技术原因所致。好在抗真菌治疗后皮损显著好转，证明我们的方向没错。按照冉老师的指示进行了酶活性测定（表 1），两菌的酶活性大同小异，提示均具有分解和破坏组织细胞的致病力。

表 1　近平滑念珠菌和季也蒙念珠菌的 19 种酶活性分析

Assayed enzymatic activities of *Candida parapsilosis/Candida guilliermondi*

No.	Enzyme assayed	Results（–/–）
1	Conteol	–/–
2	Alkaline phosphatase	–/–
3	Esterase（C4）	+++/+++
4	Esterase lipase（C8）	+/+
5	Lipase（C14）	–/–
6	Leucine arylamidase	+++++/+++++
7	Valine arylamidase	++/++
8	Cystine arylamidase	++/++
9	Trypsin	–/–
10	α–Chymotrypsin	–/–
11	Acid phosphatase	++++/+++
12	Naphthol–AS–BI–phosphohydrolase	+++/+++
13	β–Galactosidase	–/–
14	α–Galactosidase	–/–
15	β–Glucuronidase	–/–
16	α–Glucosaccharase	++++/+
17	β–Glucosaccharase	+++/+
18	N–acetyl–β–glucosaminidase	–/–
19	α–Mannosidase	–/–
20	β–Fucosidase	–/–

The symbols "–" means negative and "+" means positive. According to the manual of operations, negative means this enzymatic activity cannot be detected, but positive just with "++" and more than "++" has significance. Positive with "+++++" shows this enzymatic activity is highest expression.

　　有趣的是药敏结果显示近平滑念珠菌对伊曲康唑耐药，季也蒙念珠菌对伊曲康唑敏感（表2）。虽然是两种念珠菌混合感染，但是近平滑念珠菌对伊曲康唑耐药，那怎么解释疗效还这么好呢？微信询问冉老师，冉老师回复"实事求是，结果可用 90–60 原则解释"：即体外药敏结果是敏感时，90% 治疗是有效的；体外药敏试验耐药时，60% 治疗仍然有效。此刻终于明白为何冉老师让我用伊曲康唑，并对两株菌分别做药敏分析，就是为了围绕患者、针对不同念珠菌达到临床疗效，并客观合理的解释为什么会得到这样的结局。

表 2　近平滑念珠菌和季也蒙念珠菌对抗真菌药物的药敏试验结果

Minimal inhibitory concentrations（MIC，μg/ml）of six antifungal agents for two strains

	Amphotericin-B	Fluconazole	Itraconazole	Ketoconazole	Voriconazole	Bifonazole
Candida parapsilosis	0.25 ~ 0.5	32 ~ 64	> 64	1 ~ 2	> 64	> 64
Candida guilliermondi	1 ~ 2	16 ~ 32	0.5 ~ 1	< 0.125	32 ~ 64	32 ~ 64

在这次完善病例资料的过程中，让我深刻体会到不要小看我们诊室中"常遇到"的每一个病例，每一例都不断面临和解决新的挑战，只要深入探究就会学到很多新知识。后续的投稿环节，冉老师给我吩咐的任务也起到了"未雨绸缪"的作用。

回顾病情 皮肤镜提示重要线索

偏振光下观察到的"出血点"，在查阅完相关文献资料后，发现其实是一种特殊的皮肤镜下表现——"黑红点征"。常见于着色芽生菌病、孢子丝菌病、念珠菌肉芽肿等慢性真菌感染性皮肤病中的异物（真菌）排出现象的皮肤镜下表现，随着抗真菌治疗显效，"黑红点征"也逐渐消退（图 8），是提示诊断和疗效判断的重要线索。而真正的致病菌确认，需要真菌培养和 DNA 分子测序才能鉴定到种，本例特别令人意外的发现是用皮肤镜直接观察菌落时看到两种有细微差别的菌落，这种一般情况下很容易忽视，而正是皮肤镜下的新发现顺藤摸瓜，报告了两种念珠菌混合感染所致的念珠菌肉芽肿，与最初的疑似诊断"游泳池肉芽肿""孢子丝菌病""诺卡菌感染"完全不一样，最终口服伊曲康唑完全治愈。

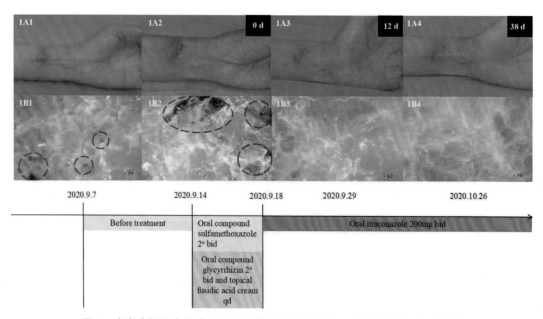

图 8　患者皮损和皮肤镜下表现随治疗的经时变化，"黑红点征"随之消退

与真菌皮肤镜下"黑红点征"相关的文献：

1．Zaias N, Rebell G. A simple and accurate diagnostic method in chromoblastomycosis. Arch Dermatol, 1973,108(4):545–546.

2．Queiroz–Telles F, de Hoog S, Santos DW, et al. Chromoblastomycosis. Clin Microbiol Rev, 2017,30(1):233–276.

3．Dabas G, Kaur H, Vinay K, et al. Dermoscopy in disseminated sporotrichosis. J Eur Acad Dermatol Venereol, 2019,33(1):e33–e35.

4．Sławińska M, Hlebowicz M, Iżycka–Świeszewska E, et al. The role of dermoscopy in the diagnosis of deep mycoses and systemic mycoses with cutaneous involvement: Comment on' Dermoscopy in disseminated sporotrichosis'. J Eur Acad Dermatol Venereol, 2019,33(1):e35–e36.

5．Chauhan P, Jindal R, Shirazi N. Dermoscopy of chromoblastomycosis. Indian Dermatol Online J, 2019,10:759–760.

6．Yang H, Xu X, Ran X, et al. Successful treatment of refractory candida granuloma by itraconazole and terbinafine in combination with hyperthermia and cryotherapy. Dermatol Ther (Heidelb), 2020,10(4):847–853.

7．Lilia AG, Michelle GT, Judith DC. Chromomycosis. BMJ Case Rep, 2016.https:/doi. org/10.1136/bcr2016–215391.

准备充分 应对审稿人"刁难"

考虑到是真菌方面的病例，所以我向 *Mycopathologia* 杂志投了稿。初审后编辑部建议我将文章格式改为 IMAGE。经过 1 个多月的同行评审后，收到了三位审稿人的意见，一共 12 个问题，好几个问题看起来都比较棘手。要是没有之前所做的工作，确实回答起来比较艰难。其中提到了近平滑念珠菌对伊曲康唑耐药的问题，我们用 90-60 原则解释；提到了发病机制的问题，我们用酶活性试验去解释。这次病例的总结使我印象深刻，在以后的工作中只有"不怕麻烦"，不断在实践中积累和完善理论知识，才能面对审稿人的各种"刁难"应对自如，最终被接收发表。

二、背景知识

念珠菌性肉芽肿（Candidal granuloma）：最早由 Hauser 及 Rothman 在 1950 年首先报道，是一种罕见的累及皮肤和皮下组织的慢性感染性疾病，其致病菌主要为白念珠菌，也可为近平滑念珠菌等。以感染部位形成增生、结节、溃疡或肉芽肿为特点。患者多有外伤，免疫缺陷，长期使用抗生素或免疫抑制剂等，临床上分为 Hauser-Rothman 型和 Buse-Buschke 型，国内报道念珠菌性肉芽肿多为后者。

"黑红点征"（Blackish–red dot sign）：我们在皮肤镜下观察到的一种新体征，常见于着色芽生菌病、孢子丝菌病及念珠菌性肉芽肿等慢性真菌感染性皮肤病病例皮损中。这一征象代表宿主皮肤将体内的真菌等"异物"经皮内向体外"排出"的表现。"黑红点征"作为皮肤镜线索诊断和疗效评价的标志值得深入研究。

三、作者介绍

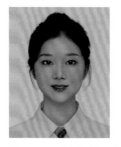

黄莹，本科毕业于西南医科大学，2022 年获得四川大学华西临床医学院皮肤病与性病学硕士学位，师从冉玉平教授。*J Am Acad Dermatol* 中文版翻译团队成员。

四、导师点评

1. 患者病史中有明确的鱼刺刺伤大拇指皮肤，临床上很容易联系到由海分枝杆菌感染所致的游泳池肉芽肿，加上当地做真菌培养报告未生长，口服阿奇霉素无效，诊断困惑。

2. 再做活检取病变组织做病理检查，同时送细菌和真菌培养，以期为下一步调整治疗方案找到线索。

3. 皮肤镜应用有两个亮点：其一是"黑红点征"，提示真菌性感染的"排出"现象；其二是看到两种形态的酵母样菌落，从而为鉴定出近平滑念珠菌和季也蒙念珠菌的混合感染所致的念珠菌肉芽肿奠定了基础。

4. 科玛嘉显色培养基发现两种菌的差异，进一步的酶谱分析和药敏试验为揭秘致病机制和治疗用药提供了实验依据。

5. 临床病例表现千差万别，病原菌很难预知，只有抽丝剥茧，透过现象看本质，最终才能确定病因，针对性的有效治疗。

6. 通过此特殊病例，将相关的实验方法和技术综合应用，为研究生的培养提供全面的实战经历，这样才能学得牢、记得住，为今后的学术发展奠定坚实基础，而 SCI 论文和背后故事是记录研究生成长的里程碑。

五、论文中文翻译

皮肤镜所见提示诊断由近平滑念珠菌和季也蒙念珠菌所致的念珠菌性肉芽肿

黄莹[1, 2] Sushmita Pradhan[1, 2] 李丽娜[1, 2, 3] 冉玉平[1, 2*]

1. 四川大学华西医院皮肤性病科；2. 四川大学疾病分子网络前沿科学中心免疫炎症研

究院皮肤病学研究室；3. 河南省人民医院皮肤性病科；＊通讯作者

一名 78 岁男性，左上肢出现丘疹，发展为红斑斑块 8 个月。病变最初为左大拇指上的一个小丘疹，有鱼刺伤史。几天后，皮损处形成了脓肿，清创术后病情好转。六个月前，患者的左前臂出现了新的丘疹，并逐渐扩大为疼痛的红斑斑块。尽管口服阿奇霉素和外用夫西地酸乳膏治疗两周，但情况没有改善。体格检查显示有左前臂有界限清晰的疼痛性红斑斑块，约 2cm×4cm。肉芽肿的皮肤镜下表现显示"黑红点征"，红斑背景下出现点状血管和覆着黄色鳞屑。

活检病理显示为感染性肉芽肿。PAS 染色显示角质层中大量酵母细胞。将组织接种到血平板培养 7 天后，皮肤镜下显示乳白色和灰白色的酵母样菌落，科玛嘉显色培养基 28℃培养 2 天后分别出现白色和粉紫色菌落。我们提取了培养菌落的 DNA，并将两种菌落分别鉴定为近平滑念珠菌（GenBank 序列号 no.OL655459）和季也蒙念珠菌（GenBank 序列号 no.OL659286）。药敏实验显示近平滑念珠菌分离株对伊曲康唑耐药，季也蒙念珠菌分离株对伊曲康唑敏感，最低抑菌浓度为 0.5 ～ 1.0μg/ml。我们对近平滑念珠菌和季也蒙念珠菌进行了酶活性分析。Api-Zym 试验表明近平滑念珠菌和季也蒙念珠菌的分泌酶种类相似。两种菌株的酶活性略有不同：相比于近平滑念珠菌，季也蒙念珠菌的酸性磷酸酶、α-葡萄糖酶和β-葡萄糖酶的浓度更低。多种酶活性可能是其发病机制的原因。不同种类的底物的消化导致皮肤等宿主组织的损伤。

根据临床表现和外伤史，最初怀疑患者为海鱼分枝杆菌或诺卡菌感染。我们做了皮肤活检和组织培养。同时予以患者口服磺胺甲噁唑、复方甘草酸苷和外用夫西地酸乳膏治疗。然而，在治疗 4 天后，病变并没有得到改善。最后，根据 DNA 测序结果证实了念珠菌性肉芽肿的诊断。患者接受了每日口服 400mg 伊曲康唑的抗真菌治疗，治疗 5 周后得到临床改善。值得注意的是，在治疗期间的皮肤镜检查显示"黑红点征"逐渐消退。在伊曲康唑治疗 8 周（400mg/d 5 周，然后 200mg/d 3 周，总累积剂量 19 800mg）后，病变完全消退，遗留可接受的疤痕。随访 12 个月无复发。定期监测肝功能未见异常。伊曲康唑的临床反应非常令人满意，尽管近平滑念珠菌对伊曲康唑耐药。我们推测这种现象可能与"90-60 原则"有关。我们应该正确地了解抗真菌药敏试验结果的临床应用价值和局限性。

念珠菌性肉芽肿是一种罕见的疾病，主要由损伤后真菌的直接渗透引起。皮肤念珠菌感染的临床特征包括皮肤脓肿、肉芽肿和坏死性筋膜炎，其中皮肤脓肿更为常见。有趣的是，我们的病例罕见的表现为孢子丝菌样缓慢生长的红斑斑块，这种现象可能是由于他相对健康的状况。

此外，在我们的病例中观察到的独特的皮肤镜下的"黑红点征"随着有效的抗真菌治疗而消失了。这个征象表示炎症反应的产物经上皮排出。在孢子丝菌病和着色芽真菌病的病例中也有类似的发现报道。我们推测，皮肤镜检查显示的"黑红点征"可能是慢性真菌性感染性皮肤病的线索。

注：图片及参考文献（略）

六、英文全文链接：https://doi.org/10.1007/s11046-022-00691-0

Huang Y, Pradhan S, Li L, et al. Dermoscopy hints the diagnosis of candidal granuloma coinfected with *Candida parapsilosis and Candida guilliermondii*. Mycopathologia, 2022,27.Epub ahead of print. PMID:36436164.

Mycopathologia (2023) 188:155–157
https://doi.org/10.1007/s11046-022-00691-0

MYCOPATHOLOGIA IMAGE

Dermoscopy Hints the Diagnosis of Candidal Granuloma Coinfected with *Candida Parapsilosis* and *Candida Guilliermondii*

病例四十七
细菌性皮肤病（一种新诺卡菌—华西诺卡菌感染所致的原发性皮肤诺卡菌病）

一、临床故事

初识"诺卡菌"

2013 年年末跟冉老师上专家门诊，一位 59 岁男性患者一瘸一拐的慢慢走进诊断室。患者缓缓的脱掉鞋袜，露出了患病的左足，在他的左足背上可见暗红色斑块、丘疹、脓疱伴脓血渗出（图 1）。在详细询问病史后我们了解到，患者 5 个月前光着脚在污水中行走，7 天后他的左足背开始出现小片状红斑、丘疹，皮损面积增大，局部出现红肿及脓疱，左足活动时疼痛明显。发病之后患者多次在当地医院诊治，还做了皮损活检，提示"表皮角化过度伴角化不全，真皮内大量炎症细胞浸润"。当地医院给予"青霉素，头孢类抗生素"（具体不详）等药物进行经验性抗感染治疗 5 个多月，病变始终未见好转。

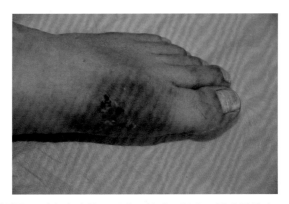

图 1　59 岁患者左足背肿胀、暗红色斑块、丘疹、溃疡、脓血、渗出及结痂，大拇趾甲表面浑浊增厚

询问患者病史后，冉老师初步考虑是皮肤感染，之后带着我对患者进行了查体，并重点检查了病变部位，检查中同时观察到患者患足的大拇趾甲表面浑浊增厚。按照皮肤感染性疾病的常规流程，我们对患者足背病变处进行了皮肤活检，活检组织分别送病理检查、真菌和细菌涂片及培养，同时取患者趾甲标本做真菌镜检。足背溃疡处皮损真菌细菌涂片均为阴性，足趾甲中查见大量真菌菌丝。临床诊断为：左足背皮肤感染性肉芽肿、甲真菌病。在等待病原菌培养结果这段时间，我们对患者经验性治疗：口服伊曲康唑治疗甲真菌病和复方甘草酸苷抗感染治疗。7 天后患者复诊，左足背的病变没有明显好转，还可以看到新发的脓疱（图 2）。

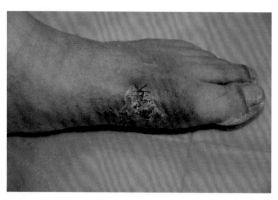

图 2 治疗 1 周后，患者左足背病变没有好转，还有新发的脓疱

幸好在病原菌的培养方面有了发现，在真菌培养基（马铃薯葡萄糖琼脂培养基，PDA，不含放线菌酮）长出了数个"黄白色菌落"（图 3）。

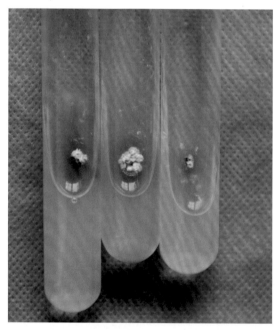

图 3 活检组织接种于马铃薯葡萄糖琼脂培养基上长出数个黄白色菌落（30℃，7 天）

菌落已经长出，但如果用接种钩将其挑出来涂片观察，既要破坏菌落的结构影响外观，又有可能造成污染干扰继续动态观察。怎样才能既能清楚观察这些菌落的特点而又不会破坏菌落结构呢？冉老师灵机一动，直接用皮肤镜观察！在冉老师指导下我们不断调整皮肤镜与试管壁的角度和放大倍数，首次用皮肤镜紧贴试管壁，透过试管观察试管内的菌落，巧妙地拍下了放大的菌落"近身照"（图 4）。

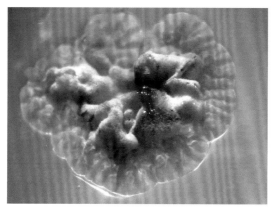

图4 皮肤镜放大的菌落：淡黄色裙边样褶皱，中央不规则隆起及白色细短微绒毛样结构

皮肤镜下菌落呈黄白色，宛如一朵"天山雪莲"，菌落周围淡黄色裙边样褶皱，中央不规则隆起，表面见白色细短微绒毛样结构。最初我们以为是真菌，但随后的菌落涂片镜检发现这些菌落是由细小短棒状的菌体组成，其大小接近细菌（图5），看到这样的结果，我们意识到这应该是某种细菌。

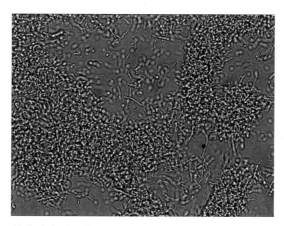

图5 菌落涂片可见大量细小的棒状杆菌（生理盐水，×1000）

于是我们再次取了患者足背的脓液分泌物做革兰染色，在油镜下查见大量短棒状杆菌及白细胞，部分杆菌被白细胞吞噬到胞内（图6）。进一步的基因测序结果初步鉴定为诺卡菌属，最终患者被诊断为原发性皮肤诺卡菌病。

皮肤诺卡菌病在临床并不常见。诺卡菌属于放线菌目，由诺卡菌属直接感染皮肤及皮下组织引发的疾病为原发性皮肤诺卡菌病。该病是一种全球散发的疾病，通常是因为皮肤受外伤或被昆虫叮咬后，带菌的土壤或者腐烂物植入破损组织所引起，且大部分患者无法提供明确的外伤史。该疾病临床表现多样化，没有特异性，致病菌种也非常复杂，所以该疾病的诊治对临床医生来说是极具挑战性。明确诊断后，冉老师让患者加口服复方磺胺甲噁唑，每次2片，每天2次；伊曲康唑胶囊每月服7天，采取复方磺胺甲噁唑与伊曲康唑胶囊两药交

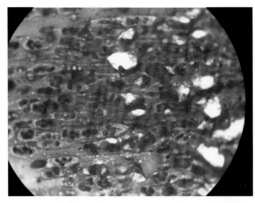

图 6　脓液涂片在显微镜下观察到被白细胞吞噬的深染色诺卡菌菌丝（革兰染色，×1000）

替序贯服用，以避免合用加重肝脏负担，患者皮损逐渐好转，后期还局部注射复方倍他米松，让患处增生的瘢痕组织明显变平（图 7）。综合治疗 19 周后患者皮肤溃疡痊愈，甲真菌病也显著改善（图 8）。

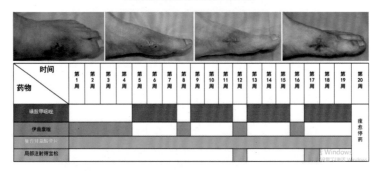

图 7　患者综合治疗时序图，总共治疗 19 周，皮损痊愈

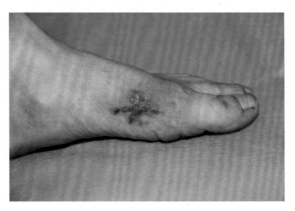

图 8　患者口服磺胺甲噁唑 19 周后皮损痊愈，趾甲真菌病也显著改善

"诺卡菌"探索之旅："犹抱琵琶半遮面"

对大多数临床医生而言，明确了病原菌并治愈了患者，这项工作到这里就圆满结束了，但我和冉老师却执着地想要搞清楚这株诺卡菌到底是哪一种诺卡菌。此后我们陆陆续续诊治了 10 多例皮肤诺卡菌感染，分离到的诺卡菌都成功鉴定到种水平，其中最常见的是巴西诺卡菌（*Nocardia brasiliensis*）。越是如此，我们对这株诺卡菌的"执念"就越深。为此，我们在接下来的几年时间里，将这株菌与门诊工作中收集保存的数十种诺卡菌病株一一对比，也参照文献中的方法进行 16S DNA 进化树分析及多基因位点测序鉴定（图 9），但始终未能确定该菌株类型。

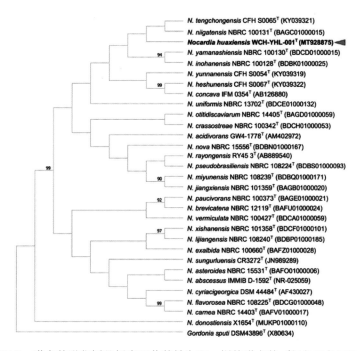

图 9　诺卡菌进化树分析表明此菌株为不一样的诺卡菌（红色三角显示）

为此我们也深感困惑和迷茫，鉴定工作一度陷入停滞。但我们对诺卡菌感染的学习和研究却从未中断。我将临床中皮肤诺卡菌感染所遇到的问题整理汇总，申请获得了国家自然科学基金青年基金，准备继续深入研究。正好在 2019 年夏天，研究工作终于迎来了转机，冉老师应邀在贵阳参加中国细菌学大会，在"放线菌及其他微生物论坛"上作了"诺卡菌感染的临床和菌种多样性"报告，并聆听了同场报告的中山大学生命科学学院放线菌分类学专家李文均教授的研究工作（图 10）。山重水尽疑无路，李文均教授所介绍的方法不正是鉴定诺卡菌属的关键方法吗？李教授是放线菌分类学专家，而诺卡菌是属于放线菌。冉玉平教授向李文均教授详细讲述了在菌种鉴定方面所遇到的瓶颈，并寻求帮助。李文均教授欣然同意并在菌种鉴定的关键方法和环节上给予了冉教授团队无私的指导和帮助，将与这株菌亲缘关系最为接近的参考菌株（*Nocardia tengchongensis* CFH S0057 和 *Nocardia niigatensis* JCM 11894）赠予我们，以开展后续新菌鉴定相关的生理生化试验和细胞壁成分分析。李教授的无私指导和协助使研究有了新的思路和方法。

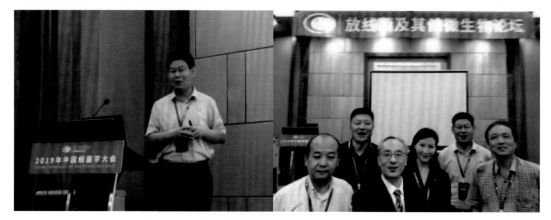

图 10　在 2019 年中国细菌学大会"放线菌及其他微生物论坛"上
与主持会议的李文均教授及讲者们合影

"一株新的诺卡菌？"

李文均教授的答案是："这有可能是一个新的菌种"。我们从迷茫中看到了新的方向和希望。到底是不是一种新的诺卡菌？怎么才能将这种"可能"变为"确定"？这是我们心里最大的疑问。随后我们在李教授和他的学生们的帮助下，学习诺卡菌菌种鉴定和分类方法，知道了诺卡菌新种鉴定中所需的关键方法，基于全基因组序列的平均核苷酸同源性分析和 DNA 杂交。利用最新的二代和三代测序技术成功获得该株菌完整的全基因组序列（图 11），将其与已报道的其他诺卡菌全基因组序列进行平均核苷酸同源性分析和 DNA 数字杂交分析（图 12），从基因组层面证实该株菌应该为一种新的未知诺卡菌。为最终获得国际公认又向前迈进一大步。

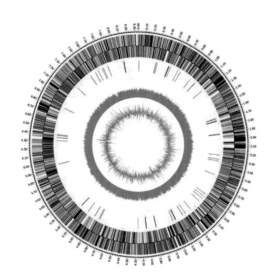

图 11　未知诺卡菌菌株的全基因组序列完整图

Table S2. Average nucleotide identity and in silico DNA–DNA hybridization between strains *N. huaxiensis* WCH-YHL-001^{T} and the type strains of species belonging to the genus *Nocardia*

Strains	Accession no.	ANI, %	isDDH, %
		WCH-YHL-001	WCH-YHL-001
Nocardia yunnanensis CFH S0054^{T}	CP032568	78.55	23.6
Nocardia niigatensis NBRC 100131^{T}	BAGC01000043	72.00	24.4
Nocardia inohanensis NBRC 100128^{T}	BDBK01000001	79.12	23.8
Nocardia yamanashiensis NBRC 100130^{T}	DCD01000001	79.67	24.3
Nocardia concave NBRC 100430^{T}	BAFX01000206	78.85	23.9
Nocardia otitidiscaviarum NEB252^{T}	CP041695	78.23	23.1
Nocardia pseudobrasiliensis NBRC 108224^{T}	BDBS01000001	75.34	21.5
Nocardia nova SH22a^{T}	CP006850	74.66	21.1
Nocardia vermiculata NBRC 100427^{T}	BDCA01000001	73.93	20.7
Nocardia miyunensis NBRC 108239^{T}	BDBQ01000001	74.72	21.7
Nocardia cyriacigeorgica 3012STDY6756504^{T}	LR215973	74.62	21.2
Nocardia brasiliensis FDAARGOS_352^{T}	CP022088	74.88	21.2

**Nocardia tengchongensis* CFH S0057^{T} has no genome sequences available.

图 12　未知诺卡菌平均核苷酸同源性分析（ANI）和 DNA 数字杂交分析

“诺卡菌”探索之旅：“守得云开见月明”

经过近 1 年多锲而不舍的艰苦努力，我们最终完成了上述鉴定工作，但要获得国际同行认可，需要将这株菌寄到国际上公认的菌种保藏中心保存，并获得其出具的保藏菌株编号及证书。在新冠流行期间，我们克服了许多意想不到的困难，最终将菌株分别寄往位于广州和日本等 3 个菌种保藏中心，获得了保藏编号的证书（图 13），至此新菌种的鉴定完成，“万事俱备，只欠命名”。

JAPAN COLLECTION OF MICROORGANISMS
Microbe Division, RIKEN BioResource Research Center
3-1-1 Koyadai, Tsukuba, Ibaraki, 305-0074, Japan
Phone : +81 29 836 9556
Fax : +81 29 836 9561
E-mail : inquiry.jcm@riken.jp

No. 200300
1 Mar 2021

CERTIFICATE OF DEPOSITION AND AVAILABILITY OF A MICROORGANISM

This is to certify that the following microorganism has been deposited into the Japan Collection of Microorganisms (JCM) and will be available to the public without restriction after publication by the author(s) of the scientific paper that describes this taxon:

JCM 34475 Unidentified actinobacterium
<- Y. Ran; West China Hosp. of Sichuan Univ., China; WCH-YHL-001

Moriya Ohkuma, Ph.D.
Head of the Microbe Division (JCM)
The RIKEN BioResource Research Center

NOTICE: This document is valid only for the proposal of a new scientific name with the above-mentioned strain in the International Journal of Systematic and Evolutionary Microbiology (IJSEM). The scientific name is based on the registered one as of the issue date, and any later update of the name does not invalidate this document. JCM does not reissue this certificate in principle, unless the MTA (for deposition) in connection with the strain is renewed.

国立研究開発法人 理化学研究所 バイオリソース研究センター 微生物材料開発室

NBRC
NITE Biological Resource Center
(1/1)

Notice of Acceptance of Biological Material
生物遺伝資源受託証

21-04-30-NITE-BT-010
Date of Issue: May 7, 2021
2021 年 5 月 7 日

Depositor / 寄託者
Dr. Yu-ping Ran and Kai-wen Zhuang
Department of Dermatovenereology, West China Hospital, Sichuan University

KATO Shinichiro
Director-General
Biological Resource Center
National Institute of Technology and Evaluation (NITE)

This is to notify you that the following biological material(s) received from you has (have) been accepted with the following NBRC accession number(s). When requested, Biological Resource Center, NITE (NBRC) will distribute the deposited biological material(s) to anyone including company for non-commercial use.

NOTICE
記

Name of biological material(s) (Strain ID)	NBRC number	Date of acceptance
(1) *Nocardia* sp. (WCH-YHL-001)	NBRC 114973	January 8, 2021

ISO9001 registration mark does not guarantee the quality of products or services themselves.

广东省微生物菌种保藏中心
Guangdong Microbial Culture Collection Center (GDMCC)
Tel: +86-20-87137633 http://www.gdmcc.net E-mail: gdmcc@gdim.cn

Certificate of Deposit

1. Name and address of the depositor or agent :
Yuping Ran
Department of Dermatovenereology, West China Hospital, Sichuan University
2. Strain code by depositor(s): **WCH-YHL-001**
3. Taxonomic designation: ***Nocardia* sp.**
4. Accession number : **GDMCC 4.181**
5. Day of issue: **October 30, 2020**

The above microorganism has been successfully deposited into the general collection of microorganism of the Guangdong Microbial Culture Collection Center (GDMCC) and confirmed the identity of the microorganism under this GDMCC number. This strain is available in the public accessible section of the GDMCC and restrictions have not been placed on access. It will be included in the published and online catalogue after publication of this number by the authors.

Hong-Hui Zhu, Ph.D.
Director of GDMCC
Guangdong Microbial Culture Collection Center (GDMCC)
Guangdong Institute of Microbiology
100 Xianlie Zhong Road, Yuexiu District, Guangzhou 510070, PR China

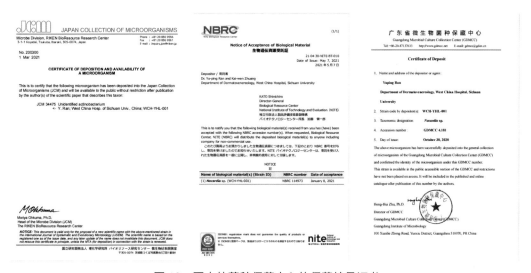

图 13　国内外菌种保藏中心的保藏编号证书

“诺卡菌”探索之旅：“画龙点睛”

新菌种如何命名？“冉氏诺卡菌”“四川诺卡菌”“成都诺卡菌”或“华西诺卡菌”等多种候选命名都提出来备选。2022 年是华西医院建院 130 周年的纪念，此菌种分离自来华西医院就诊的患者，而我们一直都在华西医院学习、工作、奉献，怀着对华西医院的深深热爱，最终决定将新菌种命名为"华西诺卡菌"，作为华西医院130周年院庆的献礼。我们将鉴定结果整理成文，投稿到细菌分类学权威国际原核生物系统学委员会会刊——《国际系统与进化微生物学杂志》（*International Journal of Systematic and Evolutionary Microbiology*）上，以"*Nocardia huaxiensis* sp.nov., an actinomycete isolated from human skin"（从人皮肤中分离的放线菌新种华西诺卡菌）的题目正式发表（图14），并附上华西诺卡菌的扫描电镜图像（图15），获得国际细菌分类学会专业评审的一致认可，最终确定并认证其为一种新的诺卡菌，十年一剑终磨成！

INTERNATIONAL JOURNAL OF SYSTEMATIC AND EVOLUTIONARY MICROBIOLOGY

TAXONOMIC DESCRIPTION
Zhuang et al., Int. J. Syst. Evol. Microbiol. 2021;71:004970
DOI 10.1099/ijsem.0.004970

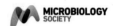
MICROBIOLOGY SOCIETY

Nocardia huaxiensis sp. nov., an actinomycete isolated from human skin

Kaiwen Zhuang[1], Ya Liu[2], Yaling Dai[2], Jianrong Xu[1], Wenjun Li[3], Hong Ming[4], Sushmita Pradhan[1], Xin Ran[1], Chaoliang Zhang[5], Yu Feng[6] and Yuping Ran[1,*]

图 14　国际系统与进化微生物学杂志上发表论文"从人皮肤中分离的放线菌新种华西诺卡菌"首页截图

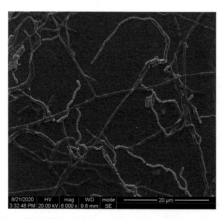

图 15　扫描电镜下的"华西诺卡菌"（华西口腔医院国家重点实验室张朝良老师协助拍摄）

"华西诺卡菌"登上 BJD 封面

新菌种获得正式命名为"华西诺卡菌"发表后，我们马不停蹄将此患者治疗前后的临床相片、脓液涂片革兰染色所见炎细胞内的菌丝相片，以及用皮肤镜透过试管观察到在培养斜面上生长菌落的原生态相片组合，将临床病例报道以"Primary cutaneous nocardiosis caused by a novel *Nocardia* species"（一种新诺卡菌感染所致的原发性皮肤诺卡菌病）为题投稿到了《英国皮肤病杂志》"*British Journal of Dermatology*，简称 *BJD*"，不久便被接收并发表。更让人意想不到的是，在 2022 年 10 月 1 日国庆，我们惊讶的发现，那张我们"灵机一动"用皮肤镜拍摄的菌落相片，竟登上《英国皮肤病学杂志》（*BJD*）的封面（图 16），激动不已，感慨万分—得来全不费工夫！

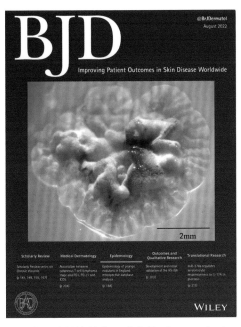

图 16　*BJD* 封面：皮肤镜拍摄的华西诺卡菌（*Nocardia huaxiensis*）菌落

二、背景知识

诺卡菌简介： 诺卡菌（*Nocardia* species）是一种革兰染色阳性的需氧杆菌，以串珠状和分枝状菌丝为特征，普遍存在于自然界中，如土壤、水、灰尘、腐烂的植物和动物粪便等。迄今诺卡菌的种数已超过 100 个种（http：//www.bacterio.cict.fr/n/*nocardia*.html），其中大部分菌株来自周围环境。大约超过 1/3 的诺卡菌可引起人类的感染，最常见致病菌株为巴西诺卡菌、星形诺卡菌和鼻疽诺卡菌等。近年来不断有新诺卡菌种从人的标本中分离出来，并且越来越多从环境中分离出来的诺卡菌新种出现感染人的报道。诺卡菌感染的临床表现多样，主要引起全身或局部急性和慢性化脓性或肉芽肿性病变，既可发生于免疫功能抑制的宿主亦可见于免疫功能正常的人。该病主要通过呼吸道吸入诺卡菌孢子、断裂的菌丝片段或直接感染皮肤所致，可累及全身多个组织、器官，其中肺、皮肤是最常见的感染部位。本病的诊断主要通过培养，而诺卡菌生长缓慢，通常需要 1 ~ 2 周才能长出较为明显的菌落。治疗上，复方磺胺甲噁唑是诺卡菌病治疗的一线药物，但近年来诺卡菌耐药株的报道越来越多，其他可供选择的药物包括左氧氟沙星、米诺环素、阿米卡星、利奈唑胺、亚胺培南等。

三、作者介绍

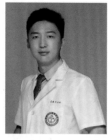

庄凯文，2017 年毕业于四川大学华西临床医学院，获得皮肤病与性病学博士学位，师从冉玉平教授。目前在四川大学华西医院皮肤性病科工作，主治医师，主要从事皮肤感染性疾病相关研究，其成果发表于 *J Invest Dermatol*、*Br J Dermatol*、*Mycopathologia*、*Int J Syst Evol Microbiol* 等杂志。获中华医学会皮肤性病学分会 2020 年最具影响力研究奖，国家自然科学基金青年基金负责人，参与多项国家自然科学基金面上项目及省部级基金，担任 *Dermatologic Therapy* 期刊审稿人。

四、导师点评

1. 临床医生每天要面临各种各样的患者，即使有丰富的临床经验，也难以应对所有复杂疑难的情况。

2. 遇到疑难问题要认真思考，厚积薄发，激活解决方案，做到"灵机一动""突发奇想"。

3. 搞不清楚病例和菌种，就是突破和新发现的机会，要切实把握，不畏困难，持之以恒，加以突破。

4. 机会只给有准备的人，哪怕面对非常小的成功概率和非常大的困难阻碍，也要尽最大努力去尝试。

5. 科研无边界，打开思路，寻求不同学科领域专家的有效交流与合作，终将成功——"天助自助者"。

6. "华西诺卡菌"的发现看似偶然，唯有每天坚守在临床上"守株待兔"，只问耕耘不问收获，最后才会"得来全不费工夫"。

五、论文中文翻译

一种新诺卡菌感染所致的原发性皮肤诺卡菌病

庄凯文 [1, 2]　冉玉平 [1, 2*]

1. 四川大学华西医院皮肤性病科；2. 四川大学疾病分子网络前沿科学中心免疫炎症研究院皮肤病学研究室；* 通讯作者

报告 1 例 59 岁的男性，因左足背内侧暗红色浸润斑块，脓疱伴脓血渗出 5 个月就诊。发病前 1 周，患者曾赤脚在污水中行走，但否认外伤史。发病后他曾在当地医院诊治，接受过经验性抗生素治疗，但病情未见好转。皮损处的分泌物涂片查见革兰染色阳性的短棒状分枝菌丝。培养初步鉴定为诺卡菌属，最终通过全基因组测序鉴定为一种新的诺卡菌——华西诺卡菌。药敏显示该菌对磺胺敏感。患者经口服复方磺胺甲噁唑治疗 5 个月后痊愈。随访 1 年未见复发。

注：图片、基金和参考文献（略）

六、英文全文链接：https://pubmed.ncbi.nlm.nih.gov/35484848/

Zhuang KW, Liu Y, Dai Y, et al. *Nocardia huaxiensis* sp.nov., an actinomycete isolated from human skin. Int J Syst Evol Microbiol, 2021,71:004970.

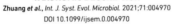
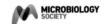

INTERNATIONAL JOURNAL OF SYSTEMATIC AND EVOLUTIONARY MICROBIOLOGY

TAXONOMIC DESCRIPTION
Zhuang et al., *Int. J. Syst. Evol. Microbiol.* 2021;71:004970
DOI 10.1099/ijsem.0.004970

MICROBIOLOGY SOCIETY

Nocardia huaxiensis sp. nov., an actinomycete isolated from human skin

Kaiwen Zhuang[1], Ya Liu[2], Yaling Dai[2], Jianrong Xu[1], Wenjun Li[3], Hong Ming[4], Sushmita Pradhan[1], Xin Ran[1], Chaoliang Zhang[5], Yu Feng[6] and Yuping Ran[1,*]

英文全文链接：https://academic.oup.com/bjd/article-abstract/187/2/e65/6700095?redirectedFrom=fulltext&login=false

Zhuang K, Ran Y. Primary cutaneous nocardiosis caused by a novel Nocardia species. Br J Dermatol, 2022,187(2):e65. doi: 10.1111/bjd.21599.

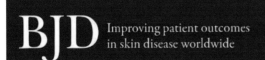
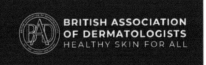

Article Navigation

JOURNAL ARTICLE

Primary cutaneous nocardiosis caused by a novel *Nocardia* species Get access >

Kaiwen Zhuang, Yuping Ran ✉

British Journal of Dermatology, Volume 187, Issue 2, 1 August 2022, Page e65,

病例四十八
营养与代谢障碍性皮肤病（原发性色素失禁样皮肤淀粉样变）

一、临床故事

奇怪的大写意画——"墨水"溅在皮肤上了？

这是我读博士期间在冉老师指导下经治的一例特殊病例。患者为一名 28 岁女性，表现为躯干和四肢出现不规则和线状排列的暗褐色斑点和斑片，蓦然一看，好似中国写意画中四处飞溅的墨点，也像远古人类在洞穴岩壁上留下的岩壁画（图 1）。患者自述从幼儿时期起皮疹就已存在，首先出现在她的背部，然后慢慢扩展到她的躯干和四肢，她自己以前并未注意到有无疣状皮损或水疱改变。随着患者年龄的增长，皮疹面积也与身体成比例扩大。患者既往体健，家族中也无类似的病史。

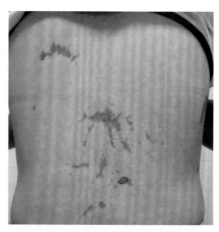

图 1　患者躯干可见不规则和线状排列的暗褐色斑点和斑片（蓝线标记的梭形为取活检处）

典型的色素失禁症？

体格检查显示患者发育正常，躯干和四肢分布着大量不规则和线状排列的暗褐色斑点和斑片，这是什么皮肤病？首先映入脑海的是一个经典的疾病：色素失禁症。这位患者会是色素失禁症吗？皮损的色泽和独特的飞溅样排列方式，部分区域沿 Blaschko 线排列，其特点非常类似于色素失禁症（图 2）。但是她并没有家族史，也不能提供早期与色素失禁症相关的病史。患者实验室检查包括血常规、免疫球蛋白分析等，均为正常。B 超及胸部 X 线片检查也正常。

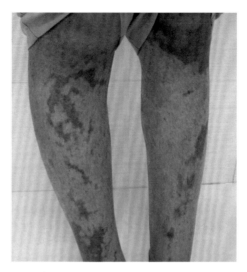

图 2 患者双下肢不规则和线状排列的暗褐色斑点和斑片，部分区域沿 Blaschko 线排列

组织病理学新发现

　　皮肤科有一种特殊的检查方法，这也是对皮肤病变检查的优势，遇到临床上不能确定的疾病，采取手术方法切取一小块皮损组织，制成薄片经各种染色后在显微镜下观察细胞和组织的变化，叫皮肤活检及组织病理学检查。局部注射少量麻药后，我们在患者腰背部切了黄豆大的典型皮损，固定、脱水制成蜡块，薄层切片后苏木素伊红（HE）染色，显微镜下观察到表皮内可见点状坏死的角质形成细胞，真皮乳头内有嗜酸性无定形物沉积（图 3）。切片用结晶紫染色显示阳性（图 4），提示真皮乳头内有淀粉样蛋白沉积，在偏振光显微镜下呈苹果绿双折光（图 5），也确认真皮乳头层内有淀粉样蛋白沉积。以上结果支持"原发性皮肤淀粉样变"的诊断。

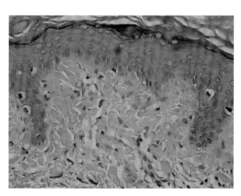

图 3 皮损组织病理像
表皮内可见点状坏死的角质形成细胞，真皮乳头内有嗜酸性无定形物沉积（HE 染色，×200）

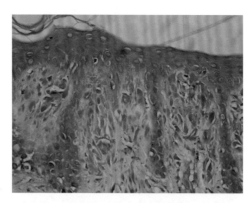

图 4　皮损组织病理像：真皮乳头内无定形物阳性（结晶紫染色，×200）

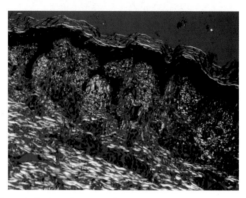

图 5　皮损组织病理像：真皮乳头内无定形物在偏振光显微镜下呈苹果绿双折光（×100）

常见病例的罕见表现

原发性皮肤淀粉样变，是指淀粉样蛋白沉积在既往正常的皮肤内（但不累及其他内脏器官），分为斑状、苔藓样和罕见的结节性淀粉样变三种类型。斑状淀粉样变在临床较为常见，皮损主要位于上胸和上背部肩胛间区，为灰褐或棕褐色色素沉着斑，呈网状或波纹状，其上可覆有颜色更深的小丘疹，伴轻中度瘙痒。但是像这例患者一样，皮损表现为不规则的暗褐色斑点和斑片，还可见到独特的墨水飞溅样色素沉着，部分区域沿 Blaschko 线排列，类似于色素失禁症的斑状淀粉样变病例，临床比较罕见。给予患者口服阿维 A 胶囊和外用维 A 酸治疗，1 个月后略有好转，后失访。除了特殊分布的皮肤颜色改变外，患者没有特别的自觉症状，应该是放弃进一步治疗了。这是一例通过组织病理学检查才确诊了皮肤淀粉样变，为常见皮肤病的罕见表现。我自己觉得应该写出来，让更多的同行认识此病，同时也为了磨炼和提升英文论文写作能力。跟冉老师沟通后，冉老师也觉得这个案例不错，非常少见且具有发表价值。

二、背景知识

原发性皮肤淀粉样变大多数为散发病例，约 10% 有显性遗传家族史，常于青春期前后起病，与位于 5 号染色体上的抑瘤素 M 受体（OSMR）基因突变密切相关。

发病可能与长期刺激（如摩擦）、EB 病毒感染、遗传等因素相关。斑状淀粉样变女性多于男性，皮损主要位于上胸和上背部肩胛间区，为灰褐或棕褐色色素沉着斑，呈网状或波纹状，其上可覆有颜色更深的小丘疹，伴轻中度瘙痒。皮损偶尔沿 Blaschko 线分布，类似于色素失禁症。以色素减退斑为主的也有报道，类似点滴型硬斑病和白癜风。苔藓样病变男性多见，好发于胫前和前臂伸侧，表现为坚实、密集不融合的色素性小丘疹、小结节和（或）苔藓样斑块，上覆鳞屑和结痂，常伴剧烈瘙痒。结节性皮肤淀粉样变主要为境界清楚的橙黄色斑块，可见于生殖器部位及四肢、躯干。

组织病理学上，原发性皮肤淀粉样变的共同特征为嗜酸性的、无定形物质（即淀粉样蛋白）呈片状或团块状沉积于真皮乳头层。基底细胞层有时会出现液化变性，并见胶样小体。当斑状型淀粉样蛋白沉积量很少时需做如刚果红和结晶紫等特殊染色和（或）免疫细胞化学染色辅助诊断。偏振光显微镜下呈苹果绿双折光。常见的皮肤镜表现是具有不同颜色的中心区域，可为棕色、白色或者黄白色均质结构区（图 6）。

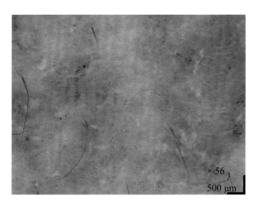

图 6　皮肤镜像：具有不同颜色的中心区域，可为棕色、白色或者黄白色均质结构区

Blaschko 线是体表的一种特殊的线条排列方式，与血管、神经和淋巴管的走向均无关（图 7），由德国皮肤科医师 Blaschko 在 1901 年首次描述并命名。近年研究表明 Blaschko 线的形成可能与遗传学上的嵌合体密切相关，对许多先天性疾病的发生学具有重要意义，为一些多因子获得性疾病提供了遗传解释。沿 Blaschko 线分布的皮肤病很多，包括色素失禁症、线状表皮痣、线状苔藓等，但沿 Blaschko 线分布的原发性皮肤淀粉样变却很罕见。

治疗可口服抗组胺药物止痒，局部外涂强效糖皮质激素、卡泊三醇或光疗，或局部注射糖皮质激素，但疗效多不显著。脉冲染料激光治疗有报道。苔藓样皮肤淀粉样变可用皮肤磨削术或阿维 A 等。结节性病变可手术切除或选用冷冻、烧灼、皮肤磨削术、二氧化碳激光或脉冲染料激光等，但易复发。

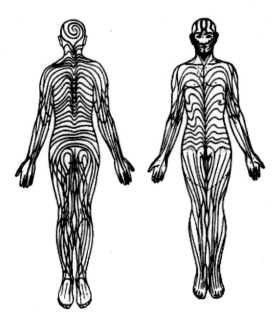

图 7　Blaschko 线在人体表面的分布排列表现

引　自 Happle R. Mosaicism in human skin. Understanding the patterns and mechanisms, Arch Dermatol, 1993,129(11):1460–1470.

三、作者介绍

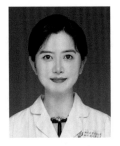

万慧颖，四川省人民医院皮肤病性病研究所副主任医师，医学博士，硕士生导师。四川省抗癌协会皮肤肿瘤专委会常务委员，四川省国际医学交流促进会皮肤性病学专业委员会常务委员，成都市中西医结合学会皮肤科分会副主任委员，成都高新医学会皮肤病与美容学分会常务委员。主持并参与多项省厅级科研项目，担任《中华皮肤科杂志》期刊审稿人。

四、导师点评

1. 皮肤科已知的病种近三千种，作为皮肤科医生不管多么努力，也难以掌握或了解每一种疾病，皮肤科门诊每天面临机会和挑战，客观要求必须终身学习。

2. 作为以皮损形态和分布特点为线索的诊断思路，如果没有见过的皮肤病肯定不能确定诊断，而一些表现类似的皮肤病也不能立即给予正确的诊断。

3. 好在皮损位于体表，皮肤活检做组织病理学检查就成了皮肤病诊断的重要方法，有时甚至具有决定性意义。

4. 如同皮肤真菌病的诊断需要取标本做直接真菌镜检和培养一样，皮肤病理学是每一个皮肤科医生的基本功，正确的取材，专业的皮肤病理学知识必不可少。

5. 所幸此病例除衣物遮盖部位的特殊皮肤色素改变外，没有明显的自觉症状，确定诊断即解开谜底，让患者正确认识疾病没有特殊危害，接受现实，摆平心态，就没有必要大费周折到处就诊，浪费时间和经费做"无用"治疗。

6. 反复被拒是常态，直接接收是偶然。投稿时一定要符合杂志的基本要求，针对特点选杂志，在单词拼写、全角半角、参考文献格式等方面不犯低级错误，将临床、病理等相片上做得最好以吸引主编眼球，内容上突出特点让审稿人有兴趣阅读，回复审稿意见要实事求是，客观准确，是提高论文接收率公开的秘籍。

五、论文中文翻译

罕见的原发性色素失禁样皮肤淀粉样变

万慧颖 冉玉平 *
四川大学华西医院皮肤性病科；* 通讯作者

原发性皮肤淀粉样变，定义为淀粉样蛋白沉积在既往正常的皮肤内，而无其他器官受累。主要可分为三种类型：斑状淀粉样变、苔藓样淀粉样变和罕见的结节性淀粉样变。斑状淀粉样变主要表现为中度瘙痒，皮损主要位于背部、胸部和四肢，棕褐色网状或波纹状的色素沉着斑。罕见的弥漫性斑状淀粉样变的临床表现包括痣样色素沉着、弥漫性色素沉着、皮肤异色病样表现和色素失禁样改变。在这项研究中，我们报告了一例罕见的弥漫性斑状淀粉样变伴色素失禁样改变。

患者为一名 28 岁的女性，表现为弥漫性非瘙痒性皮肤色素沉着，自幼儿时期就已存在。皮疹首先出现在她的背部，然后慢慢扩展到她的躯干和四肢，以前并未注意到有无疣状或水疱改变。随着患者年龄的增长，皮疹也与身体成比例增长。患者无既往史，也没有类似家族史。体格检查显示患者发育正常，躯干和四肢呈网状和线状排列的暗褐色斑点和斑片让我们想起了色素失禁症。色素沉着图案不规则，某些位置呈线状、圈状和喷泉般的飞溅物沿 Blaschko 线排列。我们未检测到提示系统性淀粉样变的症状或体征，如巨舌症、肌肉或关节营养不良，或肝脾大。皮肤病理检查显示真皮乳头内有嗜酸性无定形物沉积，表皮内可见坏死的角质形成细胞。实验室检查包括血常规、免疫球蛋白分析，均为阴性或正常。胸部 X 光检查也正常。患者被诊断为原发性皮肤淀粉样变，口服阿维 A 胶囊和外用维 A 酸治疗。

原发性皮肤淀粉样变有三种公认的类型。斑状淀粉样变和苔藓样淀粉样变较为常见，结节性淀粉样变少见。而弥漫性斑状淀粉样变伴色素失禁样改变罕见。目前已有少许病例报道，An 等人描述了一位女性患者，自出生后腋窝和腹股沟出现网状棕色斑点，部分网状色素沉着沿 Blaschko 线排列。有证据表明，弥漫性斑状淀粉样变伴色素失禁样改变可能与 X– 连锁遗传相关。Park 等人描述了一例弥漫性斑状淀粉样变性病例，躯干和四肢可见螺旋状、波纹状和线状色素沉着，但这例女性患者没有家族史。Wu 等人报告了另一例从婴儿期就开始患有弥漫性斑状淀粉样变案例，患者有色素失禁样皮疹，表皮下水疱及家族遗传的可能性。Partington 等人报告了一系列遗传性皮肤淀粉样变的病例，其中的女性患者表现为沿 Blaschko 线排列的色素沉着，看起来像色素失禁症；而其中的男性患者表现为广泛的网状皮肤淀粉样变性，伴有严重结肠炎和复发性肺炎。这个作者提出了"X– 连锁性皮肤淀粉样变"。

弥漫性斑状淀粉样变伴色素失禁样改变的主要特征为躯干及四肢弥漫性网状色素沉着，线状排列的棕色斑片，或沿 Blaschko 线排列的色素失禁样皮损。尽管典型的皮肤淀粉样变几乎总是瘙痒，大多数患者都否认有瘙痒症状。大多数患者也无家族史，但如前所述，弥漫性斑状淀粉样变伴色素失禁样改变已经揭示了一些家族倾向。

我们的这个病例主要应与色素失禁症相鉴别。色素失禁症是一种染色体疾病，主要表现为女性患儿在出生后的第一周就出现短暂的荨麻疹、水疱或疣状皮损，病变也呈现为沿着 Blaschko 线的漩涡状和斑状色素沉着。然而，皮肤活检在色素失禁症中没有发现淀粉样变的证据。

总之，在这项研究中，我们报告了一例罕见的弥漫性斑状淀粉样变，呈色素失禁症样分布，皮肤活检有助于诊断无法解释的皮肤色素沉着。

注：图片及参考文献（略）

六、英文全文链接：DOI：10.1111/j.1365-4632.2009.04373.x

Huiying Wan, Yuping Ran. Unusual primary cutaneous amyloidosis with an incontinentia pigmenti–like pattern. Int J Dermatol, 2011,50(4):485–487.

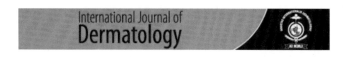

Correspondence

Unusual primary cutaneous amyloidosis with an incontinentia pigmenti-like pattern

Huiying Wan MD , Yuping Ran MD, PhD

First published: 18 March 2011 | **https://doi.org/10.1111/j.1365-4632.2009.04373.x** | Citations: 2

病例四十九
真菌性皮肤病（罕见的由皮瘤毛孢子菌引起的类似腋毛癣的白毛结节病）

一、临床故事

"雾里看花"

那是 10 年前的一个清晨，冉老师上午门诊刚刚开始，一位外籍男性青年进入诊断室，用他那不算太流利的中文对我们说道：医生请帮助我，我自己觉得我的下半身长了东西，怎么洗都洗不掉，有时候还很痒。随后我们仔细询问了这位患者的情况，了解到他来中国已 2 年了，就在几个月前他的会阴部开始出现瘙痒，洗完澡后在阴毛上用手可以触摸到一些不光滑的东西，非常担心是不是患上了什么特殊的疾病。于是我们对其患部进行了仔细检查，乍一看会阴区的阴毛是正常的，啥也没有，但肉眼仔细观察看到阴毛上似乎有些黄白色附着物（图 1），却又看不太清楚，会是什么东西呢？难道是腋毛癣？或者是阴虱吗？

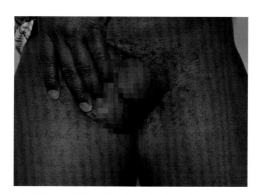

图 1　患者临床照片：肉眼似乎很难看清楚阴毛上的结节

挂在毛干上的神秘"蜂巢"

为了进一步看清楚阴毛上附着的东西是什么，冉老师祭出了皮肤科医生的秘密武器——皮肤镜，进行仔细观察。皮肤镜下观察到阴毛卷曲，所有毛干表面都附着了大量黄白色物质，将整个毛干包裹起来，部分还在毛干表面形成小结节，宛如蜜蜂搭建在树梢顶端的"蜂巢"（图 2），而患者其他部位的毛发（腋毛、头发）均未发现异常。在冉老师指导下，我小心翼翼将这些有问题的毛发取下来，用显微镜仔细观察（直接镜检）。显微镜下可以看到黄白色的物质紧密地附着在毛干表面，部分毛干还出现变形，附着物内隐约可看到密集的孢子（图 3）。

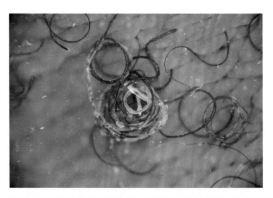

图 2　皮肤镜下阴毛卷曲如螺旋，其表面附着串珠样黄白色物质

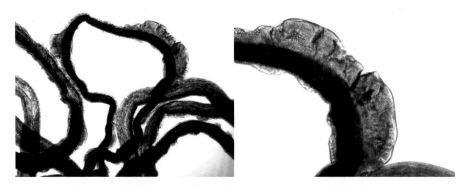

图 3　显微镜下观察见毛干上附着淡黄色结节宛若一个个微型"微生物部落"

神秘"蜂巢／部落"的主角

为了弄清楚附着物究竟是什么，我们随后将附着黄白色物质的病发接种到沙堡弱培养基（不含放线菌酮和氯霉素）中，在28℃培养7天后，接种的3根试管培养基斜面上都长出了一样特点的奶白色菌落，其表面可见脑回状褶皱（图4）。将菌落挑出涂片，用美兰染色后显微镜下观察，看到大量关节菌丝和关节孢子，以及厚壁孢子（图5）。至此，我们初步判定阴毛的附着物为"真菌"，而不是引起腋毛癣的细菌。

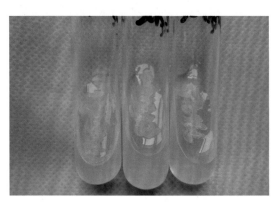

图 4　沙堡弱培养基斜面上均长出奶白色菌落，表面脑回状褶皱

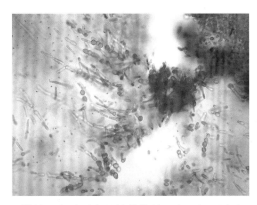

图 5　挑取菌落涂片，显微镜观察看到大量关节菌丝／孢子和厚壁孢子（美兰染色，×400）

分子生物学方法查明元凶——皮瘤毛孢子菌

随后我将培养分离的菌落收集、破除细胞壁、提取 DNA，用真菌通用引物做聚合酶链反应（PCR 扩增），再将产物送基因序列分析（测序），最终这株菌鉴定为"皮瘤毛孢子菌（*Trichosporon inkin*）"。最后患者被诊断为由皮瘤毛孢子菌所致的"白毛结节病（White Piedra）"。明确诊断后，我们首先让患者用剃刀将会阴部受真菌感染的阴毛剃掉，然后用 2% 酮康唑洗剂清洗会阴部，再局部外用 1% 萘替芬 –0.25% 酮康唑乳膏，同时口服抗真菌药物伊曲康唑 200mg，每日 2 次。治疗 3 周后患者复诊，原受累阴毛处全部长出新的自然阴毛，毛干表面干净没有任何附着物，患者获得痊愈，随访半年未出现复发（图 6）。

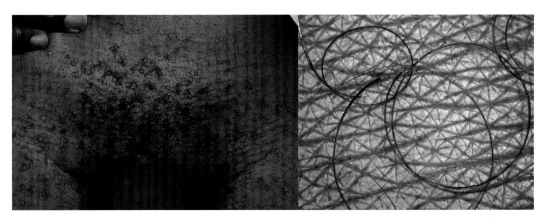

图 6　治疗 3 周后复诊患者临床外观正常（左），皮肤镜下阴毛表面未见任何附着物（右）

探访神秘的"真菌部落"

虽然患者的诊断已经明确，疾病也治好了，但我却对这样一些生活在毛干上的"真菌部落"产生了浓厚的兴趣。看着浸泡在标本固定液（2.5% 戊二醛）中的毛发和其上的"真菌部落"，我决定一探究竟：皮瘤毛孢子菌是怎样与阴毛亲密接触的？为什么附着那么紧密，患者怎么洗也洗不掉？冉老师建议我用扫描电镜和透射电镜做超微结构研究。我们首先利用扫描电镜对毛干上的结节进行观察，扫描电镜下随着放大倍数的增加，眼前的微观世界让我们惊呆了！

结节紧紧的附着于毛干，结节表面凹凸不平，由大量细胞外基质镶嵌包裹着大量的真菌孢子，形成包裹在毛干上的真菌生物膜（图 7）。

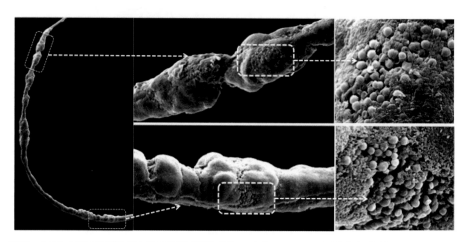

图 7　扫描电镜下观察到结节紧紧的附着毛干，表面凹凸不平且镶嵌包裹着大量真菌孢子
（华西口腔医院国家重点实验室张朝良老师协助拍摄）

为了弄个清楚结节内部的结构，我们打算沿着发干的纵轴和横轴进行组织病理切片后做特殊染色，以便进一步观察结节内"真菌部落"与毛干的关系。最初尝试将毛发用石蜡包埋，但包埋好后切片时由于头发的韧性和蜡块的脆性，普通病理片制作用的刀片很难获得理想的毛干纵轴和横轴的切片。此后我们借鉴了透射电镜标本制作的方法，用树脂进行包埋，利用钻石切刀进行切割，获得了横、纵两个方向的超薄切片。在甲苯胺蓝（Toluidine Blue）、过碘酸雪夫染色（PAS）及六胺银（GMS）染色下，真菌部落的内部结构清晰的展现在眼前。在阴毛横切面上，PAS 真菌为紫红色（图 8），GMS 染色为黑色（图 9），显示大量真菌孢子附着在毛干上，形成真菌结节。在阴毛的纵切面上，甲苯胺蓝染色显示结节内除了真菌孢子外，还有大量无定形、嗜酸性和嗜碱性物质，在结节内部，皮瘤毛孢子菌紧紧地黏附在毛干表面毛小皮层，部分毛小皮因真菌孢子的侵袭出现开裂、卷曲和抬起（图 10）。

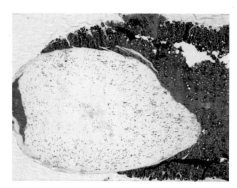

图 8　左侧为阴毛的横切断面，右侧显示包裹阴毛的结节，
为大量密集的紫红色真菌孢子（PAS 染色，×400）

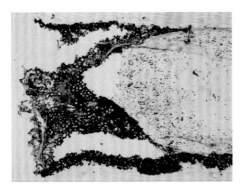

图 9　右侧为阴毛的横切断面，左侧显示包裹阴毛的结节，为大量密集的黑色真菌孢子（GMS 染色，×400）

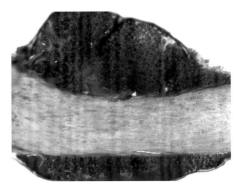

图 10　阴毛和结节纵切面：结节内除了真菌孢子，还有大量无定形嗜酸性和嗜碱性物质，部分毛小皮因真菌孢子的侵袭出现开裂、卷曲和抬起（甲苯胺蓝染色，×400）

为了把菌体对毛干接触部位的超微结构看清楚，我们使用了透射电镜观察，发现真菌孢子密集聚合在一起紧密附着在毛干上，破坏毛干表面结构，部分孢子已经侵入到毛干组织（图 11）。

为了进一步研究毛孢子菌破坏毛干的机制，我们对分离的皮瘤毛孢子菌进行了胞外酶活性的分析，结果显示该菌具有多种酶活性，主要包括碱性和酸性磷酸酶、酯酶、亮氨酸芳酰胺酶、β 葡糖醛酸酶和 N- 乙酰葡萄糖氨酸酶等活性增高（表 1）。至此我们推测皮瘤毛孢子菌附着到毛干表面后，可以通过分泌多种活性的酶来分解消耗毛小皮之间具有黏合作用的脂质以作为菌体的营养源，使得毛小皮与毛干分离破坏，最终让毛干变得脆弱易断。

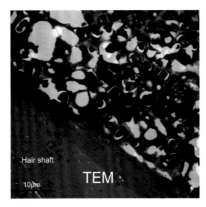

图 11　透射电镜下观察到真菌孢子密集排列，聚集在毛干表面，部分真菌孢子已经破坏并侵入毛干组织（华西医院病理科雷松老师协助拍摄）

表 1　皮瘤毛孢子菌体外酶活性分析（API ZYM 试剂盒）

序号	分泌酶	结果	序号	分泌酶	结果
1	空白对照	阴性	11	酸性磷酸酶	+++++
2	碱性磷酸酶	++++	12	萘酚 –AS–BI 磷酸水解酶	++
3	酯酶（C4）	+++	13	α 半乳糖苷酶	+++
4	酯酶脂肪酶（C8）	++++	14	β 半乳糖苷酶	阴性
5	脂肪酶（C4）	+	15	β 葡萄糖苷酸酶	阴性
6	亮氨酸芳酰胺酶	++++	16	α 葡萄糖醛酸酶	++

续表

序号	分泌酶	结果	序号	分泌酶	结果
7	缬氨酸酰胺酶	阴性	17	β 葡萄糖醛酸酶	+++++
8	胱氨酸酰胺酶	阴性	18	N- 乙酰葡萄糖氨酸酶	+++++
9	胰蛋白酶	阴性	19	α 甘露糖苷酶	阴性
10	α 乳糜蛋白酶		20	β 岩藻糖苷酶	阴性

对毛干的病理、扫描电镜和透射电镜观察终于让我们理解到为什么患者述说怎么洗也洗不掉？因为菌体已经与毛干完全融合成一体，由皮瘤毛孢子菌分泌的细胞外基质与菌体黏合，形成完整的生物膜包裹毛干。只有用剃刀将受累的毛干全部剃掉，再用抗真菌的酮康唑洗剂清洗皮肤，外用 1% 萘替芬 –0.25% 酮康唑乳膏，加上内服伊曲康唑，从体外和体内两个方面抗真菌，让新长出的阴毛不再受真菌感染，才能达到治疗的目的。

投稿经历

患者临床治疗结束了，但我们的工作并没有停止。在冉老师的指导下，我也把诊治过程和实验室的发现总结写成了英文论文投稿。因为白结节病内容涉及扫描电镜，我们最初投到了一本专注于扫描电镜的杂志 *Scanning*，但很快就被拒稿了。之后我们又重新审视了文章的特点：一种少见的真菌感染，病例资料采集非常完整，且用多种染色方法的病理图像，还有前沿的扫描电镜和透射电镜揭示了毛结节病的内部形态学超微结构特点，获得清晰的照片。经过杂志筛选，最终我们定位到了 *Mycopathologia* 杂志。投稿大概 2 个月后，我们收到了杂志编辑部的返修意见，在冉老师的指导下我按照编辑审稿意见点对点的仔细修改回复，最终文章顺利地被该杂志接收发表。在写作的过程中，通过整理相关资料和文献查阅，进一步加深了自己对白毛结节病的认识和理解，文章的发表也向国内外的同道们展示了我们对白毛结节病这种少见真菌感染的认识和诊治经验。

二、背景知识

白毛结节病（white piedra）是一种由毛孢子菌属引起的浅表毛发真菌病，特征是沿毛干出现柔软的、白色到棕色的不规则结节，主要累及头皮、胡须、腋窝和生殖器区域的毛发，患者一般没有任何其他症状。毛结节病 "Piedra" 在西班牙语中是 "石头" 的意思，用于描述导致毛发上出现石头状小结块的真菌感染。毛结节病分为两种亚型：白毛结节病和黑毛结节病。与白毛结节病不同，黑毛结节病是由担子囊菌纲的何德毛结节菌（*Piedraia hortae*）引起，通常发生在头皮，以毛干上的深色结节为特征。白毛结节病是一种罕见的真菌感染，最常见于潮湿的热带气候，但在全球范围均可发生。该病好发于儿童和年轻成人，尤其是女性。易感因素可能包括：持续的温暖湿润条件、长发、卫生条件差等。动物（如马和猴）也可能出现白毛结节病。在病原学方面，毛孢子菌属，包括皮瘤毛孢子菌（*Trichosporon inkin*）、卵形毛孢子菌（*Trichosporon ovoides*）、阿萨希毛孢子菌（*Trichosporon asahii*）、皮毛孢子菌

（*Trichosporon cutaneum*）和黏液毛孢子菌（*Trichosporon mucoides*）是白毛结节病的主要病原体，其中阿萨希毛孢子菌、皮毛孢子菌和黏液毛孢子菌是头皮感染的常见病因，而皮瘤毛孢子菌常见于生殖器感染。

白毛结节病通常表现为多个沿毛干分布的质地柔软至稍硬、1～3mm 大小的白色至棕色结节。单根毛干可有多个结节，严重受累的毛干会变得脆弱，导致毛发断裂。如不治疗，结节往往会持续存在。可影响任何毛发生长区域，包括头皮、腋窝、生殖器区域、各区域胡须、眉毛和睫毛，患者通常无明显的症状。诊断方面，若毛干上存在白色至棕色、松散黏附的环形结块，且光镜显示毛干包裹有真菌成分，可临床诊断为白毛结节病，通过真菌培养检测到毛孢子菌确诊。皮肤镜和 Wood 灯检查有助于诊断和鉴别其他的疾病，如黑毛结节病、阴虱、毛发菌病等。治疗方面，首先剃除或剪掉受累区域的所有毛发。可口服伊曲康唑，成人 100mg，一日 1～2 次，儿童 5mg/（kg·d），2% 酮康唑洗剂，同时需避免头发长时间潮湿。

三、作者介绍

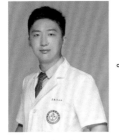

庄凯文，2017 年毕业于四川大学华西临床医学院，获得皮肤病与性病学博士学位，师从冉玉平教授。目前在四川大学华西医院皮肤性病科工作，主治医师，主要从事皮肤感染性疾病相关研究，其成果发表于 *J Invest Dermatol*、*Br J Dermatol*、*Mycopathologia*、*Int J Syst Evol Microbiol* 等杂志。获中华医学会皮肤性病学分会 2020 年最具影响力研究奖，国家自然科学基金青年基金负责人，参与多项国家自然科学基金面上项目及省部级基金，担任 *Dermatologic Therapy* 期刊审稿人。

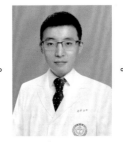

冉昕，在职博士。2019 年以"专科住院医师"毕业于四川大学华西临床医学院，师从冉玉平教授。目前在四川大学华西医院皮肤性病科工作，医师，主要从事皮肤感染性疾病相关研究，其成果发表于 *Br J Dermatol*、*Mycopathologia* 等杂志。主持四川省科技厅基金 1 项，参研国家自然科学基金课题 2 项。在国内外杂志上发表论文 20 余篇，以第一作者身份发表 SCI 论文 5 篇。参编、参译本专业著作 3 部。

四、导师点评

1. 作为中国西部的医疗中心，华西医院担负着诊治疑难杂症的重任，更是外籍患者就诊的首选。

2. 毛结节病非常罕见，虽然教科书有所描述，但对其病因、发病机制及治疗知之甚少。

3. 此特殊病例可遇不可求，应该抓住机会，充分利用各种临床和实验室方法对其深入和全面的研究。

4. 从肉眼观察不清，到皮肤镜、扫描和透射电镜观察不断放大病变毛干附着物，由表及里超微结构解析，再用生化方法分析可能的致病机制。

5. 从态度、想法、方法和细节等方面对研究生综合训练和培养，最终完成由皮瘤毛孢子菌所致的最经典的白毛结节病临床和实验研究论文。

6. 研究生的执行力是实现从临床病例到 SCI 论文发表过程中所有成功的关键。

五、论文中文翻译

一例罕见的由皮瘤毛孢子菌引起的类似腋毛癣的白毛结节病

庄凯文[1] 冉昕[1] 代亚玲[2] 唐教清[1] 杨琴[1] Sushmita Pradhan[1] 冉玉平[1*]

1. 四川大学华西医院皮肤性病科；2. 四川大学华西医院实验医学科；* 通讯作者

白毛结节病（white piedra，WP）是一种由毛孢子菌属引起的浅表毛发真菌病。该疾病的特征是沿毛干出现柔软的、白色到褐色的不规则结节，主要累及头皮、胡须和生殖器区域的毛发，患者一般没有任何其他症状。白毛结节病在全球范围内都有报道，温带和亚热带地区更为普遍，包括欧洲、亚洲、日本和美国南部等。在中国，白毛结节病很少见但也可能是被低估了。Liao 等人于 1991 年报道了一例由顶孢头孢子菌引起的 9 岁女童头皮白毛结节病。临床上，WP 很少与腋毛癣相混淆，特别是在伍德灯、直接显微镜检查和皮肤镜检查的帮助下。在此，我们报告一例临床表现类似腋毛癣的会阴部 WP。

病例报告

一名 36 岁男性，阴毛上出现一些粟粒大小的粘连颗粒，肉眼几乎难以看到。患者无任何自觉症状。这位非裔法国患者出生在南非，小时候移民到法国，在发病之前，他已经在中国生活了 2 年。体格检查显示他的阴毛看起来似乎很正常，但皮肤镜可见是阴毛毛干上附着大量乳白色、黄色的结节。直接显微镜检查显示这些结节沿毛干的整个长度延伸，形成菌鞘。他身体其他部位的毛发，包括头皮、眉毛和睫毛，都是正常的。沙堡弱葡萄糖琼脂培养基（不含放线菌酮和氯霉素）上培长出一些乳状、黄白色、表面起皱的菌落。菌落涂片显示大量的关节菌丝和关节孢子。病发的细菌培养为阴性。DNA 测序比对显示这株真菌核糖体基因间隔区（IGS）的基因序列与皮瘤毛孢子菌病（*Trichosporon inkin*）的基因序列一致，同源性为 100%（DDBJ/ EMBL/GenBank 登录号为；KM488288.1）。明确诊断后，患者剔除了全部阴毛，口服伊曲康唑（400mg/d）3 周，每日用 2% 酮康唑洗剂冲洗后外用 1% 萘替芬 –0.25% 酮康唑乳膏。随访 6 个月未见复发。

病理检查

取会阴部病发按照透射电镜标本处理的方法进行处理。首先在 4℃ 条件下，将病发固定于 2% 戊二醛中。之后用树脂包埋并切成 0.5μm 的半薄片，进行 PAS、六胺银和甲苯胺蓝染色观察。在阴毛横切面上，PAS 和六胺银染色显示附着在毛干上的结节内包裹了大量皮瘤毛孢子菌孢子。在阴毛的纵切面上，甲苯胺蓝染色显示结节内除了真菌孢子外，还有大量无定形、嗜酸性和嗜碱性物质。在结节内部，皮瘤毛孢子菌紧紧地黏附在毛干表面毛小皮层，部分毛小皮因真菌孢子的侵袭出现开裂、卷曲和抬起。

酶活性分析

按照我们以前的方法用半定量 API ZYM 试剂盒（bioMe´rieux，Inc.，Durham，NC，USA）测定培养分离菌株的酶活性。根据制造商提供的图表对颜色变化进行评分。只有那些与阴性对照显著不同的读数才被评为阳性。根据颜色变化程度判断酶活性，并进行重复试验。结果表明，该菌株具有多种酶活性，主要包括磷酸酶、酯酶和脂肪酶。

讨论

毛孢菌属是属于担子菌门，层菌纲，毛孢子菌目。毛孢子菌是一种无处不在的腐生酵母。Beigel 在 1865 年首次描述了它，然后 villemin 在 1902 年将其命名为 *Trichosporon beigelii*。该菌在分类学上有着漫长而有争议的历史。目前 *Trichosporon* 包括至少 50 种，其中 16 种与临床相关。毛孢子菌通常与表浅感染有关，如甲真菌病，可作为侵入性感染的来源。这种微生物也可以作为一种共生体存在于头皮和皮肤上。皮瘤毛孢子菌、卵圆形毛孢子菌和皮肤毛孢子菌最常见于浅表真菌病或定植于皮肤。虽然白毛结节病可由任何种类的毛孢子菌引起，但主要是皮瘤毛孢子菌、卵形毛孢子菌和皮肤毛孢子菌和 *Trichosporon loubieri*。皮瘤毛孢子菌主要与生殖器部位的毛结节病有关，而卵形毛孢子菌通常为头皮毛结节病的病原体。最近发现阿萨希毛孢子菌是一种人类皮肤定植真菌，但也有少量该菌所致白毛结节病的报道。有趣的是，在阿萨希毛孢子菌所致的白毛结节病实验模型中，该生物黏附在毛干上后，产生一种生物膜样物质，在毛干周围形成寄生的支架结构，然后形成不规则结节。

生物膜和黏附是真菌和许多毛孢子菌的主要毒力因子。显示出较高的黏附性和生物膜形成能力，尽管在体外，从皮肤中分离出的毛孢子菌菌株具有不同的生物膜产生能力。其中，皮瘤毛孢子菌形成生物膜的能力最强，其次星形毛孢子菌、*Trichosporon faecale* 和阿萨希毛孢子菌。这一发现可以部分解释为什么皮瘤毛孢子菌比阿萨希毛孢子菌更容易引起白毛结节病。

在白毛结节病中，毛干很容易在结节黏附的部位断裂。这些结节可以穿透削弱毛干，最终导致其断裂。电子显微镜研究发现，毛孢子菌能破坏毛干表面的毛小皮结构，但未侵犯毛干。其他研究表明，毛孢子菌可侵入毛干的毛小皮，生长在毛小皮之间和下面。在本病例中，病理显示毛孢子菌导致毛小皮降解，部分被分离。酶活性分析显示了皮瘤毛孢子菌具有许多活性酶，包括磷酸酶、酯酶和脂肪酶。这些酶可能通过消化存在于相邻毛小皮之间的脂质层，从而促进对毛干的侵袭。

白毛结节病的诊断是基于临床表现和真菌培养。毛发的伍德灯检查和直接显微镜检查有助于诊断。通过对 rDNA IGS 区序列分析，可以准确鉴定分离菌株。白毛结节病的鉴别诊断包括虱病、头癣、毛发周围角蛋白管型、念珠状发、结节性脆发病和腋毛癣。头癣是由皮肤癣引起的，主要累及毛囊和毛干。毛发周围角蛋白管型、念珠状发、结节性脆发病是非感染性疾病。毛发菌病（以前也叫作腋毛癣）是一种浅表感染，主要累及腋毛，偶尔累及阴毛。毛发菌病有三种类型，黄色毛发菌病、红色毛发菌病和黑色毛发菌病。其病原菌主要为棒状杆菌属。毛发菌病的特征是毛干表面附着大量结节。这些结节沿着整个毛干的纵轴延伸，形成一个菌套。毛发菌病的皮肤镜征包括"肉串"和"羽毛"征。虽然白毛结节病的特征是软结节，但它们通常沿毛干纵轴散在分布，而不是在毛干周围形成菌鞘。在我们的病例中，皮肤镜和直接显微镜检均显示一种乳黄色物质分布在整个毛干上，形成菌鞘，更像毛发菌病而不是白毛结节病。然而，真菌培养和测序鉴定最终确诊为白毛结节病。由于白毛结节病的复发率较高，因此其治疗仍然很困难。完全清除需要剃须或剔除受影响的头发，并结合局部抗真菌药物。白毛结节病常用的外用药物包括抗真菌洗剂、硝酸益康唑乳膏、5% 硫黄软膏、咪唑、氯己定溶液、卡斯特拉尼涂料、吡啶硫酮锌、环吡啶和两性霉素 B 洗液。口服伊曲康唑 3 周至 1 个月，联合局部唑类抗真菌洗剂 2～3 个月是一种有效的治疗方法，不需要剃须。生殖器的白毛结节病仍然是一个治疗挑战，最好的解决方法是剃除阴毛，同时局部外用抗真菌制剂。若经常复发，则需要口服抗真菌药物。此外，由于在棉纤维中可以检测到白毛结节病的结节，因此需丢弃内衣或对内衣进行全面消毒。在本病例中，显微镜检和皮肤镜检查揭示了一种类似毛发菌病的不寻常白毛结节病。真菌培养长出皮瘤毛孢子菌明确了诊断。病理学结果显示皮瘤毛孢子菌黏附于毛干表面，使得受感染的毛发遭到破坏。

注：图片及参考文献（略）

六、英文全文链接：https://pubmed.ncbi.nlm.nih.gov/27510894/

Zhuang KW, Ran X, Dai YL, et al. An unusual case of white piedra due to *Trichosporon inkin* mimicking trichobacteriosis. Mycopathologia, 2016,181:909–914.

Mycopathologia
DOI 10.1007/s11046-016-0049-9

An Unusual Case of White Piedra Due to *Trichosporon inkin* Mimicking Trichobacteriosis

Kaiwen Zhuang · Xin Ran · Yaling Dai · Jiaoqing Tang ·
Qin Yang · Sushmita Pradhan · Yuping Ran

病例五十
慢性炎症性皮肤病（甲银屑病）

一、临床故事

银屑病知多少?

银屑病是一种慢性复发性皮肤病，民间俗称"牛皮癣"。皮损可累及到躯干、四肢（图1），也可累及头皮（图2）。病急乱投医，患者会选择寻求"偏方"或"祖传秘方"等不规范治疗，短期内治疗可能有效，长期会加重病情，导致治疗抵抗。经久不愈的银屑病严重影响患者生活质量、家庭、工作和社交，造成严重的疾病和心理负担。

银屑病的治疗面临巨大挑战，随着生物制剂、小分子药物的不断发展，治疗选择越来越多，疗效越来越好。但仍然存在多种尚未解决的临床困惑。如何在日常工作中寻找解决这些临床困惑的线索则显得尤为重要。

在临床中发现问题

银屑病是一种极为复杂的疾病，在多种基因遗传基础上由环境因素诱发，全世界的皮肤科医生和基础医学研究者都在研究其发病机制、临床特征和治疗方案。在跟随冉老师门诊过程中，我和

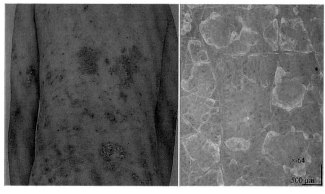

图1 银屑病的临床表现

躯干、四肢分布点状、片状和地图状红色斑块（左），皮肤镜放大64倍见皮损为红色背景，有大量分布均匀的点状血管，表面覆盖银白色片状鳞屑（右）

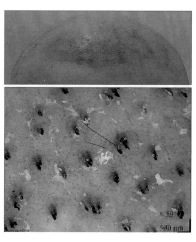

图2 银屑病的临床表现

头皮发际处片状和地图状红色斑块（上），皮肤镜放大59倍见皮损为红色背景，有大量分布均匀的点状血管，表面覆盖银白色鳞屑（下）

师妹阳何丽注意到除银屑病不仅累及皮肤，常常容易累及指甲及趾甲，表现为甲表面凹凸不平，甲板发红不光滑，表面有顶针样外观，从一个甲受累逐渐发展到多个甲受累（图 3）。尽管甲只占身体的很小一个部分，但指 / 趾甲的甲病变对患者的工作、生活以及社交有很大的影响。

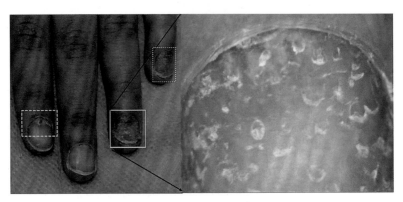

图 3　甲银屑病临床表现

左手示指近端、无名指及小指全甲表面发红、凹凸不平、"变形" 1+ 年（左），皮肤镜下见甲板为红色背景，有大量顶针样结构及点状、环状黄白色鳞屑（右）

甲银屑病可在银屑病皮肤改变之前、同时或之后出现，也可单独表现为甲的病变而无皮肤病变，此时要早期明确诊断十分困难（图 4）。甲真菌病（即真菌感染指 / 趾甲）是最常见甲病，甲银屑病和甲真菌病在临床表现上有相似之处，包括甲颜色改变、甲增厚、甲板破坏等，在一个银屑病患者中区分甲真菌病和甲银屑病尤为困难。如何利用现有的技术评估甲银屑病严重程度以选择合适的治疗方案？如何根据临床特征预测疗效？是皮肤科医生们面临的挑战。

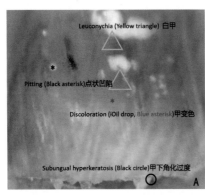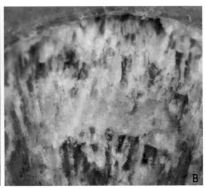

图 4　皮肤镜下的甲银屑病

A：点状凹陷（黑色星号）、甲变色（蓝色星号）、白甲（黄色三角）、甲下角化过度（黑色圆圈）；
B：甲碎裂

积沙成塔 以小见大

皮肤病学是以皮损为基础的学科，皮损的形态学特征是诊断的基石。传统上仅用肉眼观察皮损显得力不从心，多年来冉老师使用皮肤镜系统对每个患者皮损放大观察、拍照记录，发现和分析皮损的早期和细微特征，见微知著，聚沙成塔，建立了患者临床、皮肤镜图像大数据宝库。

皮肤镜是一项无创性检查手段，可准确观察皮损细节，对甲病有独特优势（图5）。儿童等特殊人群配合度高，有利于准确诊断及观察疗效监测。

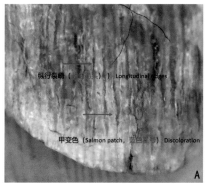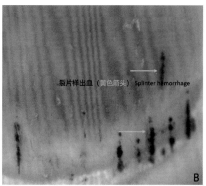

图 5　皮肤镜下的甲银屑病

A：纵行裂嵴（蓝色箭头）、甲变色（蓝色星号）；B：裂片样出血（黄色箭头）

研究甲银屑病需要收集银屑病患者的资料，通过图像分析总结可探寻困扰临床问题的线索。银屑病患者中相当一部分合并甲病变如果全部纳入工作量巨大，我们选择仅纳入只累及甲而无皮损的单纯性甲银屑病病例（图6）。以小见大，窥探与甲银屑病严重程度及疗效相关的临床因素。

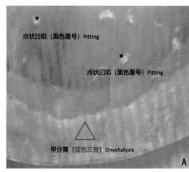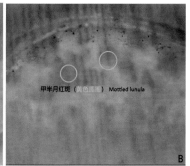

图 6　皮肤镜下的甲银屑病

A：点状凹陷（黑色星号）、甲分离（蓝色三角）；B：甲半月红斑（黄色圆圈）

即便如此，收集整理的工作量仍然很大。我和师妹分工合作，一人负责图像资料，一人负责临床信息，以求快速完整地收集所需资料，将同一个患者的资料汇总到同一个文件夹内备分析。

化繁为简 逐步深入

最终从冉老师诊治过的上万名患者中收集了 89 名资料齐全的甲银屑病患者数据，按时间顺序汇总做统计分析。

将复杂问题分解成一个个小问题，化繁为简，提炼出信息解答问题。临床分析包括患者的年龄、性别、发病年龄、临床表现等，分别统计计算相应的均值等了解患者人口学特征。计算和分析甲银屑病各种损害甲表现的发生率，发现每种典型的甲改变发生率差异较大，手指甲和脚趾甲在许多临床表现上都是不同的。

在手指甲中点状凹陷、白甲、甲分离、裂片样出血、甲下角化过度更为常见，而足趾甲中甲增厚更为常见。多数患者可同时累及手指甲和足趾甲，且大拇指指甲、大脚趾趾甲最易受累。

儿童与成人在生理上差异很大，这些生理差异是否会影响甲银屑病的表现呢？将患者分为了未成年人和成年人两组，发现点状凹陷和白甲同时存在，Beaus 线 / 横行裂嵴和甲增厚的情况更多见于未成年人。

至此对甲银屑病的基本改变有了初步认知，但尚不能为临床提供更深层次帮助。我们更想知道当一个患者在你面前如何从他 / 她的临床表现评估甲银屑病的严重程度？治疗方案是依据疾病严重程度而定，应该选择什么方法来研究呢？

回归分析利用 SPSS 软件可对与一个变量相关的多个变量进行分析。受累甲数目的多少会影响临床决策，我们发现受累甲数目与病程有关：即病程越长，累及的甲个数越多。

银屑病严重程度评分（PASI）常用于评价银屑病皮肤病变的严重程度。甲银屑病严重程度评分（NAPSI）和 Nijmegen 甲银屑病活动度评分（N-NAIL）广泛用于评价银屑病甲病变的严重程度（图 7）。通过这两个评分我们发现甲受累个数越多，甲银屑病越严重。有甲变色改变者甲银屑病更严重。临床应关注患者受累甲的个数及是否有甲变色，并积极治疗。

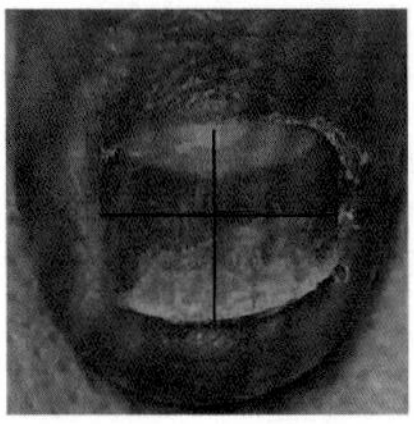

NAPSI

- 甲母质银屑病（点状凹陷、白甲、甲半月红斑和甲碎裂）　　1分
- 甲床银屑病（甲分离、裂片状出血、甲变色和甲下角化过度）2分
- 总计3分

N-NAIL

- 点状凹陷：轻度　　　　　　　　　　　　　　　　　　1分
- 甲分离：累及甲25%~50%面积　　　　　　　　　　　2分
- 甲下角化过度：1mm　　　　　　　　　　　　　　　1分
- 总计4分

图 7　甲银屑病严重程度评分（NAPSI）及 Nijmegen 甲银屑病活动度评分（N-NAIL）标准

患者最在意的是疗效。在了解疾病严重程度相关因素，评估病情后，接下来自然就是选择合适治疗方法，以及与疗效相关的因素又有哪些呢？对甲银屑病预测疗效极为困难，目前

尚无准确答案。

　　令人沮丧的是我们通过回归分析发现患者的年龄、性别、病程等因素均与疗效无关。甲的生长较为缓慢，通常需要治疗数月才能看到疗效，因此治疗 6 个月后的疗效评价通常意义较大。我们发现治疗 6 个月后有 Beaus 线（横行裂嵴）表现的患者疗效更好。同时我们发现有 Beaus 线（横行裂嵴）、纵行裂嵴及甲变色表现的患者更容易达到较好的疗效（图 8 及图 9 展示部分患者资料）。

　　Beaus 线（横行裂嵴）为甲母质受累导致，通常为近端甲皱襞间歇性炎症所导致，且通常在病程较短时出现。当近端甲皱襞的炎症持续可形成纵行裂嵴，而甲变色与甲床角化不良细胞有关。这些因素可能与具有 Beaus 线（横行裂嵴）表现患者疗效更佳有关。而有纵行裂嵴及甲变色表现的患者疗效更佳的原因则尚不明确。

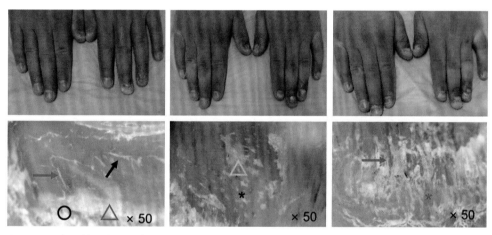

图 8　26 岁男性，病程 8 年；观察左大拇指，治疗无效；Beaus 线 / 横行裂嵴（黑色箭头），纵行裂嵴（蓝色裂嵴），甲分离（蓝色三角），甲下角化过度（黑色圆圈），白甲（黄色三角），点状凹陷（黑色星号），甲变色（蓝色星号）

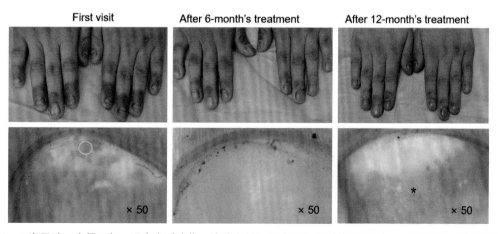

图 9　7 岁男孩，病程 3 年；观察右手中指，治疗有效；甲半月红斑（黄色圆圈），点状凹陷（黑色星号）

哪些甲更容易受累？

我们对 89 例患者全面分析发现 55 例患者的手指甲和足趾甲都受累，30 例患者仅累及指甲，仅有 4 例患者只累及趾甲。其中最常受累的甲为手的大拇指和足的大脚趾（图 10）。与皮肤银屑病类似，机械外伤与甲银屑病的发生有关。大拇指负责手部约 50% 的功能，更容易受外伤。大脚趾经常受到反复的物理刺激，且在向前运动时在关节上承受约 40% ~ 60% 的体重。因此这些部位甲银屑病的高发生率说明 Koebner 现象（如创伤可能诱发或加重银屑病）在银屑病甲改变上具有重要作用。因此对大拇指和大脚趾需要重点保护，尽量避免外伤，以预防和减少甲银屑病复发。

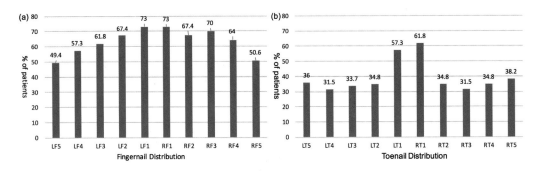

图 10　指甲及趾甲中各个甲发病率的差异

左图显示手指甲的左侧大拇指甲（LF1）和右侧大拇指甲（RF1）甲银屑病发生率最高（a）。右图显示脚趾甲的左侧大拇趾甲（LT1）和右侧大拇趾甲（RT1）最容易受累，远高于其他脚趾甲（b）

总结思路　书写成文

通过对一系列的提出问题和分析，我们从这些患者资料中得到一些新的发现，下一步就是如何总结成文了。

回顾性研究是一种较为成熟的分析方法，也有很多文章作为参考。在参考既往的回顾性分析的基础上，按照从粗浅到深入的思路，从各种甲改变的发生率出发，到与甲银屑病严重程度相关临床特征分析，再对与甲银屑病疗效相关的因素分析，形成较为完整的研究。查阅文献发现对单纯的甲银屑病研究较少，更没有涉及甲银屑病疗效相关因素分析，使我们对新颖性信心满满，梳理后总结成文。

向同行分享新发现

完稿后先向 *Journal of the European Academy of Dermatology and Venereology* 这一皮肤科领域重要期刊投稿，很不幸被"秒拒"。我并未沮丧，很快调整为向 *Journal of Dermatology* 投稿，这次虽没被"秒拒"，但送外审 1 个月后仍收到拒稿信，不禁有些沮丧。但审稿人提出了详细的修改建议。根据杂志的意见，我对文章做了大幅度修改并对结构、内容精简后向 *European Journal of Dermatology* 投稿，这次收到编辑的修改意见。逐一按照修改意见修改后终于接收到了接收信，编辑部还耐心帮助我修改了语法。

尽管从资料收集、数据分析、总结成文到投稿发表的过程充满了曲折，但在一个陌生领域，从临床出发提出和解决问题，这是我最为自豪的成果。激励着我未来继续立足临床，成为一名具有扎实临床知识的皮肤科医生。

二、背景知识

甲银屑病（Nail psoriasis）在银屑病患者中十分常见，不仅影响美观，更会影响患者日常生活及社交活动，造成严重疾病负担。早期诊断非常重要，但甲银屑病单独出现时诊断尤为困难。甲母质受累可表现为点状凹陷、甲半月红斑、白甲、甲碎裂、纵行裂嵴、甲增厚，而甲床受累可表现为甲分离、甲变色、裂片样出血、甲下角化过度。

甲银屑病严重程度评分（NAPSI）和 Nijmegen 甲银屑病活动度评分（N-NAIL）用于评估甲银屑病严重程度。甲银屑病因甲板及甲母质渗透性差，治疗起效慢且疗效更差。临床表现的多样性也导致甲银屑病治疗具有挑战。

甲银屑病严重程度及疗效相关临床因素缺乏相应的研究。需要大样本、多中心数据分析。正确评估甲银屑病病情有助于合理选用治疗方法，了解疗效相关临床特征有助于个体化预测预后。

三、作者介绍

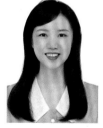

游紫梦，2021 年毕业于四川大学华西临床医学院，获得皮肤病与性病学博士学位，师从冉玉平教授。目前在四川大学华西医院皮肤性病科工作，其成果发表于 *J Am Acad Dermatol*、*Br J Dermatol*、*Eur J Dermatol*、*Curr Genet*、*BMC Microbiol*、*Mycopathologia* 等杂志。参与多项国家自然科学基金及省部级项目，在国内外杂志上发表论文 10 余篇，以第一作者发表 SCI 论文 8 篇。

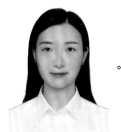

阳何丽，2017 年获中国医科大学临床医学专业学士学位。2020 年获四川大学华西医院皮肤病与性病学硕士学位，师从冉玉平教授。现就职于自贡市第四人民医院皮肤性病科。

四、导师点评

1. 银屑病是在遗传背景基础上受环境因素影响诱发的炎症性皮肤病，累及躯干、四肢及头皮。

2. 银屑病指（趾）甲受累及常见，是关节型银屑病的早期标志，但容易被忽略，而单纯指（趾）甲病变者更容易被误诊误治。

3. 本研究收集到单纯甲银屑病临床资料，发现病程越长，受累的甲个数越多，甲病变程度越严重。

4. 手大拇指甲和足大拇趾甲最容易受累，避免甲外伤对预防甲银屑病发生和加重有重要意义。

5. 强调对甲银屑病要早期诊断和治疗，皮肤镜下观察到有 Beaus 线（横行裂嵴）表现的患者疗效更好，有 Beaus 线、纵行裂嵴及甲变色表现的患者更容易达到较好疗效，其可能机制有待深入研究。

6. 皮肤镜对于甲银屑病的精细观察非常高效，收集、整理、分析大样本图像数据库，单因素和多因素回归分析，将其与疗效和预后评估相结合，为甲银屑病的全程管理研究探索出新方向。

五、论文中文翻译

甲银屑病严重程度及预后相关临床特征分析

游紫梦[1] 阳何丽[1,2] 冉玉平[1*]

1. 四川大学华西医院皮肤性病科；2. 自贡市第四人民医院皮肤性病科；* 通讯作者

背景：银屑病患者中甲受累是十分常见，目前缺乏甲银屑病严重程度及疗效相关临床特征研究。

目的：此项回顾性研究目的是描述甲银屑病发病率及其临床特征并探索与甲银屑病严重程度或疗效相关的多种临床特征。

材料及方法：研究纳入 89 名患者并使用皮肤镜进行甲观察。使用甲银屑病严重程度指数（NAPSI）和 Nijmegen 甲银屑病活动度指数（N-NAIL）评价甲银屑病严重程度和疗效。分析与疾病严重程度及疗效相关的临床特征。

结果：甲改变中最常见的表现是甲下角化过度（94.4%）。未成年人较成人更容易出现点状凹陷、白甲和横行裂嵴的合并存在。更严重的甲银屑病患者通常受累甲数目更多且更容易出现甲变色。我们在固定治疗时间后对疗效进行分析。包括病程、发病年龄和甲改变种类在内的大多数临床特征与疗效无关。但有横行裂嵴表现的患者治疗 6 个月后疗效更佳。通过与首次就诊时的 NAPSI 和 N-NAIL 评分比较，发现有横行裂嵴、纵行裂嵴、甲变色表现者疗效更佳。

结论：临床医生应该对与甲银屑病疾病严重程度和疗效相关的临床特征有所了解以进行个体化治疗并评估预后。

关键词：甲银屑病，甲改变，皮肤镜，严重程度，临床特征

世界范围内甲银屑病发病率约 1% ~ 3%。一项流行病学研究表明中国银屑病的发病率低于西方国家，约 0.47%。银屑病中最常见类型是皮肤型，但有相当部分患者可累及其他系统。10% ~ 50% 银屑病患者伴有甲受累，80% ~ 90% 银屑病患者一生中可累及甲。单纯性甲受累的银屑病患者约占总患者的 1% ~ 5%。银屑病的甲改变与疾病累及的解剖位置有关，甲改变的临床表现及对应的病理基础解释较为清楚。累及甲母质可表现为点状凹陷或甲碎裂，而累及甲床可表现为甲分离或甲下角化过度。

除了影响美观以外，甲银屑病还可增加疾病负担，影响日常生活并使患者被"污名化"。患有甲银屑病是发展为关节病型银屑病的独立预测因子。这类患者与其他甲疾病有类似临床表现使诊断较为困难。皮肤镜作为广泛使用的无创性检查手段可用于甲银屑病评价。

由于缺乏皮肤表现且与其他甲病类似使得单纯性甲银屑病患者与有皮肤表现者更难诊断，但早期诊断这类患者十分重要。很少有研究者对单纯性甲银屑病患者进行研究。与皮肤型银屑病相比甲银屑病因甲板及甲母质渗透性差而导致治疗起效慢且通常疗效更差。导致甲银屑病治疗具有挑战的另一个原因是其临床表现多样性。

我们研究了甲银屑病中的甲改变并且试图对与甲银屑病严重程度或疗效相关临床特征进行分析。使用甲银屑病严重程度指数（NAPSI）和 Nijmegen 甲银屑病活动度指数（N-NAIL）来评价甲银屑病严重程度以及疗效。每个患者均使用皮肤镜对甲改变进行观察。

材料和方法

患者

这项回顾性研究纳入 2014 年 9 月 1 日至 2019 年 2 月 28 日四川大学华西医院就诊的 89 名患者。详细的纳入标准如下：（1）肉眼观察和皮肤镜（中国南京捷达）下具有特征性甲改变，包括点状凹陷、甲半月红斑、白甲、甲碎裂、Beaus 线 / 横行裂嵴、甲分离、甲变色（油滴或鲑鱼斑），裂片样出血、甲下角化过度、纵行裂嵴和甲增厚；（2）整个病程中无皮肤或关节受累；（3）至少近 3 个月未接受甲银屑病系统或局部治疗。排除真菌镜检和（或）真菌培养证实的甲真菌病患者。排除数据不完整者。本研究遵守赫尔辛基宣言并经四川大学华西医院伦理委员会批准。

参考文献进行 NAPSI 及 N-NAIL 评分，具体计算方法简述如下。对每 1/4 个甲分别评估有无甲母质受累（点状凹陷、甲半月红斑、白甲、甲碎裂）及有无甲床受累（甲分离、甲变色、裂片样出血、甲下角化过度）。每个患者的 NAPSI 评分为所有甲评分之和。N-NAIL 评分则基于五种甲改变（甲分离 / 甲变色、点状凹陷、甲碎裂、Beaus 线 / 横行裂嵴、甲下角化过度）对所有甲进行评估。每种甲改变根据严重程度分别评为 0 ~ 3 分。每个患者 N-NAIL 评分为所有甲评分之和。

　　总结所有患者每次就诊的包括临床和皮肤图像在内的所有资料。均记录以下资料：（1）受累甲数目（指甲 / 趾甲 / 总和）；（2）NAPSI 和 N-NAIL 评分；（3）是否有 NAPSI 或 N-NAIL 评分中所涉及的甲改变（同时纳入纵行裂嵴和甲增厚）；以及（4）甲改变的数目（甲母质 / 甲床 / 总和）。记录患者年龄、性别、发病年龄和病程。同时评估皮肤的受累情况。

　　目前没有评价甲银屑病疗效的标准方法。皮肤科医生常用银屑病面积和严重程度指数（PASI）75 评价皮肤银屑病疗效。本研究中定义 NAPSI 及 N-NAIL 评分低于或等于首次就诊时评分的 25% 时（NAPSI 75 或 N-NAIL 75）为治疗有效。

　　主要评判标准有：（1）受累甲数目和银屑病病程、发病年龄或性别之间可能的关联；（2）甲改变种类数目和银屑病病程、发病年龄或性别之间可能的关联；（3）甲银屑病严重程度（NAPSI 或 N-NAIL 评分）和临床特征（性别、病程、发病年龄、受累甲数目或甲改变）之间可能的关联；以及（4）治疗效果与临床特征（银屑病病程、随访时间、发病年龄、甲改变）之间可能的关联。

　　次要评判标准有：（1）每种甲改变的发生率；（2）在指甲和趾甲在每种甲改变发生率上可能存在的统计学显著差异；（3）每个甲受累的发生率；（4）未成年和成年患者在甲改变发生率上可能存在的统计学显著差异。

　　再次要标准包括：（1）每个甲上每种甲改变的发生率；以及（2）每种治疗方法占比。

统计学分析

　　正态分布和高变异资料分别使用均数和标准差、中位数和四分位数间距进行描述性分析。所有患者的分类变量用数目和相应百分比总结。使用 McNemar 方法比较指甲和趾甲受累、未成年人和成年人甲改变的差异。将受累甲数目和甲改变数目设定为结果变量，性别、病程、和发病年龄设定为协变量做线性回归分析。甲银屑病和临床特征之间关系用线性回归分析。疗效为结果变量，不同的临床特征为协变量进行 Logistic 回归分析。所有检验为双侧分析且定义 $P \leq 0.05$ 为有统计学差异。统计学分析均使用 IBM SPSS 统计学软件完成（美国纽约 IBM 公司 2013 年第 22 版）。

结果

基本特征

　　本研究共纳入 89 名患者，其中男性 33 名（37.1%），女性 56 名（62.9%）。患者的详细资料见附件表 1。皮肤镜下典型的甲改变见图 1，肉眼和皮肤镜辅助下观察诊断甲银屑病。通过上述方法无法诊断的患者（共 3 名）行甲活检以辅助诊断。

甲改变发生率

　　总体而言最常见甲改变是甲下角化过度（94.4%），其次是点状凹陷（70.8%），甲分离（65.2%），甲变色（61.8%）和纵行裂嵴（61.8%）。不同甲改变在指甲和趾甲上的发生率是不同的，包括点状凹陷、白甲、甲增厚、甲分离、裂片样出血和甲下角化过度。只有甲增厚在趾甲中更为常见而其他甲改变都是在指甲中更为常见。

多数患者（61.8%）同时累及指甲和趾甲；其中 30 名（33.7%）患者仅累及指甲而仅有 4 名（4.5%）患者只累及趾甲。最常受累的甲包括大拇指和大脚趾。其他趾甲较少受累，右足第三脚趾和左足第四脚趾（31.5%）是最不容易受累的甲。在指甲中，点状凹陷（44.9%）、甲下角化过度（61.8%）、甲分离（42.7%）和裂片样出血（23.6%）最常见于左手大拇指；但各个指甲之间除了裂片样出血之外的其他甲改变的发生率差异很小。在趾甲中，双足大脚趾的甲改变多于其他脚趾的甲改变。

本研究总共纳入 39 名（43.8%）未成年人和 50 名（56.2%）成年人患者。两组中甲下角化过度都是最常见甲表现。每种甲改变在未成年人和成年人中的发生率均没有统计学差异。同一患者点状凹陷和白甲同时存在的情况更多见于未成年人（33.3% 比 10%）（$P < 0.05$）。Beaus 线 / 横行裂嵴和甲增厚同时存在于同一患者的情况也更多见于未成年人（12.8% 比 0%）。

和甲银屑病严重程度相关的临床特征

受累甲数目和甲改变数目的中位数分别是 10 和 5。使用线性回归模型探索受累甲数目 / 甲改变数目和性别、病程、发病年龄之间的联系，只有银屑病病程和受累甲数目有关。

首次就诊时平均 NAPSI 和 N-NAIL 评分分别为 33.4 和 22.1。使用 NAPSI 和 N-NAIL 评分评估甲银屑病严重程度。使用线性回归分析与甲银屑病严重程度相关的临床特征。使用 NAPSI 评估时，受累甲数目、甲变色与甲银屑病严重度相关。使用 N-NAIL 评估时，受累甲数目、甲半月红斑、甲变色、甲下角化过度与甲银屑病严重程度相关。综合以上，受累甲数目、甲变色与甲银屑病严重程度相关。

和疗效相关的临床特征

纳入的 89 名患者中有 53 名患者随访时间超过 3 个月。中位随访时间为 15.6 个月。由于甲银屑病治疗效果仅在长期治疗后才能观察到，本部分研究仅纳入这 53 名患者。

这些患者治疗方法分为以下几种：（1）外用他克莫司（9 名患者；17.0%）；（2）口服维 A 酸（4 名患者；7.5%）；（3）皮损内注射复方倍他米松（二丙酸倍他米松加倍他米松磷酸钠）联合外用他克莫司（30.2%）（16 名患者；30.2%）；（4）外用他克莫司和复方丙酸氯倍他索（丙酸氯倍他索加维 A 酸）交替使用（3 名患者；5.7%）；（5）皮损内注射复方倍他米松及外用他克莫司和复方丙酸氯倍他索交替使用（21 名患者；39.6%）。

我们使用单因素和多因素回归分析法来分析与甲银屑病疗效相关临床特征。治疗 3 个月、6 个月和 12 个月后分别评价疗效，将达到最佳疗效时与首次就诊时比较。通过单因素回归分析，发现治疗 3 个月后以及达到最佳疗效时甲银屑病疗效分别与甲半月红斑（比值比 [OR]：11.250；95% 置信区间 [CI]：1.233-102.623；$P = 0.032$）、甲碎裂（比值比 [OR]：6.667；95% 置信区间 [CI]：1.508-29.469；$P = 0.012$）和随访时间（比值比 [OR]：1.055；95% 置信区间 [CI]：1.006-1.106；$P = 0.027$）有关。通过多因素回归分析发现银屑病病程、发病年龄和甲改变数目均与甲银屑病疗效无关。达到最佳疗效与随访时间（比值比 [OR]：1.100；95% 置信区间 [CI]：1.009-1.199；$P = 0.030$）有关。治疗 6 个月时疗效与横行裂嵴（比值比 [OR]：0.003；95% 置信区间 [CI]：0.000-0.992；$P = 0.049$）有关。最佳疗效与横行裂嵴（比值比 [OR]：

0.010；95% 置信区间 [CI]：0.000–0.484；$P = 0.020$）、纵行裂嵴（比值比 [OR]：0.007；95% 置信区间 [CI]：0.00–0.955；$P = 0.048$）以及甲变色（比值比 [OR]：0.010；95% 置信区间 [CI]：0.000–0.735；$P = 0.036$）有关。尽管患者接受了不同的治疗方法，但没有发现任何治疗方法与甲银屑病疗效有关。治疗 3 个月、6 个月和 12 个月后的疗效分别为 12.8%、23.7% 和 33.3%。将最佳疗效与首次就诊进行对比，治疗有效率为 37.8%。

患者治疗的有效率相对较低（不超过 40%）。将 53 名患者根据是否接受皮损内糖皮质激素注射治疗分为两组，其中 16 名患者未使用皮损内糖皮质激素注射治疗。我们发现接受了糖皮质激素注射治疗的患者（16/37，43.2%）较未接受的患者（4/16；25.0%）而言有效率更高，但两者差异无统计学意义。所有患者年龄均 ≥ 7 岁且仅有 3 名为青春期前的儿童患者（只有在其他常规外用治疗无效且取得了患者及父母同意后使用）。在所有使用糖皮质激素注射有效的患者中只有 8 名患者在随访过程中停止注射后没有复发。糖皮质激素注射通常起效很快（仅 1 ~ 5 次注射即可见到明显改善）。糖皮质激素注射的不良反应十分常见但可逆，包括疼痛（所有患者中均有，可在注射前使用利多卡因乳膏缓解疼痛）、甲下出血（22/37；59.5%）、甲周干燥和红斑（10/37；27.0%）以及色素减退（4/37；10.8%）。注射后没有诱发系统性银屑病的情况出现（最多注射甲数目为 16 个）。除维 A 酸外使用其他治疗方法的患者不良反应发生率很低且很快恢复。

讨论

银屑病炎症累及甲在银屑病的病程中十分常见。超过 90% 的甲银屑病患者关心甲改变导致的美观问题。由于指甲改变很容易被注意到因而尤其影响患者社交和工作。除了甲外观的破坏以外，超过半数患者可因疼痛影响日常活动。除此以外，甲银屑病与更长的病程及更广泛的皮肤受累有关。因此早期诊断甲银屑病十分重要。

甲病变可在皮肤病变之前、同时或之后出现。在皮肤病变出现之前的甲病变的患者较皮肤表现为首发症状的患者更难诊断。因此，为了早期诊断和治疗这类患者，了解单纯性甲银屑病患者（在整个病程中只有甲银屑病的表现）中特异的甲表现十分必要。除此之外，迄今对每个甲的甲银屑病发生率和手足之间甲改变的差异尚无较好的描述。仅有很少研究涉及疾病严重程度相关临床特征，且没有对疗效相关因素的研究。

诊断甲银屑病需要先排除如甲真菌病、甲扁平苔藓等多种甲病。我们用皮肤镜提高对甲银屑病诊断的准确度，经真菌学检查排除甲真菌病。仅纳入具有多种典型甲银屑病改变的患者；附图 1 展示部分患者临床图像。甲活检是一种影响甲生长的侵入性和疼痛性操作，一般情况避免使用，尤其是在儿童中。通常只有在肉眼观察和皮肤镜均无法排除其他诊断时使用。

我们发现最常见甲改变是甲下角化过度，这与 Salmon 等和 Aktan 等的结果一致。除此之外，儿童甲银屑病中点状凹陷最为常见。甲改变发生率上的差异可能与种族因素或评价标准有关。用皮肤镜的报道很少，而皮肤镜可观察到细微甲改变，影响观察到的甲病变的发生率。

患者中近半数（44%）小于 18 岁，比例较其他研究大。父母对儿童的关心程度、外观重要性以及社会因素可能与此有关。多数患者同时累及指甲和趾甲，单独累及指甲较单独累及趾甲更为常见。这一发现也见于 deJong 等，Kaul 等及 Schons 等的研究中。在多数研究中，对于未成年人和成年人的甲银屑病甲改变都是分别研究的。没有在同一研究中对未成年人和成年人甲改变的差异比较。我们发现未成年人中点状凹陷和白甲、横行裂嵴和甲增厚的同时存在更为常见。具体原因尚不明确，可能与两者的生理差异有关。这些差异对甲银屑病的预后的影响应该在更长的随访时间后研究。

　　和皮肤银屑病类似，机械外伤与甲银屑病的发生有关。与 Choi et al 的报道一致，大拇指和大脚趾甲银屑病的发生率更高且一些甲改变在大脚趾上更为常见。大拇指负责约 50% 的手部功能，更容易受到机械外伤。大脚趾经常受到反复的物理刺激，向前运动时在关节上承受约 40% ~ 60% 的总体重。这些部位甲银屑病的高发生率说明 Koebner 现象（如创伤可能诱发或加重银屑病）在银屑病甲改变上具有重要作用。

　　NAPSI 是一种评价甲银屑病严重程度的客观工具并且在一定程度上经过验证，但对反映有意义的临床改善缺乏敏感性。Klaassen 等发展了评价甲银屑病的新评分系统，较 NAPSI 更好地反映甲银屑病临床显著改善。我们同时使用两种评分来评价疾病严重程度以尽可能客观评价甲银屑病改善程度。

　　只有少数对甲银屑病严重程度相关临床特征的研究。我们发现严重的甲银屑病患者具有以下特征：（1）受累甲数目更多；（2）更易有甲变色；以及（3）病程更长。发现有甲变色者甲银屑病更为严重，与 Yorulmaz 等的报告相反。性别和发病年龄均与疾病严重程度不相关。了解和疾病严重程度相关甲改变有助于皮肤科医生根据疾病严重程度选择合适治疗方式。甲银屑病有许多治疗方式但疗效均不理想。选择银屑病的治疗方式应考虑以下因素：诊断、疾病严重程度、预后、并发症、个体治疗偏好、治疗获益和风险。同时也应考虑生活质量、政治和社会因素。我们的患者多数受累超过 3 个（平均受累甲数目为 10 个）。根据甲银屑病治疗最近的推荐，对于受累甲超过 3 个者应该更多的基于临床症状和生活质量来选择外用和（或）系统治疗。事实上我们的患者多数接受外用治疗。皮损内注射糖皮质激素是一种相对安全有效，不良反应可逆的治疗方法，我们的患者中许多接受了这种治疗。疾病复发十分常见，仅有很少的患者在停止注射后不再复发。出现这种情况的原因尚不明确，需要更多的研究来解释这一现象。甲根部局部注射糖皮质激素后未见诱发系统性银屑病，不推荐寻常型银屑病患者使用系统性糖皮质激素治疗。

　　首次研究可能与甲银屑病疗效相关的临床特征。在治疗 3 个月、6 个月和 12 个月后做疗效评价。部分患者在治疗有效后仍然复发。对所有患者达到最佳疗效时与首次就诊时做比较。每次评价时治疗有效率均相对较低，但随着治疗时间的延长有效率有所提升（治疗 3 个月、6 个月和 12 个月后有效率分别为 12.8%、23.7% 和 33.3%）。疗效通常受多种因素影响难以用单因素回归分析，多因素回归分析法来分析疗效相关的因素的结果更有意义。事实上，大多数临床特征均与疗效无关，包括病程、发病年龄和甲改变的数目。但我们有以下发现：（1）治疗 6 个月后有横行裂嵴的患者疗效更可能更好；以及（2）通过比较最佳疗效和首次就诊时评分，有横行裂嵴、纵行裂嵴和甲变色的患者中治疗更容易有效。据我们所知，目前没有研究对这些关联进行了研究。这些发现可能有助于预测具有不同甲改变患者的疗效，但仍需要更多研究进行证实。本研究具有以下一些局限性，包括样本规模小、回顾性研究设计、相对较短随访时间、缺乏合适对照组等。部分患者因社会经济因素而不寻求医疗帮助，临床症状较轻的甲银屑病患者可能不会到医院就诊。

甲银屑病对患者生活有严重影响；影响手工活动及影响美观。单纯性甲银屑病较有皮肤受累的银屑病更难以诊断。治疗甲银屑病通常很有挑战性，大多数患者难以达到满意疗效。观察指甲或趾甲上不同甲改变发生率有助于早期快速识别疾病。皮肤科医生应该对与疾病严重程度高度相关的甲改变有所了解，应早期对这些甲改变干预以减缓疾病进展。了解与疗效相关的特定甲改变可能有助于个体化的预测预后。皮肤镜有助于皮肤科医生更早更精确的识别和评价甲银屑病。尚需更多资料证实与甲银屑病严重程度或疗效相关的临床特征。

注：图片、表格及参考文献（略）

六、英文全文链接：

https://www.jle.com/fr/revues/ejd/e-docs/clinical_parameters_associated_with_severity_of_nail_psoriasis_and_therapeutic_efficacy_318571/article.phtml

You Z, Yang H, Ran Y. Clinical parameters associated with severity of nail psoriasis and therapeutic efficacy. Eur J Dermatol, 2020,30(4):362-371.

Clinical report

Eur J Dermatol 2020; 30(4): 362-71

Zimeng YOU[1,a]
Heli YANG[1,2,a]
Yuping RAN[1]

[1] Department of Dermatovenereology, West China Hospital, Sichuan University, No. 37, Guo Xue Xiang, Wuhou District, Chengdu, Sichuan Province, 610041, China
[2] Department of Dermatology, Zigong Fourth Hospital, Zigong, Sichuan Province, 643000, China

Reprints: Yuping Ran
<ranyuping@vip.sina.com>

Clinical parameters associated with severity of nail psoriasis and therapeutic efficacy

Background: Nail involvement is common in psoriasis patients, however, there are few detailed studies of clinical parameters related to disease severity and therapeutic efficacy. *Objectives:* Our retrospective study aimed to describe the prevalence and clinical characteristics in nail psoriasis patients and determine possible associations between multiple clinical parameters and disease severity or therapeutic efficacy. *Materials and Methods*: A total of 89 nail psoriasis patients were included and investigated using dermoscopy. The Nail Psoriasis Severity Index

病例五十一
真菌性皮肤病〔指（趾）间毛癣菌所致的右眉部难辨认癣〕

一、临床故事

"宠物热"进学生宿舍——小宠物，大隐患

宠物已进入了千家万户，成为许多家庭的重要一员。作为最容易接受新鲜事物的大学生也受到影响，大学生宿舍的"宠物热"现象已经蔓延开来，宿舍乃至教室都能见到各种宠物的身影，如猫、狗、兔子、金鱼、乌龟等，甚至蜥蜴、蛇等动物也成了大学生的宠物。宠物虽然能给人带来快乐和安抚，但也会引起皮肤感染、红斑瘙痒、烦恼和痛苦。大学生喂养的宠物大多来源并不明确，有从宠物市场、路边小贩购买，还有路边捡来的流浪猫狗等，都没有经过动物检验检疫，卫生状况令人担忧。未经检疫的动物极易传染真菌、细菌、病毒及寄生虫，而大学生普遍缺乏相关的防疫知识，一旦发生感染及传染事件后果不堪设想。今天要讲的就是我们团队亲历的故事。

眉梢上的烦恼

在我硕士研究生阶段的一天，同往常一样跟着冉老师上门诊，在上午门诊即将结束时，一位年轻女性走进了诊断室。她是一位在校的大一新生，在她的右侧眉毛和眼睑处可以看见明显的红斑、鳞屑，部分眉毛脱落（图1）。之后这位大学生详细讲述了她的经历：1个多月前，她的右侧上眼睑和眉毛处无明显诱因出现红斑，针尖大小脓疱，瘙痒明显，红斑面积逐渐扩大，后枕部、颈部皮肤也开始出现红斑、水肿，淡黄色液体渗出，在校医院诊断为"过敏性皮炎"，

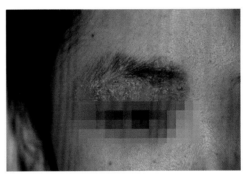

图1　患者临床照片：右侧上眼睑及眉毛处边缘隆起性红斑、丘疹、淡黄色痂壳及鳞屑

予口服"复方甘草酸苷、帕夫林、氯雷他定"，局部外用"地奈德乳膏"后部分皮损有所好转，脓点消退，红斑颜色变淡，停药后上述皮疹反复。随后她又辗转到当地一家三甲医院皮肤科就诊，诊断为"湿疹"，予"艾洛松、布特、爱达宁、敏净颗粒、来多菲盐酸非索菲那定片、表皮转移因子胶囊"等治疗，后枕部和颈部的红斑逐渐消退，但右侧上眼睑和眉毛处的红斑、鳞屑仍然明显，且其表面出现渗液、结痂，部分眉毛似乎也有脱落。此次是她父亲从邻省专程带她来到华西医院看病，因为在当地已按照"银屑病"治疗仍然无效并加重。

皮肤镜下更迷茫

首先，我们用皮肤镜对皮疹进行了仔细观察，发现皮疹处淡红色斑，表面附着大量白色鳞屑及细小黄色浆痂，部分眉毛脱落，毛干完好无损，未见断发、黑点（图2）。看到这样一个皮疹和皮肤镜下表现，对于患者的诊断，初出茅庐的我内心开始纠结起来，会是什么病了？银屑病？麻风？感染？我将求助的目光看向了我的导师冉玉平教授，这时冉老师一如既往地露出了他"蒙娜丽莎式"的微笑，神情自若的示意我再详细询问病史。

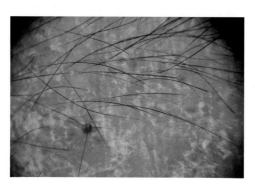

图2 皮肤镜下观察：红色背景上大量鳞屑和黄色痂，眉毛稀疏而毛干完好无损

刨根究底——揪出小小宿舍"辛秘"

不问不知道，详问吓一跳！原来患者在出现皮疹之前曾在学校宿舍养过一只宠物兔，期间这只兔子身上也出现过掉毛，但这只兔子在宿舍养了2个月之后（患者就诊前）就不明原因死掉了。养兔子期间，和她一起的3个室友身上也陆续出现过类似的皮疹，但很多都自行外用了一些药膏就好了。今天正好有一个室友是陪她一起来看病的，人在诊断室门口。于是我们立即将她的室友喊入诊断室。经过仔细询问，了解到在2个月前她的这位室友背部、左侧胸部曾经出现钱币大小红斑，红斑表面出现米粒大小丘疹、小脓疱，在校医院予"曲咪新软膏"外用，背部皮疹消退，左侧胸部皮损好转，仍残留环形淡红斑及色素沉着（图3）。

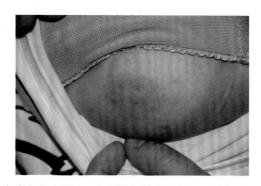

图3 患者室友临床照片：左侧胸部残留小片环形淡红斑及色素沉着

都是兔子惹的祸？

了解到上述情况后，对于诊断，我已经有了初步答案——面部难辨认癣（首诊患者）和

体癣（患者室友）。为了印证心中的猜想，在冉老师的指导下，我们分别对患者和患者室友进行了皮肤真菌镜检和真菌培养。在显微镜下，患者眉部的鳞屑中查见了大量的真菌菌丝（图4），而患者室友胸部标本的真菌镜检为阴性。

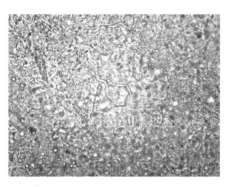

图4　患者眉部鳞屑涂片滴加 10% KOH 后在显微镜下观察：查见大量真菌菌丝（×400）

有意思的是所取两者的鳞屑标本做真菌培养在 7 天之后都长出了相同的真菌菌落。随后我将培养分离的菌落进行形态学（图5和图6）和分子生物学鉴定，将两株菌分别提取 DNA，做聚合酶链反应（PCR）扩增核糖体 ITS 区和 β 微管蛋白基因片段后产物测序，比对结果最终均鉴定为指（趾）间毛癣菌（*Trichophyton interdigitale*）。

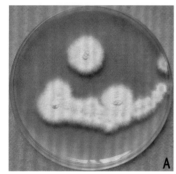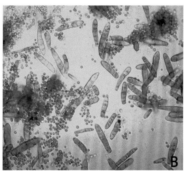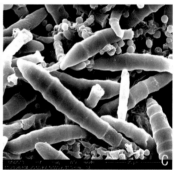

图5　患者鳞屑标本

A．沙堡弱培养基平板上长出白色粉状菌落；B．小培养显示密集的圆形小分生孢子和棒状分隔的大分生孢子；C．扫描电镜下的小分生孢子和大分生孢子形态

明确诊断之后，我们让患者和她的室友都口服特比萘芬 250mg/ 次，每天 1 次，同时口服复方甘草酸苷片（每次 2 片，每天 3 次）以抗炎，外用 2% 酮康唑洗剂清洗皮损后局部涂 1% 萘替芬 –0.25% 酮康唑乳膏。患者 5 天后复诊，皮损红斑明显减轻，痂壳和鳞屑基本消失(图7)，治疗 2 周后患者（图8）及室友（图9）皮损都恢复正常，临床痊愈。然而，患者宿舍里养的宠物兔在就诊之前已经死亡，因此只能推测（无法确认）兔子是此次真菌感染的来源。

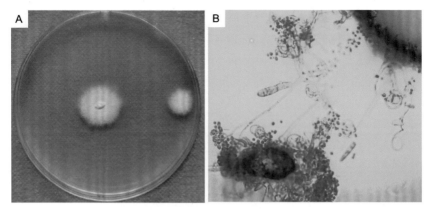

图 6　患者室友鳞屑标本

A．沙堡弱培养基平板上长出少量白色粉状菌落；B．小培养显示大量的圆形小分生孢子、螺旋菌丝和个别大分生孢子

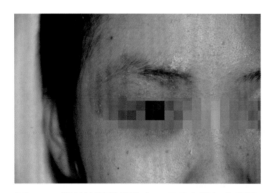

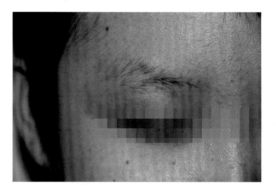

图 7　口服特比萘芬等治疗 5 天后皮损红斑明显
　　　减轻，边缘变平，痂壳和鳞屑基本消失

图 8　口服特比萘芬等治疗 2 周后皮损消失，临
　　　床治愈

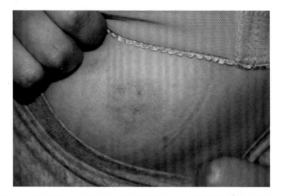

图 9　患者室友口服特比萘芬等治疗 2 周后胸部皮损痊愈

致病性研究

菌种鉴定的生化实验之一是尿素酶实验阳性（图 10），为了弄清楚此指（趾）间毛癣菌

为什么会引起明显的皮肤炎症反应，我们采用 Api-Zym 酶活性试剂条分析了该菌的 19 种外分泌酶谱（图 11 和表 1），结果显示该菌分泌的碱性磷酸酶、亮氨酸氨基肽酶、酸性磷酸酶、β-葡萄糖苷酶、α-甘露糖苷酶等酶活性最强，这些酶可在指（趾）间毛癣菌感染皮肤时分解角质层中的脂质及蛋白成分，为其生长提供碳源和氮源，也是引起皮肤炎症反应剧烈的元凶。

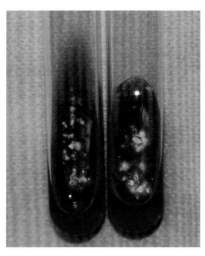

图 10 指（趾）间毛癣菌的尿素酶实验为阳性

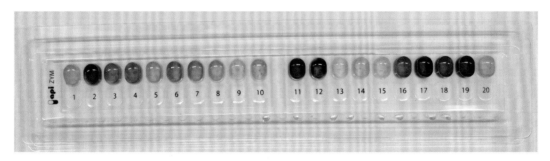

图 11 Api-Zym 酶活性试剂条检测指（趾）间毛癣菌外分泌酶活性

表 1 指（趾）间毛癣菌外分泌酶谱分析结果

No.	Enzyme assayed	Results
1	Conteol	−
2	Alkaline phosphatase	+++++
3	Esterase（C4）	++
4	Esterase lipase（C8）	++
5	Lipase（C14）	−
6	Leucine arylamidase	+++++
7	Valine arylamidase	++

No.	Enzyme assayed	Results
8	Cystine arylamidase	−
9	Trypsin	−
10	α−Chymotrypsin	−
11	Acid phosphatase	+++++
12	Naphthol−AS−BI−phosphohydrolase	+++++
13	α−Galactosidase	−
14	β−Galactosidase	−
15	β−Glucuronidase	−
16	α−Glucosaccharase	+++
17	β−Glucosaccharase	+++++
18	N−acetyl−glucosaminidase	++++
19	α−Mannosidase	+++++
20	β−Fucosidase	−

投稿经历

患者临床治疗结束了，但我们的工作并没有停止。在冉老师的指导下，我把诊治过程写成了英文论文，最初投到 *Australasian Journal of Dermatology*，但很快就被拒稿了。之后我尝试了其他 SCI 杂志，但很遗憾都失败了。多次投稿失败也让当时的自己备受打击，继续投稿还是放弃？这样的想法萦绕内心许久，时间让我重拾了信心，经过杂志筛选，最终我们定位到了 *Anais Brasileiros de Dermatologia* 杂志。投稿大概 2 个月后，收到了杂志编辑部的返修意见，在冉老师的指导下按照编辑审稿意见点对点的仔细修改，最终文章顺利地被该杂志接收发表。在写作的过程中，通过整理相关资料和文献查阅，进一步加深了对面部难辨认癣的认识和理解，此患者的诊治经历为我后来的临床和实验室研究奠定了坚实基础。

二、背景知识

面癣（Tinea faciei）是指发生在面部的皮肤癣菌感染，临床上缺乏典型的癣病皮损特征，易误诊、误治，称为难辨认癣。浅部真菌性皮肤病中面癣患病率约为 2.2%，是误诊率最高的病种之一，因为面部血管丰富且暴露在外，易受外界因素刺激，加上擦洗搔抓以及误用糖皮质激素使皮肤癣菌感染后的皮损失去典型表现，从而形成难辨认癣。面癣主要致病因素是皮肤癣菌的自体接种，即通过抓挠、触摸等行为，将身体其他部位的病原菌感染至面部。如今喂养宠物的家庭越来越多，也增加了皮肤癣菌病的发病率。典型面癣表现为环形红斑，其边缘稍红、略高起，可覆盖鳞屑，中央有自愈倾向呈现正常皮肤。外用糖皮质激素或其他外界刺激后，面癣则呈现多样的皮疹：如皮损边界不清或表现为水肿性红斑、毛囊炎、丘疹、丘疱疹、脓疱疹等，并且可能混合发生。面癣临床表现是否典型与病程的长短有直接联系，病程越长其临床表现越不典型。真菌直接镜检和真菌培养可以帮助我们及时明确诊断。

三、作者介绍

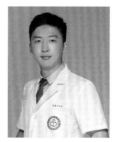

　　庄凯文，2017 年毕业于四川大学华西临床医学院，获得皮肤病与性病学博士学位，师从冉玉平教授。目前在四川大学华西医院皮肤性病科工作，主治医师，主要从事皮肤感染性疾病相关研究，其成果发表于 *J Invest Dermatol*、*Br J Dermatol*、*Mycopathologia*、*Int J Syst Evol Microbiol* 等杂志。中华医学会皮肤性病学分会 2020 年最具影响力研究奖，国家自然科学基金青年基金负责人，参与多项国家自然科学基金面上项目及省部级基金，*Dermatologic Therapy* 审稿人。

四、导师点评

　　1. 既可感染人又可感染动物的疾病称"人畜共患疾病"，在从事畜牧、家禽养殖的人群中常常易患病，分别需要兽医诊疗动物，医生诊疗患者，容易出现脱节和遗漏。

　　2. 大部分人已知被疯狗咬伤后会得狂犬病（狂犬病毒感染，高致死率，需要立即打狂犬病疫苗），只有部分人知道接触动物后可能会被各种寄生虫（螨虫 / 动物疥疮）感染，但很少人知道被猫抓伤可以感染猫抓病（巴尔通体感染）。

　　3. 而接触宠物后最常见是皮肤真菌感染：嗜动物的皮肤癣菌常常使宠物掉毛，真菌不仅会破坏宠物的皮毛，成千上万的真菌孢子还会随脱落的皮毛感染密切接触的人的头发和皮肤导致头癣和体癣，并引起强烈的炎症反应。

　　4. 此病例引出一个大学生宿舍的小秘密和大隐患，折射出对公众的健康教育还任重道远：不规范的宠物市场，街边社区的流浪猫、流浪狗，吸引小朋友的猫屋和兔屋，都是值得关注的潜在感染源，避免直接或间接的接触宠物是个人防护的基本措施。

　　5. 由于临床表现极易与其他皮肤病相混淆，导致误诊误治，特别使局部使用糖皮质激素软膏，虽然可以抗炎止痒，但降低皮肤的抵抗力，使癣病更不典型（难辨认癣），对临床医生极具挑战性。

6. 只有想到真菌才有可能去检查和培养分离真菌，确认后最终给予系统的抗真菌治疗。此患者经历了很多不规范诊治，根本原因是临床医生没有考虑到真菌，当然也不会去询问患者的宠物接触史。

7. 培养一位皮肤科专业医生需要严格的临床、流行病学、医学真菌学（包括真菌镜检培养鉴定、分子生物学、扫描电镜）和药物学等多方面的综合训练，才能做到出类拔萃，成为能解决问题的医学家，这也是华西医院是疑难杂症患者就诊的首选医院的原因。

五、论文中文翻译

指（趾）间毛癣菌所致的右眉部面癣

庄凯文[1] 代亚玲[2] Jebina Lama[1] 樊懿明[3] 冉玉平[1*]

1. 四川大学华西医院皮肤性病科；2. 四川大学华西医院实验医学科；3. 广东医科大学附属医院皮肤性病科；* 通讯作者

摘要： 面癣是一种临床症状不典型的相对少见的皮肤真菌感染，常被误诊，并大多接受过外用糖皮质激素治疗。我们报告一例由指（趾）间毛癣菌引起的右眉部面癣。患者为 18 岁女孩，右眉毛及上眼睑出现炎性红斑、脓疱伴鳞屑性 1 个多月。她曾被误诊为湿疹，用糖皮质激素治疗。根据氢氧化钾直接镜检和培养，诊断为面癣。培养长出的真菌菌落通过核糖体 ITS 区和 β 微管蛋白基因测序鉴定为指（趾）间毛癣菌（*Trichophyton interdigitale*）。患者经口服特比萘芬联合 1% 萘替芬 –0.25% 酮康唑乳膏，治疗 2 周后获得痊愈。

关键词： 眉毛；面癣；须癣毛癣菌复合体；指（趾）间毛癣菌；特比萘芬

引言

面部癣是一种相对少见的皮肤真菌感染，发生在面部的无胡须区域。由于其临床症状不典型，常被误诊。外用糖皮质激素治疗后使其难以辨认。最常见的感染病原体是须癣毛癣菌复合体，其次是犬小孢子菌和小孢子菌。须癣毛癣菌复合体由几种无性期和三种有性期（*Arthroderma vanbreuseghemii*，*A.benhamiae* 和 *A.simii*）菌种构成，通常从宠物中分离出来，如豚鼠和兔子。这种真菌可引起人类的体癣、面癣和头癣。在此，我们报告一例由指（趾）间毛癣菌引起的面癣。

病例报道

一名 18 岁女孩出现右眉毛和上眼睑皮疹约 5 周。病变初起为小片红斑基础上出现小脓疱，瘙痒明显，最初在当地医院被诊断为湿疹，分别外用了地奈德和糠酸莫米松乳膏，虽然部分皮疹有所好转，但仍有新的皮疹出现。患者停药后右眉及上眼睑出现一个较重的炎性红斑、斑块及脓疱，其表面附着大量鳞状。皮肤镜下可见红色背景上大量的鳞屑和黄色痂，眉毛稀疏而毛干完好无损。经过详细询问，发现患者是一名大学生，2 个月前在学生宿舍养了一只宠物兔。

在此期间，她的一个室友左乳房上也出现了类似的炎症红斑、斑块，但在校医院外用抗真菌乳膏后"治愈"了。然而，宠物兔在患者来就诊之前 2 个月已经死亡，因此无法确认兔子是感染源头。皮屑直接镜检可见阳性真菌菌丝。真菌培养在 28℃条件下的沙堡弱培养基（SDA）上长出米白色粉状菌落。小培养和扫描电子显微镜观察提示该菌为须癣毛癣菌。该菌被接种在含尿素的琼脂培养基，在 28℃下孵化 7 天评估其是否具有尿素酶活性。在分子生物学鉴定方面，根据 Kang 等人所描述方法，测序获得了该菌核核糖体 ITS 区序列（GenBank 登录号：KF 438222）和 β-tubulin 基因序列（GenBank 登录号：KU 364381），与指（趾）毛癣菌一致。分离菌株的酶活性测定采用了半定量 Api-Zym 系统分析。患者经口服特比萘芬片（250mg/d）、外用 1% 萘替芬 -0.25% 酮康唑乳膏和 2% 酮康唑洗剂等治疗后获得痊愈，至今未复发。

指（趾）间毛癣菌属于须癣毛癣菌复合体，是万博节皮菌（*Arthroderma vanbreuseghemii*）的无性期。在面癣中，该菌是最常分离到的皮肤癣菌，通常与兔子等动物接触有关。在中国，指（趾）间毛癣菌感染显著增加，并与宠物相关。从本病例中分离的菌株为米色粉状菌落，显微镜下可见大量薄壁大分生孢子和球形小分生孢子。这些形态学特征结合其感染所致的炎症，表明所分离到的这株菌具有亲动物性，提示其可能来源于兔。ApiZym 系统分析显示趾间毛癣菌能够产生多种细胞外酶，这与我们之前报道的类似。这些分泌酶可能引起宿主组织如头发和皮肤的损伤。此外，面癣临床表现多不典型，可能是由于面部解剖复杂。外用地奈德和糠酸莫米松通常会改变其临床表现，进而导致面癣更易被误诊。因此，作者强调了面癣在面部皮疹的鉴别诊断具有重要意义，特别是在有动物接触史的患者中。氢氧化钾涂片检查是所有面部鳞屑皮疹的一个快速、简单且必要的筛查。真菌学培养不仅能进一步明确诊断，而且当氢氧化钾涂片镜检结果为阴性时，也能为确诊提供可靠的证据。综上所述，面癣通常临床表现多样，特别是在外用糖皮质激素后，很容易被误诊。因此，作者建议在诊治面部鳞屑疾病时应考虑是否存在真菌感染的可能。

致谢：感谢四川大学口腔疾病国家重点实验室张超良老师对扫描电镜的技术支持。

注：图片及参考文献（略）

六、英文全文链接：https://www.ncbi.nlm.nih.gov/pmc/articles/PMC5193201/pdf/abd-91-06-0829.pdf

Zhuang KW, Dai YL, Ran YP, Lama J, Fan YM. Tinea faciei on the right eyebrow caused by *Trichophyton interdigitale*. An Bras Dermatol, 2016,91(6):829–831.

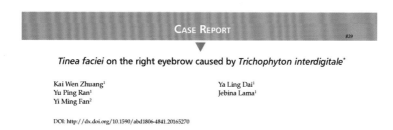

病例五十二
皮肤附属器疾病（口服伊曲康唑治愈貌似口周皮炎的难治性脂溢性皮炎）

一、临床故事

恼人的"常见病"

皮肤科门诊上更多见的是常见病，临床医生都知道常见病大多容易复发且没有"根治"的办法，好在大部分常见皮肤病不会明显影响到人们的日常生活。然而，我们在门诊遇到的一名9岁的小女孩却深受所谓常见皮肤病的折磨。患儿因"鼻唇沟发红、干燥、脱屑伴瘙痒、烧灼感1年半"就诊（图1），在此期间因为疾病影响容貌而辗转各医院皮肤科门诊，但时好时坏、反反复复，为此特别苦恼。

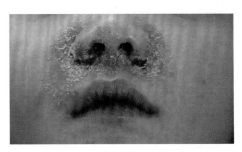

图1　患儿面部出现以鼻部为中心的弥漫红斑，部分有糜烂、渗出和结痂，边界较清楚，上覆盖大量黄白色鳞屑

确实是"常见病"吗？

仅看皮疹——以鼻部为中心的红斑、鳞屑，局部干燥、裂隙，皮肤科医生大多心里有谱，还是得考虑皮炎。可是，为什么经过1年多的时间控制得这么不尽如人意，不禁心头一问：这确实是常见病吗？细看病史，患儿1年半以前无明显诱因出现鼻周的皮疹，外院考虑"脂溢性皮炎（seborrheic dermatitis，SD）"，曾多次间断外用糖皮质激素、抗真菌制剂、钙调磷酸酶抑制剂，时有好转但仍反复发作，整体情况逐渐加重。此前做了皮肤活检，组织病理学显示"非特异性炎症"，过碘酸雪夫染色（PAS）、吉姆萨染色（GMS）和抗酸染色均为阴性。在了解用药治疗史以及确认病理报告后大致是能回答我们的疑问，这确实应该是常见病。

采集完病理图像（图2，图3）及排除特殊疾病后，我们对皮损部分做皮肤镜检查：提示淡红色及红黄色背景及非典型血管，上可见大量黄白色细碎干燥鳞屑及痂壳（图4）。紧接着用透明胶带粘取皮损处的鳞屑标本做真菌镜检，一方面排查有无引起体癣的真菌菌丝，另一方面确认有无引起脂溢性皮炎的马拉色菌。果然，镜检发现大量出芽的马拉色菌酵母细胞（图5）。

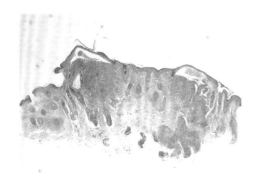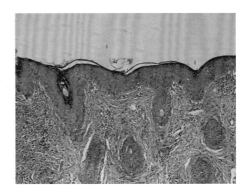

图 2　皮损活检病理
表皮下有裂隙，少量红细胞渗出，真皮浅层、附件炎症细胞浸润和血管周围淋巴细胞（HE染色，×25）

图 3　皮损活检病理
表皮下有裂隙，真皮浅层、附件炎症细胞浸润和血管周围淋巴细胞（HE染色，×100）

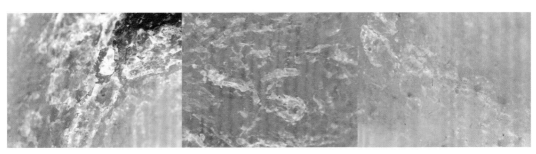

图 4　皮肤镜观察皮损
淡红色及红黄色背景及非典型血管，上覆黄白色细碎干燥鳞屑及痂壳（偏振光，×50）

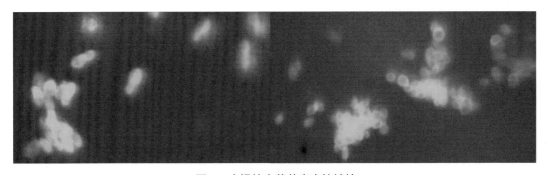

图 5　皮损处真菌荧光直接镜检
大量卵形和球形酵母细胞，有出芽，芽颈处荧光强度更亮，确认为马拉色菌（荧光显微镜，×1000）

　　临床、病理和真菌学检查结果依然支持"脂溢性皮炎"的诊断，问题是如何治疗？既然曾多次间断外用糖皮质激素、抗真菌制剂、钙调磷酸酶抑制剂治疗无效，这次就得另辟蹊径。患儿皮损中查到大量马拉色菌，给予口服伊曲康唑胶囊抗真菌治疗。患儿体重33kg，根据5mg/（kg·d）的剂量，第一天服用1粒（100mg），第二天2粒（200mg），如此交替循环（平均每天 150mg），用纯牛奶送服胶囊；同时，使用 2% 酮康唑洗剂外洗 1 次 / 天；外用 1% 萘替芬 –0.25% 酮康唑乳膏，早晚各 1 次。定期监测肝功、血常规等均在正常范围内。口服伊曲康唑 20 天后，患儿瘙痒及烧灼感缓解，皮损处鳞屑消失，颜色变淡（图 6），70 天后红斑基本消退，皮损恢复正常（图 7），停药观察，未再复发。

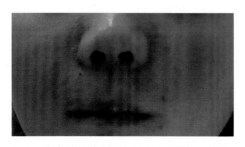 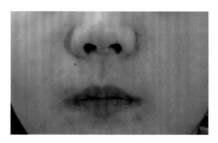

图6　抗真菌治疗20天，皮损鳞屑基本消退，　　　　图7　抗真菌治疗70天，皮损鳞屑消退，
　　　　红斑明显变淡　　　　　　　　　　　　　　　　　红斑进一步变淡，皮损基本痊愈

总结病例，"脂溢性皮炎"再认识

该病例病程久，发生于儿童，常规治疗欠佳，最终采取口服抗真菌治愈。为什么我们要做这样的决策呢？脂溢性皮炎病因复杂，除了与气候因素、皮脂分泌过多、微生物感染、遗传、维生素 B 缺乏、免疫反应等相关，近年的研究表明皮肤表面的常驻嗜脂性酵母——马拉色菌过度生长有关，我们在皮损鳞屑标本中查见大量马拉色菌酵母细胞，找到了直接证据；伊曲康唑除抗真菌活性外，还具有抗炎作用，其主要是通过抑制 5- 低氧酶代谢物的合成，因此可用于一些炎症性疾病，如脂溢性皮炎。

对于临床常见但难治的脂溢性皮炎病例，采用了非常规的口服加外用抗真菌治疗方法，因此我们选择将文章投向真菌病领域的专业杂志——*Mycopathologia*（《真菌病理学》），一投即中，这是对该病例诊治方案的肯定，也让我们加深了脂溢性皮炎发病机制的认知。

二、背景知识

脂溢性皮炎是发生于头面部、胸背部、耳后等皮脂分泌旺盛部位的一种慢性炎症性皮肤病，可伴有不同程度的瘙痒。病因复杂，可能与是多种因素共同参与引起的一系列病理生理学改变。其中，许多学者对马拉色菌与脂溢性皮炎之间关系进行研究，均强烈支持两者之间存在关联性，研究显示面部脂溢性皮炎患者炎症程度与马拉色菌密度呈正相关，症状的改善与复发也是如此，抗马拉色菌治疗后临床症状缓解。伊曲康唑胶囊已在临床应用 30 多年，用于口服治疗成人及婴幼儿真菌病，其有效性和安全性得到广泛认可。

口周皮炎是一种口、鼻或眼周多发炎性小丘疹、丘疱疹或脓疱为典型表现的皮肤疾病。其发病机制不甚明确，可能存在多种内外因，例如皮肤屏障功能障碍、皮肤刺激物或外用糖皮质激素可能参与疾病。该疾病具有一定自愈性，部分可在数月内消退，但也有部分患者可能持续数年。由于皮损常严重影响患者生活质量，且病程长短不易预测，故患者通常希望进行治疗以减轻症状、缩短病程。口周皮炎治疗证据有限，目前认为外用钙调磷酸酶抑制剂、甲硝唑等有一定疗效。

三、作者介绍

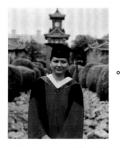 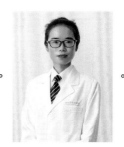

Sushmita Pradhan（苏西），皮肤病学博士研究生，尼泊尔籍。2017 年获四川大学华西临床医学院硕士学位，导师熊琳教授；2020 年获四川大学华西临床医学院博士学位，导师冉玉平教授。留学期间代表四川大学参加教育部"一带一路"优秀留学生奖，发表 SIC 论文 52 篇，现工作于尼泊尔，*The Nepal Journal of Dermatology, Venereology & Leprology*（尼泊尔《皮肤性病及麻风病学杂志》）副主编。

肖慧，皮肤性病学硕士，主治医师，2019 年毕业于四川大学华西临床医学院，师从冉玉平教授。现于成都京东方医院皮肤性病科工作，擅长感染性皮肤病、皮肤美容治疗（光子嫩肤、红宝石激光、水光针及超声炮等）。以第一作者 / 共同第一作者身份发表中英文论文数篇，其中 SCI 论文 5 篇。

四、导师点评

1. 儿童以鼻部周围为主的红斑鳞屑性皮肤病相对罕见，诊断不清，治疗困难。

2. 曾诊断为口周皮炎，外用糖皮质激素、抗真菌制剂、钙调磷酸酶抑制剂治疗无效，病情反复且加重。

3. 病理检查排除肿瘤等特殊疾病，加上真菌学检查证实为脂溢性皮炎。

4. 难点是治疗，针对马拉色菌，口服伊曲康唑胶囊系统治疗，最终获得治愈。

5. 常见病的非常规治疗，不仅治愈患者，而且为马拉色菌在脂溢性皮炎的发病机制中的作用提出了新的证据。

五、论文中文翻译

口服伊曲康唑成功治愈一例貌似口周皮炎的难治性脂溢性皮炎

Sushmita Pradhan[1,2] 肖慧[1,3] 冉昕[1] Daisuke Tsuruta[1,2] Hisayoshi Imanishi[1,2] 冉玉平[1*]

1. 四川大学华西医院皮肤性病科；2. Department of Dermatology, Osaka Metropolitan University Graduate School of Medicine, Osaka, Japan；3. 成都京东方医院皮肤性病科；* 通讯作者

患儿女，9 岁，因"鼻唇沟发红、干燥、脱屑伴剧烈瘙痒、烧灼感 1 年半"就诊，其他部位无类似症状。外院组织病理学显示鼻旁皮疹区域的非特异性炎症，这符合鼻周皮炎的诊断。尽管间断外用糖皮质激素、抗真菌制剂、钙调磷酸酶抑制剂 1 年多，但她的皮疹状况依然加重。患儿没有使用新的化妆品和舔唇的习惯。皮肤镜检查提示在粉红色的红斑基部上有点状或弯曲的血管、黄色的片状鳞屑。在鼻唇沟的裂隙部位做真菌镜检发现有大量马拉色菌。组织病理学检查显示表皮下有裂隙，少量红细胞渗出，真皮浅层、附件炎症细胞浸润和血管周围淋巴细胞。过碘酸雪夫染色（PAS）、吉姆萨染色（GMS）和抗酸染色均为阴性。确定诊断为脂溢性皮炎（Seborrheic Dermatitis）。患儿体重 33kg，每天交替口服伊曲康唑 100mg、200mg［2 天平均剂量为 5mg/（kg·d），每粒胶囊剂量为 100mg］，为了更好的吸收和有效性，使用全脂牛奶送服药物；使用 2% 酮康唑洗剂洗脸后再局部使用 1% 萘替芬 –0.25% 酮康唑乳膏。定期监测血常规、肝功等均在正常范围内。开始口服伊曲康唑 20 天后，鳞屑消失，约 70 天后红斑消退，之后未进一步治疗。在该次治疗后，她不需要使用任何外用药物，也未再出现皮疹。

皮肤镜下密集或弯曲的血管在组织病理学上与银屑病样增生模式中真皮乳头内血管扩张一致，这对诊断面部炎症性疾病很重要。

脂溢性皮炎是一种慢性、复发性炎症性疾病，表现为头皮和面部皮脂腺丰富区域伴有瘙痒的红斑、鳞屑。该疾病主要与马拉色菌的脂肪酶活性、皮肤表面脂质和亲脂性酵母的免疫功能障碍相关。根据最新的命名和发病机制研究，大多脂溢性皮炎样本中限制/球形马拉色菌通过刺激角质形成细胞产生细胞因子在脂溢性皮炎中发挥关键作用，表明抗真菌药物在减少马拉色菌酵母中发挥重要作用。此外，除抗真菌活性外，伊曲康唑还具有抗炎作用，主要是由于其抑制 5– 低氧酶代谢物的合成，其与各种炎症疾病如脂溢性皮炎相关。本病例突出了口服伊曲康唑胶囊的快速治疗效果，其明显减轻了当做鼻周皮炎的脂溢性皮炎症状。因此，在对外用糖皮质激素和钙调神经磷酸酶抑制剂的难治性严重口鼻周围皮炎病例中，临床医生可能需要考虑诊断脂溢性皮炎，并尝试口服伊曲康唑治疗以快速缓解。因此，口服伊曲康唑对马拉色菌的抗炎活性提示其是脂溢性皮炎安全的治疗方法之一，尽管其有效性和安全性有待进一步研究。

注：图片及参考文献（略）

六、英文全文链接：https://link.springer.com/article/10.1007/s11046-022-00706-w

Pradhan S, Xiao H, Ran X, et al. A Refractory case of seborrheic dermatitis masquerading as Periorificial Dermatitis Successfully Treated by Oral Itraconazole. Mycopathologia, 2023,188(1–2):147–149.

Mycopathologia
https://doi.org/10.1007/s11046-022-00706-w

MYCOPATHOLOGIA IMAGE

A Refractory Case of Seborrheic Dermatitis Masquerading as Periorificial Dermatitis Successfully Treated by Oral Itraconazole

Received: 4 November 2022 / Accepted: 29 December 2022

病例五十三
真菌性皮肤病［指（趾）间毛癣菌感染所致银屑病样泛发性难辨认体癣］

一、临床故事

到祖国需要的地方去

2020 年 7 月，正值我休产假的第三个月，意外接到一通电话告知，有一家三甲医院在招博士，问我是否有意愿接治一下。那时的我从未听说过这家医院，于是抱着好奇的心态，打了出租车首次来到距成都市主城区几十公里外的简阳市人民医院。医院给我的第一印象较深刻：门诊和住院部的建筑风格很现代，院长们、部长们也十分和蔼亲切，由衷表达着建设重点专科的规划，希望高学历人才给医院带来不一样的视野，以提高医院的整体水平，我深切感受得到医院求贤若渴心情。

结合我自身情况，仔细想来从未真正了解过除华西医院以外的其他医院，更不知是否能发挥好自己的特长以服务患者，见识那些仅在基层医院一线才能接触到未经治疗干预的"原生态"首诊患者。得到导师冉玉平教授的支持后，我怀揣着坚定的决心、夹杂些许的忐忑，携父母、未满周岁的孩子一家人，于 2021 年 2 月 1 日到简阳市人民医院皮肤科工作，开始了人生的新旅程（图 1）。

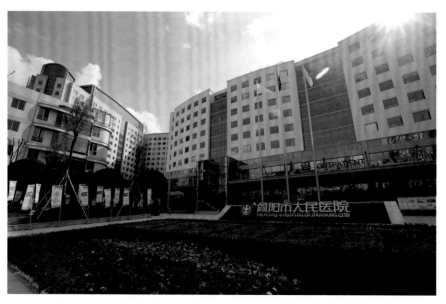

图 1 简阳市人民医院

银屑病患者的新症状

2022 年 4 月天，当最后一位患者离开我所在的"瘙痒专病"诊室时。周筱芩医生走了进来，希望我与她一起会诊一例疑难皮肤病。患者男性，既往诊断为银屑病，过去两个月内因疑银屑病复发，院外反复外用卤米松等糖皮质激素类药膏治疗，症状初期有所缓解，但不久后复发加重，目前可见严重的颜面部浸润性红斑、丘疹和脓疱（图 2）。经全身查体和详细询问，我们初步拟诊：①寻常狼疮？②体癣？③银屑病复发？④其他红斑脓疱类疾病？

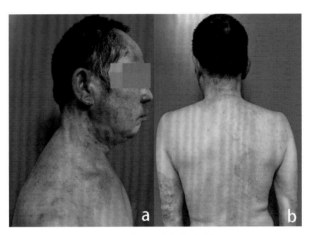

图 2　初诊时患者皮损

a. 右耳郭红肿渗出明显，在浸润性红斑基础上覆以黄色细薄鳞屑，右面颈部浸润性红斑基础上散在数个红色结节，右上唇数个脓疱；b. 颈后肩背部及左上臂和肘后有边缘呈匍行状分布的红斑、丘疹及鳞屑

此前医院的真菌镜检阳性率较低，对基层医院来说，每一项基础操作技术得到一些提升，最终都会造福于广大患者。期待着能通过我的专业知识影响使科室整体技术水平得以提高，从而能讲述自己科室患者诊治的 SCI 故事。为了提高科里医生的临床和检验技能，我曾在科室专门做过集中培训，同事们都积极参与（图 3），门诊取材的张老师、苏老师等纷纷详细地讨论了取材的各个操作细节。而后，阳性率有了极大地提升。

周筱芩医师立即安排患者入院并完善相关检查，并采集皮屑做真菌镜检和培养。我在一旁则暗暗捏了一把汗，到院工作后先后总结几例特殊病例投稿，但均未成功发表。这次会不会成为第一例呢？无论如何，尽人事，则无悔。

多部位采集鳞屑标本做镜检及培养

刘静医师接收了该入院患者，与我保持了密切沟通，我再次强调了同一部位多次刮取皮屑和多部位取材以确保能取到足够的病原菌（如果有的话）。刘静医师是中医皮肤科研究生，她认真地多部位取材送检，在得到蒋小丽医师的镜检阳性通知后（图 4），一颗悬着的心终于放下来了，并叮嘱蒋小丽医师将鳞屑标本接种多个培养基培养，以确保培养成功。

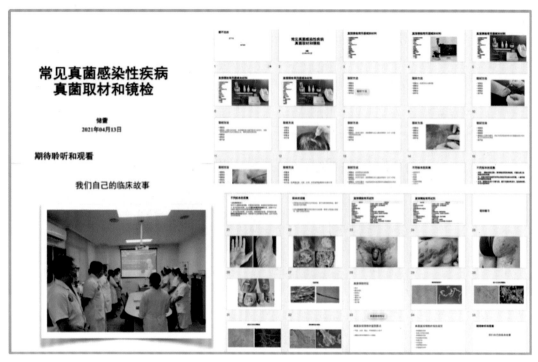

图 3　简阳人民医院皮肤科"真菌取材和镜检"培训课

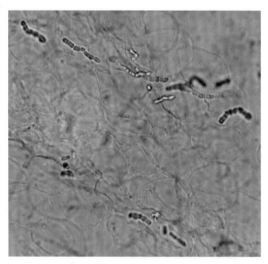

图 4　真菌镜检阳性图片：在鳞屑的上皮细胞间发现多根分隔的菌丝（10% KOH 涂片）

在镜检阳性后，给予患者口服伊曲康唑胶囊 200mg，每天 1 次，餐后牛奶送服，外用足量盐酸特比萘芬乳膏覆盖皮损，每天 2 次。内服加外用联合抗真菌药物的治疗 8 周后，患者症状逐渐好转（图 5）。值得一提的是，伊曲康唑胶囊需用牛奶或可乐送服的论文，正是冉玉平教授指导徐小茜博士发表（图 6），这种促进伊曲康唑吸收的方法在我院皮肤科已众所周知。

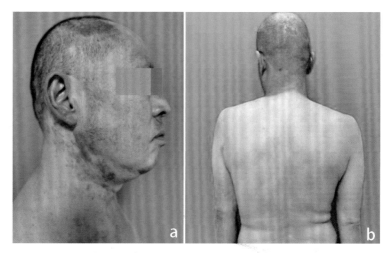

图 5　口服伊曲康唑胶囊联合外用盐酸特比萘芬乳膏治疗 8 周后临床表现

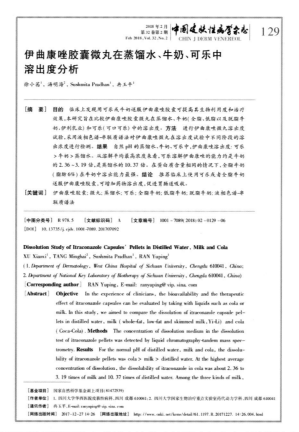

图 6　冉玉平教授指导徐小茜博士等发表的影响伊曲康唑胶囊溶出的论文

真菌电镜扫描和菌种鉴定

话分两头：鳞屑标本接种在沙堡弱培养基平板上培养 2 周后，出现了灰色粉末状菌落。我接过蒋小丽医师手里的平板（图 7），迅速前往四川大学华西天府医院，赶在冉教授门诊结束前交给他的研究团队，求助做后续的形态学研究和分子生物学鉴定到种。要知道，唯有获得这些资料，才有可能获得在 SCI 期刊发表的机会。

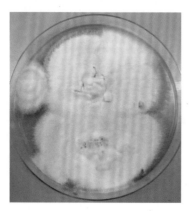

图 7　患者鳞屑标本在沙堡培养基（SDA）上生长的菌落（原代培养）

接力棒传到柯雨景师妹，当时她在冉教授负责的廖万清院士工作站担任实验室研究助理。柯雨景与我在微信上讨论了各种实验细节和结果：传代培养、小培养和真菌荧光染色后拍照图片（图 8）。

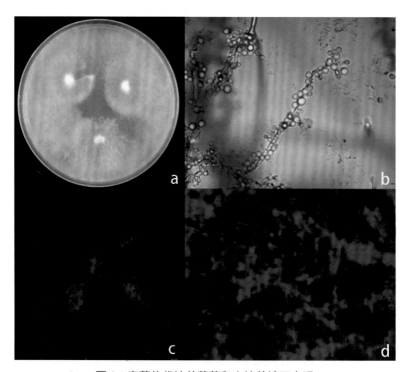

图 8　真菌传代培养菌落和小培养镜下表现

a．传代培养图；b．真菌小培养油镜下图，×1000；c．真菌小培养荧光染色图，×500；d．真菌小培养荧光染色图，×1000

最激动人心地是将培养标本用戊二醛固定等处理后，在华西口腔医院国家重点实验室张朝良老师的扫描电镜下观察：放大了 2000 倍和 5000 倍的真菌俨如错综复杂的热带丛林，有很多分隔的棒状大分生孢子和无数的球形小分生孢子，还有菌丝穿行其间（图 9）。扫描电镜下看到的是奇妙无穷的微观世界，而正是这些小生物引起了患者的皮肤疾病。

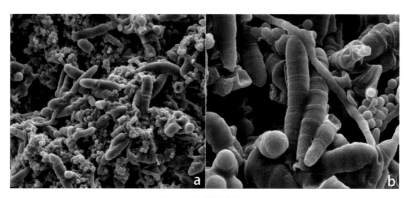

图 9　扫描电镜图

a. 大量分隔的棒状大分生孢子和无数的球形小分生孢子，×2000；b. 菌丝穿行其间，×5000

菌种序列上传遇到新难题

柯雨景师妹协助从培养的菌落中提取 DNA，做 PCR 扩增后送基因公司测序，获得序列后，上传序列是必经之路。可是，当我自信满满地上传时，却发现此时的序列上传方法，跟我此前熟悉的傻瓜式上传模式不一样了，还需要一些代码编写，这可难倒我了。

多亏高润岩师弟连续几个深夜、多次线上编译协助，终于在 3 天后获得了该菌种上传序列的 Gen Bank 序列号，菌种鉴定为 *Trichophyton interdigitale*– 指（趾）间毛癣菌（图 10）。

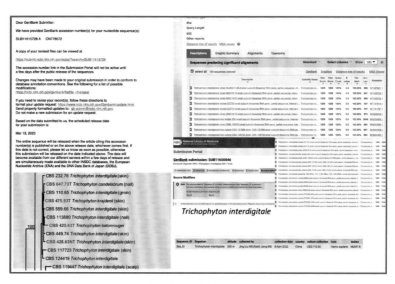

图 10　GenBank 序列上传过程和通知邮件

从患者皮损分离的菌种为 *Trichophyton interdigitale*- 指（趾）间毛癣菌

投稿接力赛

在所有的资料收集完整后，开始了写稿和投稿的新旅程，选择合适的 SCI 期刊通常是非常困难的。最初，我们投了 *Lancet infectious diseases*，被拒，转投 *Clinical Microbiology and Infection* 后又被拒。再次，仔细分析各 SCI 期刊发表文章的兴趣特点和该病例自身的特点，选择了在真菌学领域声望极高的 *Mycopathologia*，不久接到了编辑来信，3 位审稿人提出了多达 3 页的修改建议，不仅提升了这一病例的国际教育意义，更提高了我在文章修改和表达方面的水平。

然而好事多磨，2023 年 1 月，因全家人相继感染新冠，不得已推迟了论文修稿，在认真完成修改稿返回后，最终被期刊接受了。

感悟

将发生在基层医院皮肤科的病例写成论文在国际期刊上发表意义重大。来院后医院和科室一直都非常重视，提供了合适的工作、科研环境：反复多次更换摄影背景膜布，为拍摄专业的临床相片奠定基础。这篇文章能得以顺利发表，离不开每一个环节的反复雕琢和各阶段持续的高新技术接力和专业人士的精诚合作，更离不开导师冉玉平教授不遗余力的理论指导、实验技术和方法的全力支持。在毕业多年后，还能在自己新的工作岗位上得到导师一如既往地帮助和指导，始终是我们分布于全国各地学子的殊荣，他为患者服务的精神也持续激励着我们努力奋进。

二、背景知识

指（趾）间毛癣菌（*Trichophyton interdigitale*）属为于须癣毛癣菌复合体（*Trichophyton mentagrophytes* complex）中的一种，临床表现多样，可见红斑、丘疹、脓疱、肉芽肿性炎，皮损可呈红色肿胀性浸润性损害，上有结节、脓疱、结痂，有脓液外溢，临床需与多种疾病鉴别。

在银屑病治疗过程中，局部使用糖皮质激素和其他免疫抑制剂可能会诱发真菌感染。文献报道的主要致病菌类型是红色毛癣菌，我们的病例中则是指（趾）间毛癣菌，若不做小培养及分子测序鉴定很难确定菌种。长期外部糖皮质激素使用会降低皮损局部的免疫力，使皮肤表面的致病真菌有机会过度生长。本例患者在银屑病基础上继发体癣，外用糖皮质激素乳膏后加重而未被识别，可见，银屑病患者持续外用糖皮质激素可能出现难辨认体癣，极易误以为是银屑病加重。

三、作者介绍

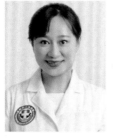

储蕾，四川大学华西医院（导师冉玉平教授）–哈佛大学哈佛医学院（导师 Ethan A Lerner 教授）联合培养博士，简阳市人民医院皮肤科瘙痒专病门诊医师。国际瘙痒协会会员、国际湿疹协会（HOMES）会员、美国皮肤科医师会会员等。*Ann Intern Med*，*Jama Dermatology*，*Brit J Dermatol* 等 SCI 期刊特邀评审专家。主要从事瘙痒发生机制和治疗的研究，以第一和通讯作者发表 SCI 论文多篇。

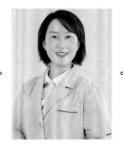

蒋小丽，暨南大学硕士研究生，简阳市人民医院微生物室副主任技师。亚洲真菌协会会员。主要从事临床微生物检验，研究方向：感染性疾病病原学诊断、细菌、真菌耐药性监测及耐药机制。

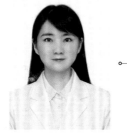

柯雨景，医学硕士研究生，师从中国工程院院士陈香美教授，时任廖万清院士工作站实验研究助理，现工作于广州国家实验室。参与多项国家级自然科学基金项目与中科院院士工作站项目。以第一作者/共同作者身份发表中、英文论文 6 篇，其中 SCI 论文 4 篇，获批专利 2 项。

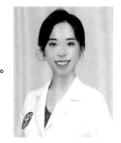

刘静，成都中医药大学七年制中西医结合硕士研究生，简阳市人民医院皮肤科主治医师。中国整形美容协会中医美容分会理事、四川省中医药学会中医外科·皮肤科专业委员会委员、四川省女医师协会青年委员、四川省毛发医学会理事、四川省美容整形协会激光美容分会理事。

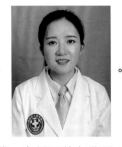

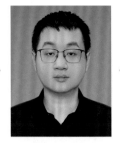

周筱芩，贵州医科大学硕士研究生，简阳市人民医院皮肤科主治医师，皮肤美容主诊医师。四川省美容整形协会毛发医学分会理事、四川省女医师协会美容抗衰专业委员会青年委员、成都市整形美容协会美容皮肤分会理事、四川省国际医学交流促进会皮肤外科与美容专业委员会委员、成都高新医学会第一届皮肤病与美容学分会委员、亚洲真菌协会会员。参与院级课题2项，发表国家及省级学术论文多篇。

高润岩，四川大学华西临床医学院八年制博士研究生，师从冉玉平教授。参与多项国家自然科学基金与廖万清院士工作站项目。

四、导师点评

1. 基层医院是诊断和治疗患者的一线，当按照银屑病常规治疗无效或加重时，第一时间想到与常见疾病不一样需要临床经验和悟性。

2. 疑似真菌感染，但需要实验室检查证据证实，平时的知识积累和技术培训是关键，只有找到真菌才能有后续的治疗决策。

3. 正确诊断引出正确的治疗，但要让病例成为可以发表的论文，必须要有真菌菌种鉴定及相关形态学研究的资料，对基层医院来讲往往难以达到。

4. 分离出菌落是最基本的条件，拿到菌落就可以得到深入研究，在菌学上提高研究水平，达到SCI论文的投稿的要求，治疗前后的临床相片拍摄也非常重要。

5. 有哈佛大学留学经历的博士到基础医院从事临床工作，给当地带来新的理念和技术，以此病例为抓手，带动整个团队进步，不仅治愈患者，而且发表论文，对提升基层医院的临床研究水平很有意义。

6. 作为导师，能在关键时点的关键环节上助力学生持续进步和发展，既是责任和义务，也为感到非常欣慰。

五、论文中文翻译

指（趾）间毛癣菌感染所致银屑病样泛发性难辨认体癣

储蕾 [1] 蒋小丽 [2] 柯雨景 [3] 刘静 [1] 张朝良 [4] 周筱芩 [1] 高润岩 [3] 冉玉平 [3*]

1. 简阳市人民医院皮肤科；2. 简阳市人民医院微生物室；3. 四川大学华西医院皮肤性病科；4. 四川大学华西口腔医院口腔疾病国家重点实验室；* 通讯作者

患者男，60 岁。因面部、右耳、头皮、肩部、躯干和左前臂浸润性、瘙痒性红斑 2 个月余就诊。患者既往患有银屑病，此次因疑诊银屑病复发，在过去两个月间他每隔 2 ~ 3 天于患处外用卤米松等糖皮质激素类药物以期去除瘙痒等症状，但症状未缓解并持续加重，无其他病史。

皮肤专科检查示：颜面部、右耳、头皮、颈部、肩部、躯干、左臂可见边界不规则的浸润性红斑，其中头皮和上唇可见散在分布的小脓疱。白细胞升高为 $12.98 \times 10^9/L$ ［参考值（$3.5 \sim 9.0$）$\times 10^9/L$］，IL–6 升高为 20.68pg/ml（参考值范围 < 7pg/ml），结核抗体、β –1，3–D– 葡聚糖检查均为阴性，余血液检查未见明显异常。皮屑真菌镜检示：真菌菌丝和孢子。

沙堡弱培养基 28℃培养 2 周后见灰色粉末状菌落。扫描电镜下见棒状大分生孢子、结节体和大量小分生孢子。与此同时，ITS1/ITS4 PCR 鉴定的 DNA 序列经 Blast 比对与指（趾）间毛癣菌序列同源性 100%（我们上传了该序列至 GenBank，获得的序列号是 ON778572）。给予口服伊曲康唑 200mg 每天 1 次，外用盐酸特比萘芬乳膏，每天 2 次，8 周后患者症状得到了极大地改善，随访 9 个月后无复发。

难辨认体癣是一种不典型的体癣类型，临床易误诊。尽管我们很难追溯患者初始的皮损表现，我们分析认为该病例很可能是因为银屑病而长期外用糖皮质激素类药物诱发的泛发性体癣。长时程外用糖皮质激素类药物通常会抑制皮肤局部的免疫应答，从而使包括真菌在内的局部微生物过度繁殖，引起例如症状加剧和剧烈瘙痒等不典型症状。同时，在开具处方之前应与许多疾病，包括丹毒、寻常狼疮、毛囊炎、皮肤 T 细胞淋巴瘤等进行仔细鉴别。

注：图片、基金及参考文献（略）

六、英文全文链接：https://link.springer.com/article/10.1007/s11046-023-00721-5

Lei Chu, Xiaoli Jiang, Yujing Ke, et al. Generalized tinea incognito masquerading as psoriasisvia trichophyton inerdigitale. Mycopathologia, 2023,188:291–293.

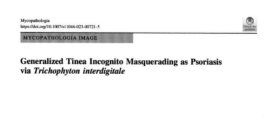

病例五十四
细菌性皮肤病（海分枝杆菌感染）

一、临床故事

非常典型的临床表现，3秒内说出病名

那是跟随我的导师冉玉平教授上门诊学习临床知识的第一个春天。上午的最后几个号让我这名新手的内心悄悄先懈怠起来。清洁完检查前一位患者用的皮肤镜镜头，开始叫号，一位年轻女患者走进门。"看这个状态应该病情不重吧"，我心里暗暗松了一口气。随着患者把右手长袖往上捋，映入眼帘的陌生临床表现让我展开治疗巾的手不由顿住。第一印象是右上肢的多个红色结节，沿着右手背到前臂呈现明显的串珠状分布（图1）。用皮肤镜观察右前臂结节：皮肤完整，皮肤粉红色背景，表皮未见明显破溃，也未见"黑红点征"（图2）。

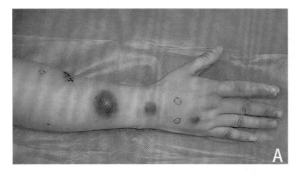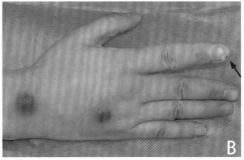

图1　患者右手背及前臂3处串珠状红肿结节、有波动感，数个皮下结节（A，圆圈标记），
右示指远端似有异常（B，红箭头）

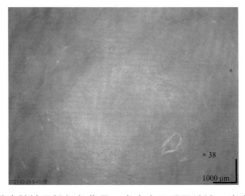

图2　患者右前臂皮肤镜示粉红色背景，表皮未见明显破溃，也未见"黑红点征"

给患者检查拍照的同时，我在脑海里飞快搜索着有限的课本知识，随后尝试详细了解病史及查体：患者 39 岁，3 个月前发现右示指远端红斑、肿胀伴甲分离，曾于诊所诊断"甲沟炎"并口服"头孢菌素"1 周后未见好转，后来右上肢逐渐出现多发的播散性红斑、波动性结节，仅有轻微的胀痛，此外没有明显的系统症状。冉老师嘱咐我用皮肤镜仔细观察原发病变处：右示指甲远端甲分离、甲下黄白色角化过度，正中为橘黄色，甲远端白色鳞屑（图 3）。

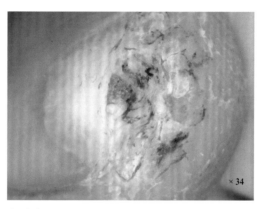

图 3　右示指甲皮肤镜下所见：远端甲分离、甲下橘黄色角化伴甲远端白色鳞屑

冉老师在我背后用考验的语气问道："你还有什么想问的"？这样的课堂小测试很常见，但在面临患者的诊断室，我一时语塞。冉老师的声音又在后面不紧不慢地响起，我心里一紧。"这是非常典型的临床表现，有几个常见的疾病都要考虑到。你脑海里现在装了几个？ 3 秒之内说出来我听听"。他悠悠道："你啊，现在还脑袋空空，回去把皮肤病图谱拿出来多翻多看。结合患者病史和临床表现，发展慢、症状不重、多发性冷脓肿，既往使用广谱抗细菌药物无效。这时候最怀疑的诊断是什么？ 有没有污水接触史，比如剖过鱼没有？ 然后再想想有没有可疑的植物、动物、环境接触史？"

患者在一旁忍不住说："因为疫情我好久没出门旅游过了，没接触过什么东西啊。只是要做家务，剖鱼、洗鱼这些应该也有，我都不记得了"。

"慢、轻、冷、水、鱼，这是冉老师之前讲课时专门讲过的！"对患者再次询问病史时，我心里终于闪过一个名词："游泳池肉芽肿？"此时早就过了 30 秒。

冉老师再次仔细检查患者后直接给我下达任务："当然，首先要怀疑游泳池肉芽肿，但常见的孢子丝菌病、较少见的诺卡菌病、利什曼病等特殊感染都需要格外警惕。常规化验、结核分枝杆菌感染 γ - 干扰素释放试验（T-spot）、活检病理和特殊染色都要做，取未开放的结节脓液做细菌、真菌、分枝杆菌培养，同时分一部分脓血进行二代测序（NGS），更大范围的筛查病原微生物，争取一步到位"。思考和理论探讨不是门诊的时间里能做的事，一张缜密的诊疗脑图在他的笔下迅速展开，笔墨未干，我必须立刻执行。

当天的第一个挑战来了，尽管每天都有新的难题，但这次经历至今仍历历在目：给患者取材做培养已操作多次，侵入式抽取脓液却是第一回。冉老师的指导、患者的信任给了我一些勇气，过去几年的临床技能操作学习经验更是无形的精神支柱。选部位、消毒、无菌操作、安慰患者、抽取脓血标本、密封送检，在去治疗室取样短暂的路上已经在脑海里重复了多次，真等到实际操作时，紧张情绪已经过去了。看着针管内珍贵的、温热的、带血的脓汁，一根针管似有千斤重，心中既释然又期待：除用于培养之外，它还是本次病原微生物高通量测序的唯一不可再生资源。高通量测序不依赖传统的微生物培养技术，旨在提供快速、精准的病原体鉴定，与传统培养方法结合可极大提高致病菌检出率，而新技术意味着高昂成本，测序标本的选材、无污染、足量至关重要。收样不容耽误，紧接着就是联系精准医学研究中心负责高通量二代测序的曹菲老师，联系活检手术室预约手术，申请购置分枝杆菌培养的特殊培养基等，以及将抽取的脓血标本做细菌、真菌培养、鉴定等后续步骤。

结果正如冉老师所料：2 天后高通量测序结果显示分枝杆菌属序列（图 4），随后结核分枝杆菌 γ – 干扰素释放试验显示阳性，活检组织病理学检查提示慢性化脓性炎症伴脓肿形成，六胺银染色（GMS）查见阳性杆菌，Ziehl–Neelsen 染色菌查见抗酸染色阳性杆菌（图 5），并在病理科李爽老师的帮助下得到了病理相片。

检测结果
1、检出细菌列表

类型[a]	属			种		
	中文名	拉丁文名	检出序列数[b]	中文名	拉丁文名	检出序列数[b]
G+	分枝杆菌属	*Mycobacteriun*	5	-	-	-

类型[a]：G+（革兰氏阳性菌）/G−（革兰氏阴性菌）

图 4　右上臂结节处抽取脓血做高通量测序结果：分枝杆菌属 5 个序列

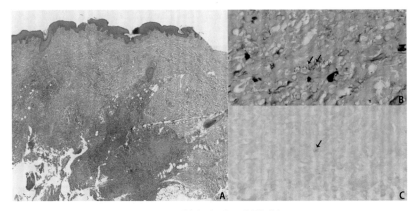

图 5　活检组织病理学检查

A. 真皮为主的慢性化脓性炎症伴脓肿形成；B. GMS 示阳性杆菌；C. Ziehl–Neelsen 染色查见抗酸染色阳性杆菌

将抽取患者皮损结节处脓液接种到 Lowenstein－Jensen 培养基 2 周后长出奶酪样黄色、光滑菌落（图 6A），将菌落挑取至实验医学科熊丽老师处行抗酸染色提示结果阳性（图 6B），提取菌落 DNA，以 16S rDNA 通用引物行 PCR 后测序，最终确定为海分枝杆菌（*Mycobacterium marinum*）。

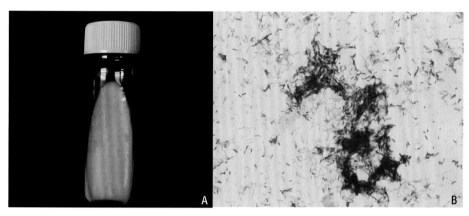

图 6　A．2 周后见奶酪样黄色、光滑菌落生长；B．抗酸染色阳性杆菌

至此，给患者针对性治疗：嘱患者予利福平 450mg、乙胺丁醇 750mg，每日 1 次，治疗 4 个月后患者右手示指、手背、前臂皮损明显消退，残留少量暗红色斑，继续治疗 2 个月后停药，随访 5 个月未见复发（图 7），正所谓"一针见血，药到病除"。冉老师在患者首诊的 30 秒内洞见症结，当机立断，精确制订全面的诊疗路径，才使该患者的诊疗坐上"直通车"，决策看似迅捷简单，实则背后是丰富的临床经验和海量的知识在支撑。

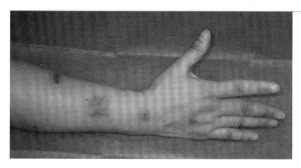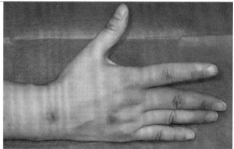

图 7　治疗 4 个月后患者右手示指、手背、前臂皮损明显消退，残留少量暗红色斑

见微知著，挖掘亮点

看似顺利解决一个病例，但冉老师并未就此停歇："把患者指甲的皮肤镜图像调出来看看"。我一头雾水地操作起来。"右示指甲下是患者提到的首发皮损部位，注意原发病灶处皮损的形态学表现，和孢子丝菌病常见的'黑红点征'不同，海分枝杆菌感染原发皮损的关键可能在于被鱼刺伤处局部反应是角化性过度，是对刺入的鱼刺（异物）的保护性反应，我们在既往的多个病例中已经总结出了这一共同点，要与前述病例进行比对。再加上发病部位特殊，

用皮肤镜进行了初步的探究，其甲改变在镜下表现为甲分离、甲下橘黄色角化伴白色鳞屑（图8A），而有效的治疗后甲下角化及鳞屑全部消除，新的指甲向前覆盖甲床（图8B），这些原创性发现要靠仔细观察加缜密思考才能获得，对以后类似的病例更要留意有无此类特征。对于海分枝杆菌感染的早期诊断，特别是特殊部位的早期诊断，你把这个病例好好总结一下，皮肤镜下观察到局部角化改变对提示海分枝杆菌感染将大有帮助。"冉老师循循善诱："不仅要把病治好，还要学会由小见大，有没有善于挖掘的点，对未来有帮助的点，这都是你们要仔细观察，要去认真学习的。路漫漫其修远兮啊"！

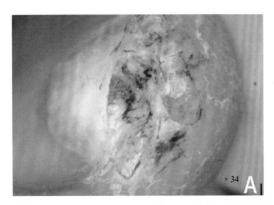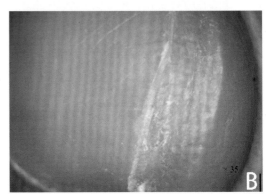

图8　患者右示指原发皮损处皮肤镜对比相片

A. 甲分离、甲下橘黄色角化伴周围白色鳞屑；B. 经口服利福平和乙胺丁醇治疗后皮损消退，可见新甲长出

总结病例，完成人生第一篇 SCI 论文

新的挑战出现了，这次是"第一次尝试写英文病例报告文章"。定选题是第一道关卡，后续查阅文献、处理图像、选择期刊、撰写论文都似乎困难重重，我从中收获了许多经验：首先，查阅文献需要选择适合自己的文献管理软件，我惯用 Endnote，但界面有些复杂繁琐，经室友推荐开始尝试使用 Zotero 后，文献收集和笔记整理效率都得到了明显提高；其次，处理图像也遇到难题：部分随访照片质量不达标导致无法使用，在选取最终照片时必须有很大取舍。这也是我汲取到的极大教训，有价值的患者在治疗同时更应注意数据收集的质量，毕竟世上没有后悔药，补拍是绝无可能的；再次，选择期刊从影响因子到栏目都需要反复评估和细致的格式修改，不同栏目要求字数悬殊。我按冉老师要求将初稿内容尽量丰富详尽，字数超标时只需进行相应删减即可。事实证明"由繁至简"更加高效快捷；最后，由于没有写英文论文的经历，初稿从建立大纲到分点详述再到语法修改，都经过了冉老师和师兄师姐的反复审阅、修改、锤炼，特别是讨论部分，冉老师寥寥数语强调必须抓住选题的"闪光点"进行详述，不能泛泛而谈。在反复修改后终于成文并开始尝试投稿，随后是"第一次被拒""第一次放弃""第一次返修"……前后努力了1年多时间，最终收获了"第一份SCI论文接收函"，"第一次见到 PDF 版本的完整论文"，真有点不敢相信，但我还是做到了！

我在硕士研究生期间经历了从接诊到论文见刊的全过程，终于能完成第一篇 SCI 论文。如今，我正参加华西医院皮肤性病科住院医师规培。与之前的学生身份不同，此时更是从"医学生"向"新手医生"转变的关键时期。有了跟随冉老师门诊以及参与各种临床病例诊治的经验，坚定信心应对即将到来的更多临床挑战。学习之路固然曲折，所幸前路有高人指引不致迷失方向，鞭策我不断前行。

二、背景知识

非结核分枝杆菌（*nontuberculous mycobacteria*，NTM）也称非结核性杆菌，皮肤非结核分枝杆菌感染表现可呈多样性，而致病菌生长缓慢，需在 30℃、罗氏培养基条件下进行培养，条件特殊，因而容易被临床忽略。易见于皮肤的 NTM 致病菌包括海分枝杆菌、嗜血分枝杆菌、脓肿分枝杆菌、堪萨斯分枝杆菌等，其中最常见的 NTM 肺外感染致病菌为海分枝杆菌。该菌于 1926 年首次从海鱼类中分离发现，通过轻微创伤穿透皮肤感染人类。部分患者可发展为皮肤淋巴管型孢子丝菌病样分布的结节性病变，提示结节性淋巴管炎、孢子丝菌病、诺卡菌病、利什曼病等感染性疾病均可表现类似的临床表现模式。在缺乏明确病史及检验证据的情况下，鉴别各种诊断极具挑战性。原发皮损临床特征可能为早期鉴别诊断和早期治疗提供线索。培养结果对于最终确诊感染具有重要意义，在怀疑分枝杆菌感染时，除常规细菌、真菌培养外，需额外进行分枝杆菌特殊培养。抗结核药物对于海分枝杆菌感染常有效，必要时应进行药敏试验决定抗生素选择。通常在皮损消退后，药物治疗应持续至少 1 ~ 2 个月。

三、作者介绍

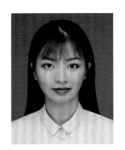

张牧秋，本科毕业于首都医科大学，2023 年获得四川大学华西临床医学院皮肤病与性病学硕士学位（学术型），师从冉玉平教授。参与多项国家级、省级自然科学基金、廖万清院士工作站课题。

四、导师点评

1. 由海分枝杆菌感染引起的皮肤感染最初叫"游泳池肉芽肿"，其实不仅仅是"游泳池"，鱼海产品刺伤皮肤、海水和淡水通过细小皮肤皮损处浸入皮内都可能引起感染。

2. 由于患者初诊时关注的是手背和前臂的皮肤和皮下的串珠样结节，临床第一印象是"孢子丝菌病"。

3. "游泳池肉芽肿"和"孢子丝菌病"在临床上很难区别，病史仅作参考，起决定作用的是病原体检测，我们已经探索了皮肤镜的特点差异，发现两者的皮肤镜下表现并不一样。

4. 患者手背和前臂的数个结节为继发损害，是病原菌从指端甲下感染沿淋巴管由内到外形成，故皮肤镜下观察皮损表面除粉红色背景外，并未看到特殊的表现。

5. 皮肤镜观察的重点是最初的原发病灶处，发现右示指远端甲分离和甲下黄白色角化及鳞屑，与孢子丝菌病念珠菌性肉芽肿皮肤镜下观察到的"黑红点征"明显不一样，而且随系统抗分枝杆菌治疗角化体征全部消退，反证此体征与疾病发生和消退相关。

6. 患者在家做饭，厨房里剖鱼、洗鱼，右示指端最容易被鱼刺扎伤，病原菌经伤口入皮肤引起感染，详细病史对诊断提供了重要的线索。

7. 厨房处理鱼以及养金鱼、热带鱼换水，还有钓鱼、捞虾、抓螃蟹等都应该戴上塑料手套，避免被刺伤让海分枝杆菌经伤口植入皮肤，引起皮肤感染。

8. 作为皮肤科医生的"利器"，海分枝杆菌感染的皮肤镜图像对临床诊断和疗效评价提供了新的客观检查体征。

五、论文中文翻译

用皮肤镜观察到甲下角化过度是该处原发性海分枝杆菌感染的诊断线索

张牧秋[1,2] 李爽[3] 熊丽[4] 冉玉平[1,2*]

1. 四川大学华西医院皮肤性病科；2. 四川大学华西医院疾病分子网络前沿科学中心免疫炎症研究院皮肤病学研究室；3. 四川大学华西医院病理科；4. 四川大学华西医院实验医学科；* 通讯作者

海分枝杆菌是一种可存在于污染水源或海洋生物的抗酸杆菌，约 25% ～ 87% 的患者表现为淋巴管型孢子丝菌病样分布的结节性皮损，而相似皮损可见于多种感染性疾病。我们报道一例表现为多发结节的海分枝杆菌感染病例，特点在于原发皮损位于甲下区域，为罕见报道。并希望通过观察原发皮损的皮肤镜表现，为海分枝杆菌感染早期诊断提供线索。

一位 39 岁女性患者因右示指远端胀痛伴右上肢多发结节 3 个月于我院就诊。患者回忆可能在剖鱼时受伤，曾于诊所诊断"甲沟炎"并口服"头孢菌素"1 周后未见好转，后来右上肢逐渐出现多发结节。体格检查提示右示指远端红斑、肿胀伴甲分离，右上肢淋巴管型孢子丝菌病样分布的多发播散性红斑、波动性结节。系统无明显受累。结核分枝杆菌 γ - 干扰素释放试验阳性外，其他检验结果无明显异常。

对右示指进行皮肤镜检查（AM7515MZT Handheld Digital Microscope，×35）发现甲板远端部分剥离，甲下橘黄色角化过度伴鳞屑、裂隙。结节表现出粉红色背景伴皮纹消失。

活检组织病理学检查提示慢性化脓性炎症伴脓肿形成，六胺银染色查见杆菌状物，不排除为病原体可能，抗酸染色见少量阳性分枝杆菌。PAS 染色及结核分枝杆菌 qPCR 均为阴性。从右前臂的非开放性结节中抽取脓液分别进行高通量测序及培养。高通量测序提示可疑致病菌为分枝杆菌属。在经过 30℃、罗氏培养基条件培养 2 周后，有奶酪样黄色、光滑的菌落生长，取菌落进行抗酸染色可见阳性杆菌，最终鉴定确认该菌种为海分枝杆菌（GenBank 编号：OM649761）。

嘱患者利福平 450mg、乙胺丁醇 750mg，每日一次，治疗 4 个月后，皮损基本消退，继续治疗 2 个月并随访 5 个月，未见复发仅留少量瘢痕形成。

海分枝杆菌感染常为局限性，且原发皮损表现多样，播散性病例仅少见于一些免疫抑制患者中。在 2 ~ 3 周的潜伏期后，原发皮损处可出现单一丘疹或结节，有时表现为银屑病样或疣状斑块。随病情进展可发展为孢子丝菌病样分布的结节性皮损，即结节性淋巴管炎，孢子丝菌病、诺卡菌病、利什曼病、非典型性分枝杆菌病等多种感染性疾病可有类似的临床表现：淋巴管型孢子丝菌病原发皮损的典型临床表现为单个质硬的无痛性结节伴中央溃疡，诺卡菌病最初可表现为溃疡性结节伴脓液形成、不规则边界，利什曼病最初可表现为小的非化脓性丘疹，逐渐形成溃疡伴易碎肉芽组织和凸起的质硬边界。而海分枝杆菌感染临床表现有其自身特点：患者致病常与接触污染水源或海洋生物有关，因此原发皮损常见于手指，接种部位常表现为非化脓性红肿结节，后逐渐形成脓性皮损。由海分枝杆菌引发的指甲改变极其少见。

Warren 等曾报道 1 例甲海分枝杆菌感染，患者在清理鱼缸时划伤甲下引发甲襞肿胀、疼痛来诊，但并未详细描述患者甲改变。本例患者虽无明确外伤史，但在治疗过程中，其甲下皮损逐渐好转，结合病情发展过程，仍判定原发皮损位于指甲部位。我们观察到海分枝杆菌累及指甲时皮肤镜下特点为甲分离、甲下橘黄色角化伴周围白色鳞屑的特点，与 Coforti 等学者既往报道有相似之处，他们曾报道 1 例手部海分枝杆菌感染在皮肤镜下表现为橙白色中心区域，围绕多行血管及细碎鳞屑。我们将其皮肤镜特点的不同之处归因于发病部位及疾病进程不同，但需要更多病例进行佐证。

一些甲病（如甲下疣或甲下外生骨疣）与上述病例有一些相似之处：甲下疣常表现为角化过度、血管扩张、厚层黏附性鳞屑，甲下外生骨疣常表现为伴角化过度及甲分离的质硬结节，伴或不伴血管扩张。与后两者不同，我们目前尚未发现海分枝杆菌感染原发皮损皮肤镜与组织病理学之间的相关性。

总之，我们的病例亮点在于对特殊部位海分枝杆菌原发皮损的观察。皮肤镜表现可能作为协助早期诊断的有力手段。尚需更多病例及研究证实海分枝杆菌感染原发皮损的共同特征及其与病理特点之间的潜在相关性。

注：图片、基金及参考文献（略）

六、英文全文链接：https://www.e-ijd.org/article.asp？issn ＝ 0019-5154；year ＝ 2023；volume ＝ 68；issue ＝ 3；spage ＝ 342；epage ＝ 344；aulast ＝ Zhang

Zhang M, Li S, Xiong L, et al. Subungual hyperkeratosis as a dermoscopic clue of primary fingernail *Mycobacterium Marinum* infections. Indian J Dermatol, 2023,68(3):342–344.

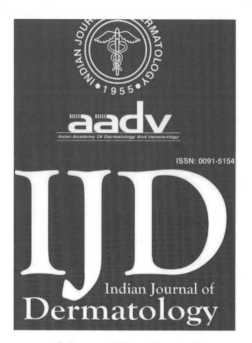

病例五十五
慢性肉芽肿性皮肤病（颜面播散性粟粒性狼疮）

一、临床故事

久治不愈的"青春痘"

2019 年 4 月，我轮值皮肤镜检查室时，走进一位青年女性。她苦恼于面部久治不愈的"青春痘"，2 个月前曾在外院诊断为"痤疮"，经治疗无效遂于我科就诊。查体可见主要累及额部及面颊，呈对称分布的米粒至绿豆大小橙红色丘疹，部分融合呈斑块，部分丘疹中央见黄色角栓，表面少许鳞屑，双侧面颊可见暗红色斑，主要累及眉间、双下眼睑、下颌（图 1），未见粉刺，有浸润感。

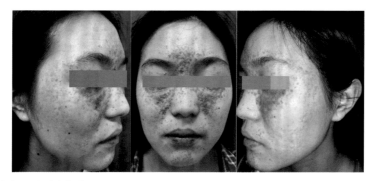

图 1　患者初诊时皮损表现：面部呈对称分布大量米粒至绿豆大小橙红色丘疹，部分融合

以玻片按压皮损，额部和面颊分别呈深浅不一的苹果酱色（图 2）。通常用玻片压诊寻常狼疮结节后会呈现苹果酱样颜色。不同部位的深浅不一是否提示炎细胞的数量和浸润深度不同呢？是否提示结核呢？

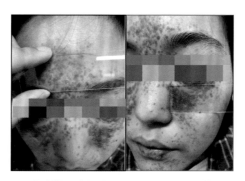

图 2　玻片按压皮损表现：呈深浅不一的苹果酱色

"皮肤神器"无创检查

皮肤科医生看诊通常用肉眼观察皮损，有时也用放大镜看。近年来，包括皮肤镜、皮肤超声等在内的无创检查技术不断涌现，通过这些检查，能获取更多细节的资料。

我首先用上了"神器"皮肤镜，希望能发现一些肉眼看不到的细节。果然，在偏振光皮肤镜下，肉眼看不到的皮下浅层的独特表现：类圆形橙红色均质无结构区，中央可见不规则黄色均质无结构区，周围线状、发夹状血管，略呈放射状分布，部分融合，符合炎性肉芽肿的表现（图 3）。

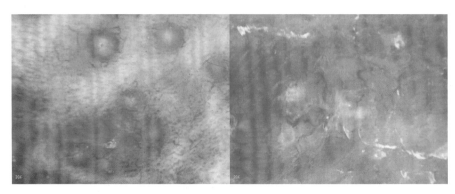

图 3　偏振光皮肤镜检查皮损图，×80

这时如果想看得更加深入一些就需要皮肤高频超声检查：结果更让我们惊讶，肉眼看上去面中部的丘疹以及面颊两侧并未突出皮面的红斑，在超声下的表现竟然是一致的，均表现为表皮连续，真皮浅中层大量类椭圆形无回声—低回声结构，边界清楚，部分融合呈豆荚样（图4），提示为肉芽肿样改变。

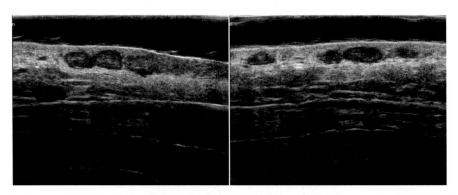

图 4　患者高频超声表现：真皮浅中层类椭圆形无回声 - 低回声结构，部分融合呈豆荚样

组织病理确定诊断调整治疗方案

结合以上检查结果，初步考虑颜面播散性粟粒性狼疮（Lupus miliaris disseminates faciei，LMDF），本例 LMDF 颜面受累范围较大，临床少见，且治疗周期较长，为了进一步明确诊断，增强医患双方打持久战的信心和决心，经患者同意，取一小块皮损做组织病理检查，结果显

示，表皮糜烂、出血，真皮全层淋巴细胞、中性粒细胞及少量浆细胞浸润，多灶组织细胞聚集，肉芽肿结节形成（图5）。诊断为LMDF。予口服米诺环素50mg，2次/日，持续2个月，同时服用羟氯喹200mg，2次/日，改善不明显。考虑到异维A酸有抗炎、调节免疫、抑制瘢痕形成等作用，停用米诺环素，改为口服异维A酸10mg，3次/日。嘱患者每月复诊。

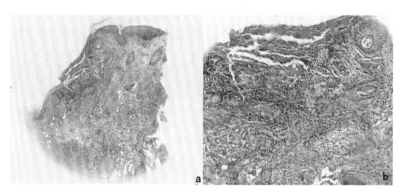

图5 皮损组织病理示肉芽肿形成（a. HE×100；b. HE×200）

皮肤镜联合皮肤超声精准评估疗效

4个月后，患者面部的大多数丘疹变平并缩小。皮肤镜检查皮疹颜色明显变淡，血管减少，可见点状褐色色素沉着，超声检查低回声结节明显缩小，尤其是两侧面颊，虽然肉眼看变化不明显，但皮肤超声下仍可见结节缩小，给了我和患者本人继续坚持治疗的信心（图6～图8）。

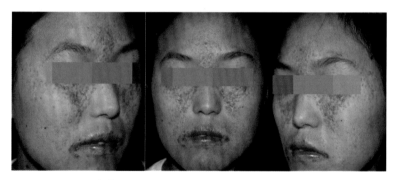

图6 治疗4个月后患者面部的大多数丘疹变平并缩小

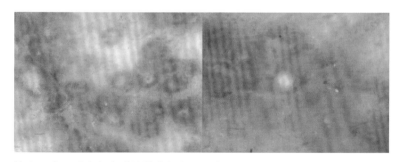

图7 治疗4个月后患者皮肤镜检查颜色明显变淡，血管减少，可见点状褐色色素沉着

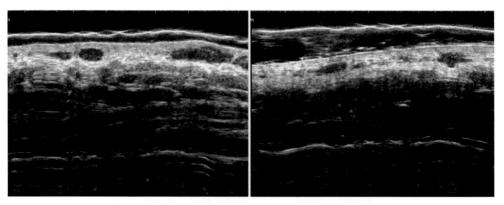

图8　治疗 4 个月后患者高频超声示低回声结节明显缩小

继续维持治疗 8 个月时复诊，患者面部丘疹基本消退，皮肤镜下仅存淡红斑，皮肤超声低回声结节进一步缩小变淡（图 9 ~ 图 11）。

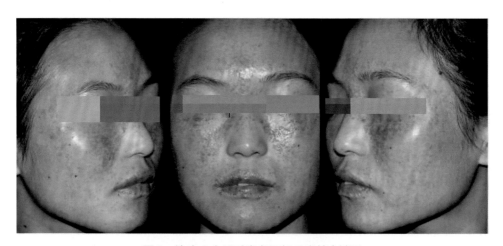

图9　治疗 8 个月后患者面部丘疹基本消退

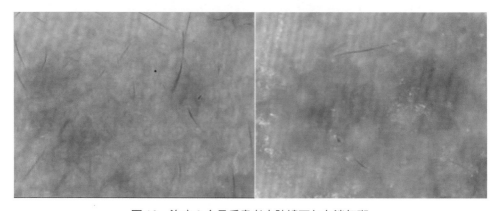

图10　治疗 8 个月后患者皮肤镜下仅存淡红斑

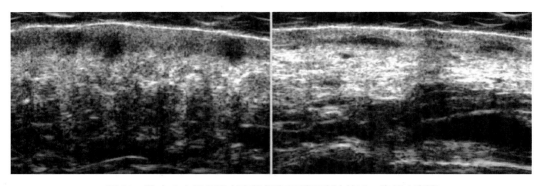

图11　治疗8个月后患者高频超声示低回声结节进一步缩小变淡

使用新技术 发现新现象

近年来，皮肤镜、皮肤超声检查等为代表的无创影像技术蓬勃发展，两者联合应用可以帮助医生快速判断皮损的性质和严重程度，既节省时间，又能减轻患者不必要的痛苦，更好地制订和调整治疗方案。因为有了客观的评价指标，也可以增加医患双方对诊疗过程的信心，提高患者满意度。作为一名皮肤科医生，积极学习、使用新技术的过程中，可能会发现新现象，提出新问题，也会获得更多学术研究和论文发表的机会。

分享病例 参赛获奖

我在2020年中国痤疮周病例演讲比赛中，展示了通过皮肤镜及皮肤超声发现本病例LMDF的新表现以及在随访中起到客观评价疗效的作用，得到了评委认可，获得二等奖（图12）。也鼓励了我在临床工作中更加积极使用皮肤镜、皮肤超声、皮肤共聚焦显微镜等新技术，不断探索新现象，提高自身的诊疗水平。

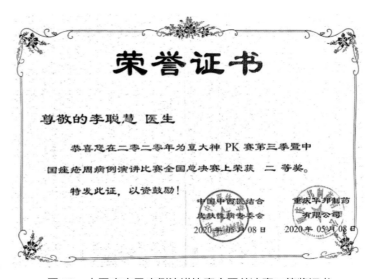

图12　中国痤疮周病例演讲比赛全国总决赛二等奖证书

2023 年 3 月，我又意外地接到了中国中西医结合皮肤性病学分会影像学组组长邹先彪教授的电话，邀请我在昆明举办的全国学术年会的皮肤影像专场做学术分享（图 13、图 14）。几年前，我通过学习邹先彪教授和刘洁教授主编的《实用皮肤镜学》开展皮肤镜临床实践，因此我感到十分惊喜：因为坚持不懈地学习、投稿、参会，还获得了皮肤影像"新锐奖"。这是非常大的肯定，也会激励我继续学习，争取创新。

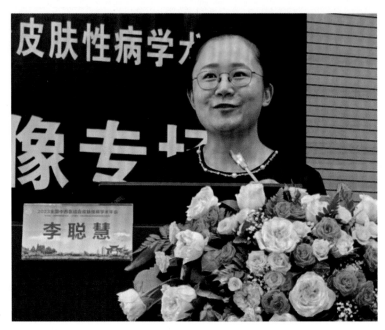

图 13　中国中西医结合皮肤性病学 2023 年年会（昆明）影像专场学术分享

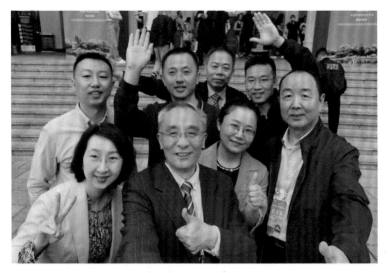

图 14　中国中西医结合皮肤性病学 2023 年年会（昆明）影像学组合影
第一排左起：林景荣、冉玉平、李聪慧、邹先彪；第二排左起：马天、朱磊、李勇、杨思明

反复修稿，终获发表

我将文章投到印度皮肤性病和麻风病学杂志（*Indian Journal of Dermatology*，*Venereology and Leprology*），审稿人对诊断及超声在诊治评估中的应用提出了问题和建议。我们根据审稿人意见修改后再次投稿，期间反复修改近 10 次，历时 2 年，终于接收见刊。

二、背景知识

颜面播散性粟粒性狼疮（lupus miliaris disseminates faciei，LMDF）是一种临床较少见的慢性肉芽肿性皮肤病，表现为颜面部的红褐色丘疹、结节，临床表现特异性不强，易误诊为寻常痤疮、玫瑰痤疮、结节性硬化等。其病理表现可分为 3 期：1 期，疾病早期：表现为毛囊皮脂腺周围以淋巴细胞浸润为主的肉芽肿；2 期，疾病充分发展期：表现为嗜中性粒细胞聚集的脓肿期；3 期，疾病晚期：为干酪样坏死期。本病病因不明，以往基于其病理的结核样肉芽肿表现，认为本病是一种血行播散的皮肤结核。但近年来国内外大量研究者对 LMDF 患者皮损进行 PCR 检测，并未在其中检测到结核分枝杆菌的特异性 DNA，故认为该病与结核分枝杆菌感染无关。由于 LMDF 皮疹常累及面部，好发于毛囊皮脂腺周围，有学者倾向认为 LMDF 是一种肉芽肿性玫瑰痤疮。常用的系统治疗药物有异维 A 酸、糖皮质激素、四环素类、甲硝唑、氨苯砜、免疫抑制剂如环孢素 A 等，外用药物有他克莫司、糖皮质激素、维 A 酸乳膏等。然而各种治疗方法的效果并不确定，但抗结核治疗无效，单纯应用抗生素治疗无效。

三、作者介绍

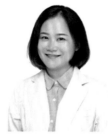

李聪慧，博士研究生，毕业于四川大学，师从冉玉平教授。成都市第二人民医院皮肤科感染性皮肤病亚专业组长。主持成都市卫生局青年基金项目、市卫健委课题各 1 项，参与多项国家级、省级科研课题。发表 SCI 及专业核心论文 20 余篇。多次参与国内外专业学术会议并获奖，多次在国内外学术会议上发言交流。曾荣获第十届全国"澳美杯"皮肤医学知识挑战赛决赛一等奖，第二届华夏杯皮肤镜大赛冠军，第六届"镜善镜美（德麦特杯）"全国皮肤镜摄影大赛一等奖。

四、导师点评

1. 就像内科医生用听诊器，外科医生用手术刀，皮肤科医生用皮肤镜是"标配"，即使临床经验丰富的老专家，也要掌握皮肤镜等新技术，青年医生更应该将皮肤镜作为必备工具，常规用于临床实践。

2. 肉眼观察受皮损，难以发现细微特点和差异，很容易误判漏判，对诊断缺乏信心，皮肤镜能将皮损放大数十倍至 200 倍，不仅能看到皮损表面皮纹走向和排列等变化，还能看清皮下的血管等，加上皮肤超声、皮肤共聚焦等神器，实现"降维打击"，大幅提升了皮肤科医生的诊疗水平。

3. 对于新技术，需要理论指导，更需要临床实践和总结，发现的新现象、新体征要及时以论文和学术报告的形式向同行分享，促进学术进步，并扩大学术影响力。

4. 从在导师指导下完成博士阶段学习到独立面对患者开展临床实践，再到学习和应用皮肤镜皮肤超声诊断和治疗患者、发表论文，李聪慧实现了从学生到医生、从研究生到研究者，从被动学习到主动实践的华丽转身。也是授人以渔，点石成金的成功范例。

五、论文中文翻译

皮肤镜和超高频超声在颜面播散性粟粒性狼疮疗效评估中的应用

李聪慧 [1] 王一鸣 [1] 张力文 [1] 王文菊 [1] 冉玉平 [2*]

1. 成都市第二人民医院皮肤科；2. 四川大学华西医院皮肤性病科；* 通讯作者

我们报道了一例颜面播散性粟粒性狼疮（lupus miliaris disseminates faciei, LMDF），患者女，21 岁，面部丘疹 5 个月。查体显示面部大量橙红色丘疹，对称分布，以面中部为主，即眉间、下眼睑、脸颊和下巴。皮肤镜检查示黄红色背景上靶形角栓，周围绕以线状和树枝状血管，部分融合。超声检查示表皮连续，真皮浅中层大量类椭圆形无回声 – 低回声结构，边界清楚，部分融合呈豆荚样。组织学检查示表皮糜烂、出血，真皮全层淋巴细胞、中性粒细胞及少量浆细胞浸润，多灶组织细胞聚集，肉芽肿结节形成。超声显示清晰的低回声区与皮肤肉芽肿相对应。血常规、红细胞沉降率以及肝肾功能检查等血液检查正常。胸片正常，T-spot 试验阴性。根据临床、病理和实验室检查结果，诊断为 LMDF。

予口服米诺环素 50mg，2 次 / 日，持续 2 个月，同时服用羟氯喹 200mg，2 次 / 日，几乎没有改善。停用米诺环素，改为异维 A 酸 10mg，3 次 / 日。她每个月都接受检查，并显示出进步。经过 8 个月的治疗，丘疹基本变平，可见部分疤痕。皮肤镜下，背景变成白粉色，毛细血管扩张减少，可见白色均质无结构区域和棕色色素沉着。超声检查示皮肤肉芽肿逐渐缩小。

LMDF 是一种罕见的炎性肉芽肿性皮肤病，病因不明。虽然它最初被认为是寻常狼疮的一种变异或结核的一种形式，但近年来国内外大量研究者对 LMDF 患者皮损进行 PCR 检测，并未在其中检测到结核分枝杆菌的特异性 DNA，故认为该病与结核分枝杆菌感染无关。需要与其他面部肉芽肿性皮疹如皮肤结节病、肉芽肿性玫瑰痤疮、皮肤利什曼病、面部肉芽肿和假淋巴瘤相鉴别。

LMDF 最典型的皮肤镜特征是黄白色圆形或靶形毛囊角栓，可能对应于组织病理学皮肤肉芽肿，与其他肉芽肿性皮肤病类似。其他皮肤镜特征可能有助于鉴别诊断。在皮肤镜下，它表现为毛囊开口周围局灶性橙色无结构区域，充满白色或黄色角化栓塞，通常被冠状血管包围。有研究认为其皮疹一般不融合，但在我们的病例中，一些丘疹融合，这可能表明本病较严重，提示治疗困难。结节病显示清晰的线状或分枝状血管。肉芽肿性玫瑰痤疮的特征是线状或多角形的血管。面部肉芽肿特征为粉红色背景，交错的线状白色条纹以及明显的毛囊开口。利什曼病的皮肤镜表现包括白色或黄色角栓，呈圆形、椭圆形或泪珠状，白色星爆状，黄色或白色鳞屑，中央糜烂、溃疡和结痂。

无创检测手段如皮肤超声可以查看病变的大小、深度、边缘和血流情况，提高诊断的准确性。例如，在我们的病例中，我们通过超声检查在 LMDF 的真皮中检测到不均匀、低回声、边界清楚的花生样病变。既往尚无相关报道。

总之，皮肤镜检查和高频超声联合使用有助于临床医生对播散性斑狼疮进行早期诊断和治疗效果评估。然而，需要进一步的研究来更好地描述 LMDF 的皮肤镜和超声特征。

注：图片和参考文献（略）

六、英文全文链接：

https://ijdvl.com/dermatoscopic-and-high-frequency-ultrasound-evaluation-in-lupus-miliaris-disseminatus-faciei/

Li C, Wang Y, Zhang LW, et al. Dermatoscopic and high frequency ultrasound evaluation in lupus miliaris disseminatus faciei. Indian J Dermatol Venereol Leprol, 2023,1:1–3.doi:10.25259/IJDVL_1237_2021.

Dermatoscopic and high frequency ultrasound evaluation in lupus miliaris disseminatus faciei

Conghui Li, Yiming Wang, Li-wen Zhang (iD), Wenju Wang, Yuping Ran[1]

Department of Dermatology, Chengdu Second People's Hospital, Chengdu, Sichuan, China
[1] Department of Dermatovenereology, West China Hospital, Sichuan University, Chengdu, Sichuan, China

Corresponding author: Dr. Yuping Ran, Department of Dermatovenereology, West China Hospital, Sichuan University, Chengdu, Sichuan, China.
ranyuping@vip.sina.com

Received: 2021-12-31, **Accepted:** 2023-05-22, **Epub ahead of print:** 2023-07-01, **Published:** 2023-08

病例五十六
真菌性皮肤病（*Yarrowia galli* 感染）

一、临床故事

求美之后

皮肤疾病超过 2000 种，病因多种多样，有病因明确如手足癣等为真菌感染性疾病，也有很多未明确病因如最常见的湿疹皮炎类疾病，但多数不是由各种医疗操作所造成的。随着时代发展和社会进步，人们对于美的需求也是不断增加。医疗美容行业也随之蓬勃兴起。让我们不能忽视的是，原本想"锦上添花"的操作却有可能带来毁容的后果，反而"雪上加霜"，临床医生想竭力避免由临床操作或治疗不当所带来的不良反应。

手术之后 治疗之前

在我研究生入学 1 年时遇到了一位特殊的患者。那是在冉老师常规的门诊即将结束时，走进来的一位老年女性患者。当她推开门时第一印象是皮损似乎为感染所致：皮损集中在面部，位于左上眼睑及眉部的几个孤立暗红色炎性结节，部分表面结痂，我第一时间想到的就是"孢子丝菌病"（图 1）。但意外的是，患者病史让诊断变得似乎不是那么清晰明了。

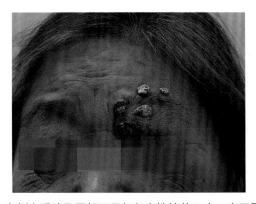

图 1　患者初诊时皮损：左侧上眼睑及眉部可见红色炎性结节 5 个，表面覆盖褐色痂壳及白色鳞屑

据患者描述，3 年前因"上睑下垂"在外院接受"埋线"手术治疗以提拉上眼睑，但具体方式无法准确描述且手术相关资料也已经遗失。手术后上睑下垂的问题得到了明显改善。但好景不长，手术一年后，发现左上眼睑长了一个不痛不痒的红色小疙瘩，也没有引起重视。随着时间的推移，疙瘩变大，并且邻近位置也长出类似小疙瘩。这时她有些着急了，到四川大学华西医院就诊，最初接诊医生考虑为"孢子丝菌病"，做了组织病理检查和特殊染色（图 2），并将患者转诊给冉老师。

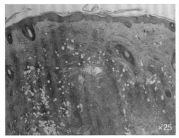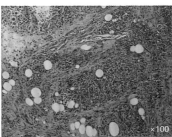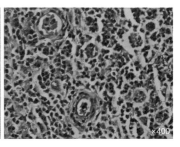

图 2　患者皮损组织病理（HE 染色，放大倍数依次为 25 倍、100 倍和 400 倍）

真皮全层及皮下脂肪层可见密集混合性炎细胞浸润，包括大量中性粒细胞，较多淋巴细胞及组织细胞，组织细胞内可见颗粒状物质。PAS、六胺银、抗酸染色均为阴性。

常见病？ or 罕见病？

面对这样的患者，我们应该考虑什么呢？冉老师仔细询问病史，结合患者组织病理结果，冉老师提出，无论患者最终确诊为哪种疾病，首先要考虑的是感染所致。

在冉老师指导下，我按照感染性疾病的诊疗思维做系列检查。临床中深部真菌病最常见可能是"孢子丝菌病"，到底是不是"孢子丝菌病"呢？

感染性疾病找到病原体对于诊断至关重要。首先第一步就是从皮损处取材做培养，最好同时做组织病理检查。尽管患者已经做过组织病理检查，但并没有找到病原菌证据。在与患者沟通后决定再做一次。因门诊时间有限，大约需要 2 周时间才能获得组织病理结果，不能及时指导临床用药，我们同时直接取皮损涂片做微生物的检查和真菌培养，期望能够找到诊断线索。

幸运的是，我在去除皮损上的痂壳后取到了大量的分泌物，荧光显微镜下观察到了大量卵圆形和圆形真菌酵母细胞（图 3），这对诊断提供了一个极其有用的线索，患者可能是酵母菌感染！

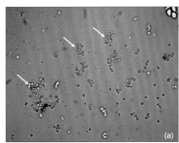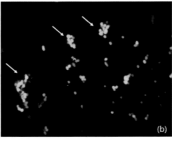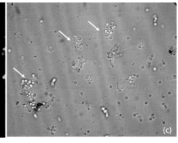

图 3　皮损直接镜检（真菌荧光染色，×400）

皮损涂片后用钙荧光白染色后可见到大量圆形及卵圆形酵母细胞（白色箭头）。a. 普通光源；b. 荧光光源；c. 混合光源接下来的问题就成了诊断到底是什么？直接镜检提示酵母菌感染，临床中最常见的酵母菌就是念珠菌，那么到底是不是念珠菌感染呢？考虑到患者病程较长，已深受疾病困扰，具体的致病菌尚有待真菌培养的结果来确定，但酵母菌感染使用伊曲康唑治疗是有效的，于是我们决定第一时间用药"抢先治疗"，口服伊曲康唑，200mg/次，2次/日，希望能够尽快改善症状，缓解患者焦虑紧张的情绪。待培养和鉴定菌种及药物敏感试验结果出来后再根据治疗反应调整治疗方案。

意料之外 情理之中

在培养 1 周后观察到接种的 3 根试管的沙堡弱培养基斜面上内均有白色酵母样菌落生长，再次印证我们的诊断，皮损是由酵母菌感染所致。为了对菌株进行准确鉴定，我分别将 3 个试管内的菌落提取 DNA 后测序。其中 2 个试管内分别培养出了季也蒙念珠菌和近平滑念珠菌，这 2 个菌种均具有致病性。但令我惊讶的是最后一个试管，经过测序比对后这个试管培养出的是我从未听说过的菌种——*Yarrowia galli*。这是什么菌种呢？拿到这样的结果既意外又在情理中：临床工作中，患者就是我们的老师，在从患者身上学习的过程，总会有意外发现。

这时候患者第二次组织病理结果也提示了感染性疾病，再次支持了我们的诊断（图 4）。遗憾的是在组织病理中没有看到真菌孢子或菌丝。

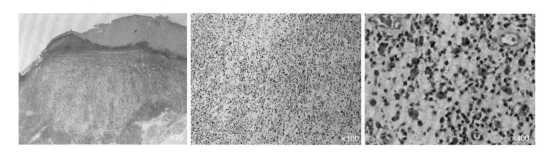

图 4　患者皮损组织病理（HE 染色，放大倍数依次为 25 倍、100 倍和 400 倍）
真皮全层弥漫性中性粒细胞浸润，可见大量吞噬细胞吞噬脓细胞现象，PAS、六胺银、抗酸、Giemsa 染色阴性

尽管对分离出的菌种存有疑虑，但诊断这是一例由多种念珠菌混合感染导致的念珠菌性肉芽肿是明确的，治疗方案是正确的。那么 *Yarrowia galli* 是否参与了致病过程呢？

治疗 1 个月后患者复诊时皮损已有了明显的改善，令人惊讶的是，同时她还带来一根从皮损处脱落的黑色缝线！我们马上用皮肤镜观察这根缝线，上面附着有淡褐色痂壳。在冉老师指导下，小心地将缝线剪成 3 部分分别 28℃下行 SDA 培养（图 5）7 天后长出酵母样菌落，经提取 DNA，做聚合酶链反应（PCR）后测序鉴定，培养出了季也蒙念珠菌和近平滑念珠菌，与前期皮损培养出的菌落相同（图 6）。

这根黑色缝线是从哪来的呢？我再次想起患者首诊时提及的上睑下垂手术似乎涉及了"埋

线治疗"，这应该就是手术时用到的埋线。

求美是人之天性，但这位患者的求美之路似乎不太顺利。接受上睑下垂治疗给她带来了短暂快乐，而之后则是四处求医的困境。幸运的是患者对于治疗反应良好，近2个月后停药，随访4个月皮损完全消失（图6）。

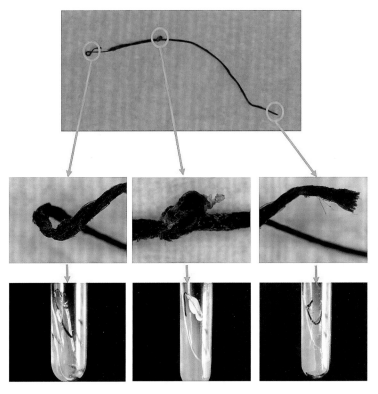

图5 患者提供的脱落黑色缝线：皮肤镜下可见淡褐色痂壳附着，×50

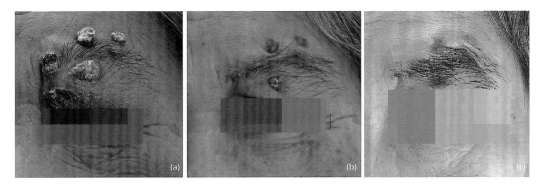

图6 患者治疗前后皮损

a. 治疗前皮损，左侧上眼睑可见5个红色丘疹，部分上覆白色鳞屑、褐色血痂，上眼睑红肿，触之疼痛；b. 治疗2个月，多数皮损变平，红肿减轻；c. 随访4个月，皮损基本消退，遗留色素沉着

结束也是新的开始

随着患者的治疗基本结束，似乎诊疗也告一段落了。但从患者皮损中新分离的 *Yarrowia galli*（*Y.galli*）菌种，冉老师跟我都认为还可以再深入挖掘。

Y.galli 是一种较新的菌种，2004年首次从鸡胸肉和肝脏中分离得到。很长一段时间都只从动物以及环境中分离得到，因而对于其是否可以致病尚存在争议。2014年首次从甲真菌病病例中分离得到，但由于病例以及研究相对较少，*Y.galli* 作为潜在的致病真菌的生物学特征仍不甚清楚，是否参与了本例患者的致病过程仍然没有明确的答案。

我在阅读文献后发现该菌株有很大的研究价值，但作为一名临床医生，正对如何开展一种新菌株的基础研究有些一筹莫展时，冉老师表示可以联系复旦大学的黄广华教授，黄教授专耕念珠菌研究多年，对这个菌株也很感兴趣，于是我将菌株转种后寄给黄教授以进一步开展 *Y.galli* 的多种形态及不同形态之间的转换研究。发现 *Y.galli* 具有4种不同形态，且与致病性念珠菌类似，可在不同形态之间转换，在不同环境下形成不同形态（图7）。全基因组测序结果表明 *Y.galli* 脂质代谢相关基因较为丰富，与其他致病念珠菌类似 *Y.galli* 具有毒力因子所必需的基因（图8），表明 *Y.galli* 具有潜在的致病能力。

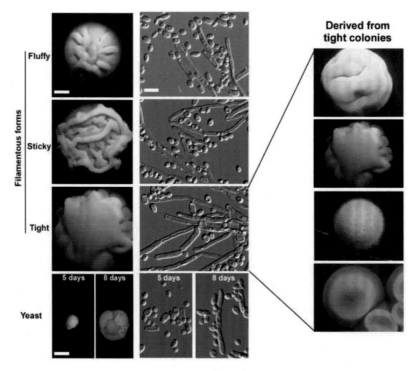

图7　*Yarrowia galli* 的4种不同形态

松软态（Fluffy），同时具有酵母和菌丝细胞，菌落较软；黏附态（Sticky），同时具有酵母和菌丝细胞，菌落黏稠；紧密态（Tight），绝大部分为菌丝细胞，菌落致密坚硬，且具有一定的变化；酵母态（Yeast），生长慢，绝大部分呈酵母细胞

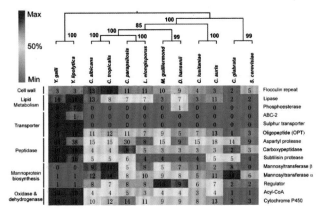

图 8 *Yarrowia galli* 的全基因组分析

合作共赢 发表新观点

黄教授团队郏健博士将 *Yarrowia galli* 包括形态学、基因组学在内的研究资料，以及我负责的临床资料汇总撰写论文，投稿 *Current genetics* 并成功发表。

随着医疗美容的普及，临床中越来越多出现医疗美容后出现的新问题。皮肤科的疾病谱较之前也不断扩展。结合本例患者的病史、症状、检查结果，我们推测是在"埋线治疗"治疗操作过程中导致感染，手术无菌操作不规范或埋线不合格、被污染都有可能，出现皮肤表面的丘疹，最后形成结节。这一案例再次给各类医疗美容治疗敲响警钟，在做侵入性治疗时要恪守各项医疗规范及消毒原则，尽可能避免和减少不良反应的发生。

作为一名临床医生，我对 *Yarrowia galli* 知之甚少，与黄教授团队的合作研究使来之不易的罕见菌种得以深入挖掘，发现其生物学特性，真正做到基于临床的转化研究，最终获得新发现和新观点。掌握这些新知识能扩展视野，更好的胜任临床工作，与基础研究有机整合，合作共赢。

二、背景知识

皮肤真菌病（Dermatomycosis）是皮肤科常见的一类疾病。浅部真菌病发病率高，但皮下真菌病通常会给患者带来更大的困扰，常见的皮下真菌病包括孢子丝菌病、着色芽生菌病、念珠菌性肉芽肿等。皮下真菌病通常不具有典型的皮损，可表现为丘疹、结节、斑块、溃疡等。对于此类患者，病原学检查诊断至关重要。

随着医疗美容领域的蓬勃发展，不良反应也逐渐增多。在临床工作中也能遇到与医疗美容相关的感染性疾病，其中也包括皮肤真菌病。其治疗原则与其他感染性疾病类似，应注意去除诱发因素。医疗美容治疗过程中仍然需要遵守各项医疗原则才能尽量减少不良反应的发生率。

无论是外源性或是医源性导致的真菌感染，治疗原则仍然是抗真菌治疗。在条件允许的情况下可进行药物敏感试验指导临床用药。治疗时间通常较长，治疗过程中应加强患者沟通与教育。

三、作者介绍

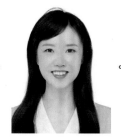

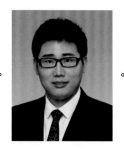

游紫梦，2021 年毕业于四川大学华西临床医学院皮肤病与性病学专业，博士研究生，师从冉玉平教授。目前在四川大学华西医院皮肤性病科工作，医师，参与多项国家自然科学基金及省部级项目。在 *J Am Acad Dermatol*、*Br J Dermatol*、*Eur J Dermatol*、*Curr Genet*、*BMC Microbiol*、*Mycopathologia* 等国内外期刊发表论文 10 余篇，其中以第一作者发表 SCI 论文 8 篇。

邴健，2016 年毕业于中国科学院微生物研究所，理学博士研究生，师从白逢彦研究员。目前在复旦大学生命科学学院工作，青年副研究员。主持国家自然科学基金青年基金和面上项目各 1 项，在 *Curr Biol*、*PLoS Pathog*、*Antimicrob Agents Ch*、*Curr Genet*、*Emerg Microbes Infec*、*Emerg Infect Dis* 等国内外期刊发表论文 23 余篇，其中以第一作者身份（含共一）发表 SCI 论文 11 篇。

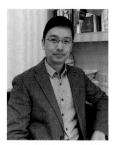

黄广华，复旦大学特聘教授、博士生导师，复旦大学微生物学与免疫学系执行主任。国家优秀青年科学基金获得者、国家杰出青年科学基金获得者、中国科学院"百人计划"获得者（优秀）、国家重点研发计划项目负责人。长期从事真菌感染机制及防控相关研究，主要以人体致病性念珠菌为研究对象，探索耐药性微生物病原体在人体和环境中的生存进化机制以及临床感染的防控策略；致力于开发真菌感染诊断和治疗的新技术、新药物。近年来，在念珠菌的鉴定、形态发育和耐药机制等方面取得了一系列突破性进展，先后获得国际真菌学协会颁发的青年菌物学家奖（2014）和中国菌物学会颁发的"戴芳澜优秀青年奖"（2019）。

四、导师点评

1. 见到患者皮损第一眼，脑子里要像过电影一样迅速闪过：最有可能是哪种疾病，然后仔细询问病史，支持或否定原来的判断。

2. 怀疑感染所致者，集中多种方法查找病原体，包括细菌、真菌、病毒、寄生虫等，有时短短数分钟的直接镜检就能决定大方向，后续需要细致和大量的研究来证实。

3. 在取完做真菌培养的临床标本后，就可以抢先治疗或经验性治疗，此例因镜检提示酵母菌感染，立即口服伊曲康唑胶囊治疗，临床反应及后续的药物敏感试验也验证有效。

4. "埋线治疗"本质上是植入"异物"以其达到美容效果，操作是否规范？所埋的"线"是否无菌？是手术前必须谨慎考虑和严格审查的；避免医源性疾病是医学美容行业的基本要求。

5. 从患者皮损中分离出季也蒙念珠菌、近平滑念珠菌、*Yarrowia galli*（尚无中文对应翻译名），这是初诊时不可能想象到的，但只要认真做，就会有结果。

6. 季也蒙念珠菌、近平滑念珠菌是常见的机会感染性酵母菌，国际上已有较多研究。我们选择罕见的 *Yarrowia galli* 与黄广华教授团队合作深入研究，所得结果填补了 *Yarrowia galli* 的研究空白，为该领域增加了新知识和新发现，类似合作研究值得大力提倡，最终做到临床和基础的转化共赢。

五、论文中文翻译

一例中国分离的 *Yarrowia galli* 临床株的生物学和基因组分析

邝健 [1, 2] 游紫梦 [3] 郑秋实 [1, 2] 唐教清 [3] 冉玉平 [3*] 黄广华 [1, 2*]

1. 复旦大学附属华山医院感染科及生命科学院基因工程国家重点实验室；2. 中国科学院微生物所真菌学国家重点实验室；3. 四川大学华西医院皮肤性病科；* 通讯作者

摘要： 新发现的真菌病原体对人类健康造成新的威胁。2004 年首次从鸡胸肉和肝脏分离得到 *Yarrowia galli* 酵母，在临床实践中偶尔可以分离到该菌种。本研究中我们首次从一位面部肉芽肿的女性患者中分离到 *Y.galli* 菌株。在人体生理温度（37℃）下 *Y.galli* 不能正常生长。表型分析表明 *Y.galli* 存在几种不同的形态类型，根据其细胞和菌落形态可分为松软态、黏附态、紧密态、酵母态。有意思的是 *Y.galli* 可以在不同的形态之间转换。*Y.galli* 的形态转换系统与白念珠菌和热带念珠菌在内的致病念珠菌类似。我们对 *Y.galli* 进行了全基因组测序。与致病酵母物种的比较分析表明 *Y.galli* 基因组中脂质代谢基因较为丰富。结构域富集分析表明与其他念珠菌类似的是 *Y.galli* 基因组保留了毒力因子所必需的几个基因家族。我们的生物学和基因组分析为 *Y.galli* 作为一种环境分离菌种或一种潜在的人类病原菌提供了新的生物学上的理解。

关键词： *Yarrowia galli*；中国；形态学转换；病原菌；基因组

介绍

新发现的真菌病原体对人类健康造成新的威胁。这些新发现的病原体不仅可以导致浅表感染，同时在免疫缺陷人群中可导致威胁生命的感染（Chowdhary 等人，2017）。之前的报道中将 *Yarrowia galli* 称为 *galli* 念珠菌（Abdel-Sater 等人，2016；Ashengroph 等人，2011；Galan-Sanchez 等人，2014；Peter 等人，2004）。2004 年首次从鸡胸肉和肝脏中分离得到这种真菌并进行了命名（Peter 等人，2004）。与其近缘物种解脂耶氏酵母（*Yarrowia lipolytica*）类似，*Y.galli* 的生理特征是具有发达的脂质酶系和蛋白酶系。从两种海龟和波斯湾中石油污染的海水中也分离到了 *Y.galli*（Ashengroph 等人，2011；de Morais 等人，2010）。这种菌种可以将异戊烯醇转化为香兰素和香草酸。*Y.galli* 也是一种罕见的临床真菌病原体且有报道称可导致人类的浅部真菌病（Abdel-Sater 等人，2016；GalanSanche 等人，2014）。首例 *Y.galli* 临床株是从一名 60 岁的女性甲真菌病患者中分离得到（Galan-Sanchez, et al, 2014）。这株临床株对 5- 氟尿嘧啶、两性霉素 B 和氟康唑均有较高的 MIC 值。形态学分析表明其可形成真菌丝并可形成不同形态的菌落。2016 年则有了第二例从甲真菌病中分离得到的 *Y.galli* 临床株。作者对其生化特征、生理和基因特征进行了研究并且认为其是一种潜在的机会致病菌。*Y.galli* 与亲脂性酵母解脂耶氏酵母（*Y.lipolytica*）亲缘关系密切。解脂耶氏酵母是最为广泛使用的一种非传统酵母模型，可用于蛋白质分泌、过氧化物酶体形成、形态转换及疏水物质降解相关研究（Cervantes-Chavez 等，2009；Dominguez 等，2000；Fickers 等，2005；Titorenko 等，2000）。解脂耶氏酵母在特定培养条件下可形成假菌丝和真菌丝（Barth and Gaillardin，1997）。据报道 *Y.galli* 也可形成芽生孢子、真菌丝和假菌丝（Galan-Sanchez 等，2014；Peter 等，2004）。区分 *Y.galli* 和解脂耶氏酵母的一个特征是 *Y.galli* 不能利用 N- 乙酰 -D- 氨基葡萄糖作为单一碳源进行生长（Peter 等，2004）。尽管有几个研究表明 *Y.galli* 是潜在的人类致病真菌及环境真菌，但目前对其生物学和致病特征仍然了解甚少。在本研究中我们首次报道了从中国肉芽肿性疾病患者中分离到的 *Y.galli*。我们研究了这个菌种形态学上的可变性并进行了全基因组测序来研究其基因基础以探究其潜在的致病毒力。

材料和方法

菌株和培养条件

使用沙堡弱培养基（SDA，40g/L 葡萄糖，10g/L 蛋白胨，pH 5.6；制作固体培养基时加入 20g/L 琼脂）从临床标本中分离培养菌株。提取每个菌株的基因组 DNA 进行 PCR 扩增和 18S 和 5.8S 之间的内转录间隔区（ITS1）测序。每个菌株的 ITS 序列使用 NCBI 核酸数据库中的 BLAST 工具进行比对（http：//www.ncbi.nlm.nih.gov/blast/）。

Y.galli 细胞常规使用 YPD 培养基（20g/L 蛋白胨，10g/L 酵母浸膏，20g/L 葡萄糖；制作固体培养基时加入 20g/L 琼脂）培养。进行形态转换研究时将 *Y.galli* 细胞在 YPD 培养基中 25℃条件下培养 1 月。不同形态的细胞转种到 YPD 培养基后在 25℃条件下培养 1 天。同种的松软态，黏附态，紧密态或酵母态菌落转种到 YPD 或改良 Lee 葡萄糖平板（Xie 等人，

2013）上并且在 25℃、30℃、32℃、37℃下培养 5 ～ 8 天。约 40 ～ 80 个细胞转种到平板上（直径为 90mm）。接着进行菌落和细胞形态学研究。

病理学检查

皮肤镜下可见红色丘疹周围层状白色鳞屑。参考文献方法进行病理学检查（Kamai 等人，2001）。取红色丘疹皮损使用 10% 福尔马林固定并且在 4℃条件下保存 24 小时。使用一系列浓度的酒精（50%、70% 和 90% 各 1 小时，100% 浓度下 3 小时）处理以及二甲苯处理 3 小时后使用石蜡包埋。组织切片后使用苏木精 – 伊红（HE）染色。

本研究经过四川大学华西医院伦理委员会批准且患者签署了知情同意书。

最小抑菌浓度（MIC）测定

参考文献和 NCCLS M27-A2 标准进行 MIC 测定（Wang 等人，2018）。使用 3 个生物学重复。Y.galli 细胞在完全合成培养基（SCD）上 25℃下培养 24 小时。约 500 个细胞转接至 96 孔板中的 200μl RMPI-1640 培养基（w/v，1.04% RPMI-1640，3.45% MOPs，使用 NaOH 调整 pH 为 7.0）中进行 MIC 测定并在 30℃下培养 48 小时。使用 Synergy 4 Gen5 plate reader（伯腾，伯顿，英国）进行生长密度（OD600）测定。系列浓度［（0.125 ～ 128）μg/ml］的两性霉素 B、氟康唑、酮康唑、伊曲康唑、卡泊芬净、伏立康唑、特比萘芬进行 MIC 测定。对四种形态的 Y.galli 和白念珠菌 SC5314 进行了测定。

显微镜观察

收集在营养琼脂上生长的细胞并进行形态学分析。白光或微分干涉差显微镜（DIC）下进行标准的形态学分析。根据文献报道使用钙荧光白（Sigma-Aldrich，北京）进行隔膜 / 几丁质染色（Wang 等人，2011）。

基因组分析

Y.galli 酵母细胞在 YPD 培养基上 25℃下培养 24 小时。使用 TIANamp Yeast DNA Kit（天根生物，北京，中国）试剂盒按照说明书提取基因组 DNA 且由北京贝瑞基因公司使用 Illumina HiSeq 2500 平台进行测序。构建 Y.galli 基因组 DNA 的 200bp 的 paired-end 文库和 8-kbmate-paired 文库进行测序。mate-paired 和 paired-end 文库分别有 9, 056, 880 和 29, 335, 210 条原始数据。使用 FASTX-Toolkit v0.0.14（http：//www.hannonlab.cshl.edu/fastx_toolkit/index.html））进行质检。从 reads 上移除 Illumina 测序接头和引物序列并且去除 reads 两端的低质量核酸（Q < 20）。移除修饰后短于 20 个核苷酸的 reads。所有有效数据提交至 SRA 数据库（登录号：SRR9015133-SRR9015134）。使用汇编程序 ALLPATH-LG r52488（针对染色体 DNA）和 SPAdes v3.11.0（针对线粒体 DNA）进行基因汇编（Bankevich 等，2012）。使用 AUGUSTUS v3.2.1（Stanke 等，2008）进行蛋白质预测。使用 BLAST+ 在 NCBI 的 NR 数据库中搜索可能的 ORFs。

基于公共数据库 CGOB（Byrne and Wolfe 2005）分析酵母菌亚门中 12 种菌种的基因家族，包括 Y.galli、解脂耶氏酵母（GCA_000002525）、白念珠菌（GCA_000182965）、热带念珠菌（GCA_000006335）、近平滑念珠菌（GCA_000182765）、长孢洛德酵母（GCA_000149685）、

季也蒙念珠菌（GCA_000149425）、汉逊德巴利酵母（GCA_000006445）、葡萄牙棒孢酵母（GCA_000003835）、耳念珠菌（GCA_002759435）、光滑念珠菌（GCA_000002545）和酿酒酵母（GCA_002057635）。根据 GO 数据库条目（0009405）我们选择了 100 个与致病机制相关的基因家族进行了系统发育分析。每个基因家族中 12 个菌种的蛋白质序列通过 Mafft v7.402 比对（Byrne and Wolfe 2005；Katoh and Standley 2013；Maguire et al.2013）。接着 100 个比对后序列串连成 1 个比对文件。基于 100 个基因家族的蛋白序列，我们使用软件 RAxML v7.3.2 和 PROTGAMMAJTT 模型完成构建最大似然比的系统发育树（Saitou and Nei 1987）。系统发育树采用中点根和分支图的拓扑。

基因组数据存入 NCBI 中的 GEO 数据库（登录号：SRR9015133）。

域富集分析

为了比较耶氏酵母（*Y.galli* 和解脂耶氏酵母）、CTG 进化枝（白念珠菌、热带念珠菌、近平滑念珠菌、长孢洛德酵母、季也蒙念珠菌、汉逊德巴利酵母、葡萄牙棒孢酵母、耳念珠菌）、WGD 进化枝（光滑念珠菌和酿酒酵母）之间基因家族的扩张和收缩，我们首先从 NCBI（https://www.ncbi.nlm.nih.gov/）或 CGD 数据库（http：//www.candidagenome.org/）中检索所有蛋白质序列。接着使用 InterProScan v5.31 搜索所有蛋白质的 PFAM 结构域（Jones et al，2014）。探究 PFAM 结构域富集度，使用超几何检验时使用 p 值进行评价。

获取资料声明

基因组数据已上传至 NCBI SRA 数据库（登录号：SRR9015133–SRR9015134）。

伦理声明

本研究经过四川大学华西医院伦理委员会批准且患者签署了知情同意书。

结果

从肉芽肿性感染标本中鉴定出 *Y.galli* 菌株

一名 67 岁女性 3 年前因上睑下垂行手术治疗。1 年前其左侧上眼睑和前额出现了 5 个丘疹。患者无疼痛、发热、眩晕、头痛等不适。皮损镜检和组织学检查表明这些丘疹由真菌感染所导致。菌株通过 PCR 以及 18S 和 5.8S 之间的内转录间隔区（ITS）区域测序进行鉴定。由于 *Y.galli* 较为罕见而季也蒙念珠菌和似平滑念珠菌较为常见，本研究中我们主要研究 *Y.galli* 的生物学和基因基础。这株 *Y.galli* 对两性霉素 B、酮康唑、伏立康唑、卡泊芬净、伊曲康唑均敏感。氟康唑的 MIC 值为 4 μg/ml。

Y.galli 的多种形态

形态学多样性和转换是真菌的关键毒力因子（Jain 等人，2008；Whiteway and Bachewich 2007）。为了理解 *Y.galli* 的致病机制，我们将菌种在 YPD 培养基上 25℃下培养 1 个月。可以观察到几个不同的菌落形态。不同形态菌落重复在 YPD 培养基上培养 5 天。观察到清晰的酵母态、松软态、黏附态及紧密态菌落。酵母态菌落较软且较小。当在琼脂培养基上继续生长，一部分酵母菌落会出现菌丝生长而形成松软态菌落。松软态菌落仍然较软但表面更为模糊，而黏附态菌落更具有黏性且与琼脂表面相黏附。紧密态的细胞较其他形态的细胞生长更快且形成更厚更硬的菌落。松软态、黏附态及紧密态菌落既有菌丝也有孢子。

钙荧光白染色表明 *Y.galli* 的菌丝细胞是真菌丝，由长的芽管和清晰的隔膜环组成。酵母态的细胞和其他三种包含菌丝的细胞形态相比耐药性增强，酵母态细胞氟康唑和特比萘芬的最小抑菌浓度均为 8μg/ml。

包括白念珠菌和热带念珠菌在内的多种念珠菌可以在不同表型之间形态转换以适应环境变化（Jain 等，2008；Whiteway and Bachewich 2007；Zhang 等，2016；Zheng 等，2017）。尽管不同形态的菌落并不仅仅只有某种特定细胞类型，将菌株转接到 YPD 培养基后仍然保留了原有的菌落形态，这一现象表明菌落形态相对稳定。接下来我们检验了松软态、黏附态以及紧密态三种形态之间转换的频率。每种形态细胞在 YPD 培养基上 25℃下培养 5 天。观察菌落的形态并且计算转换的频率。酵母转换成菌丝态（松软态、黏附态及紧密态）的频率较高，而相反的转换频率很低。松软态转换为黏附态、黏附态转换为紧密态的频率高于相反方向的转换频率。紧密态似乎是一个相对稳定的形态，其转换为其他三种形态的频率很低。在转接到 YPD 培养基上后，紧密态菌落至少有四种不同变化。所有紧密态的变化均形成较硬的菌落结构且形成结实的菌丝。这些结果表明 *Y.galli* 的菌丝和酵母细胞能够形成多种不同的菌落形态。

温度对 *Y.galli* 生长和形态的影响

多数真菌不能在人体正常生理温度（37℃）下正常生长。温度对于包括白念珠菌和热带念珠菌在内的多种念珠菌在内的菌丝生长、白 – 灰转换以及其他致病相关生物学过程中十分重要（Jain 等，2008；Whiteway and Bachewich 2007；Zhang 等，2016；Zheng 等，2017）。我们在 YPD 和 Lee 葡萄糖培养基上分别在 25℃、30℃、32℃和 37℃下测试不同形态的生长能力和形态变化。所有形态的细胞均不能在 37℃下生长。YPD 培养基上培养 8 天时酵母态，松软态和黏附态可以在 25℃、30℃、32℃下生长，紧密态型仅能在 25℃和 30℃下生长。在 32℃条件下酵母态，松软态，黏附态形成较小菌落且几乎没有菌丝形成。结果表明环境温度不仅影响 *Y.galli* 的细胞生长也影响其形态转换。

***Y.galli* 的基因组分析**

之前的比较研究表明 *Y.galli* 和解脂耶氏酵母在基因、内含子分布以及基因组共线性上有极强的相似性（Barth 2013；Gaillardin 等，2012）。为了理解 *Y.galli* 菌株的生物学和致病机制的遗传基础，我们进行了全基因组测序。表 S1 展示了 *Y.galli* 基因组的基本特征，并与几种念珠菌和耶氏酵母进行了比较（Butler 等，2009）。*Y.galli* 基因组组装成九个基因组序列（VJVY00000000）。*Y.galli* 菌株基因组大小约 22.2 兆碱基，N50 是 3.08Mb。*Y.galli* 菌株基因组 GC 含量为 48.7% 且 *Y.galli* 为平均基因间间隔为 1883bp。总体而言 *Y.galli* 基因组特征和解脂耶氏酵母类似。

为了研究 *Y.galli* 致病机制可能的基因学基础，我们比较了 CTG 进化枝、WGD 进化枝和耶氏酵母进化枝上与致病机制相关的总共 172 个蛋白质的 17 个基因家族。对 12 个菌种进行了系统发育分析（图 6 上半部分），结果很大程度上与我们目前对酵母亚门系统发育的理解一致（Marcet-Houben and Gabaldon 2009）。图 6 下半部分展示了这些基因家族详细的比较分析。这些家族包括脂肪酶、分泌型天冬氨酰蛋白酶（SAP）、锌指结构转录因子、渗透酶、转运蛋白、鞘磷脂磷酸二酯酶及 P450 蛋白。*Y.galli* 中脂肪酶（包括分泌型和甘油三酯脂肪酶）和天冬氨酰蛋白酶（SAPs）含量均很丰富，这一点与解脂耶氏酵母类似。*Y.galli* 中鉴定出的编码天冬氨酰蛋白酶和脂肪酶的基因分别有 64 个和 14 个。这些酶与通过侵入和降解宿主组织进行感染过程有关（Hube 等，2000；Schaller 等，1999）。然而没有在 *Y.galli* 基因组中发现在致病性念珠菌中与黏附和毒力因子相关的编码细胞表面相关的 ALS 蛋白的基因。

讨论

由于在临床中可供选择的抗真菌药物很有限，新发现的致病真菌在全世界均对人类健康产生威胁（Low and Rotstein 2011）。我们报道了从肉芽肿性病变分离到的 *Y.galli* 菌株的基因组和生物学特征。我们的分析表明 *Y.galli* 菌株可以进行形态转换且有多种重要的毒力特征，表明其可能是一种人类的机会致病真菌。有趣的是与 *Y.galli* 密切相关的解脂耶氏酵母也能够在多发严重创伤的患者中造成感染（Bahloul 等，2017）。

形态转换对于真菌适应环境以及毒力因子都具有重要作用（Biswas 等，2007；Whiteway and Bachewich 2007）。在 *Y.galli* 中我们发现了四种主要形态，即松软态、黏附态、紧密态或酵母态。和致病性念珠菌类似，*Y.galli* 也可在不同形态之间转换，但其对不同环境有不同的反应。不同形态的细胞可能适应特定的生态位。例如 *Y.galli* 菌丝细胞可能更利于侵入宿主细胞而酵母细胞更容易在环境中扩散。与致病念珠菌酵母 – 菌丝转换细胞不同，由于 *Y.galli* 有更多的形态类型，其具有更为复杂的酵母 – 菌丝转换系统。

在主要的致病念珠菌中，高温条件下更有利于菌丝形成（Biswas 等，2007；Whiteway and Bachewich 2007）。然而高温（> 32℃）可以抑制 *Y.galli* 生长及菌丝形成。特别是 *Y.galli* 细胞的紧密态形态不能在 32℃下生长，这一现象可能与其菌丝特征有关。浅表组织温度相对较低可能与 *Y.galli* 仅仅从浅表真菌感染病例中分离得到这一特点有关。然而研究者也从鸡胸肉和肝脏中分离得到这一菌种（Peter 等，2004）。这些特点表明自然分离的菌种其对温度的敏感性可能不同。

基因组分析表明，与致病性念珠菌类似，*Y.galli* 具有对于感染宿主所必需的基因家族。除此之外，这种真菌的基因组含有大量脂肪酶和多肽酶基因，这些基因均与机会感染有关。然而，这个菌种缺乏 ALS 基因家族。除此之外，*Y.galli* 中丰富的寡肽、ABC 转运子以及细胞色素 P450 基因是其耐药的遗传基础。综上，本研究进行的表型和基因组分析为我们理解 *Y.galli* 的生物学和潜在的致病机制提供了新的观点。

综上，*Y.galli* 基因组含有造成宿主感染必须的毒力因子相关基因。和临床中主要的致病真菌类似的是，*Y.galli* 中能够根据环境不同而发生形态转换，这一特点是真菌病原体极其重要的毒力特征。基因组和生物学分析表明 *Y.galli* 是一种人类的机会致病真菌。

注：图片和参考文献（略）

六、英文全文链接：https://link.springer.com/article/10.1007/s00294-019-01046-x

Bing J, You Z, Zheng Q, et al. Biological and genomic analyses of a clinical isolate of *Yarrowia galli* from China. Curr Genet, 2020, 66(3):549–559.

Current Genetics (2020) 66:549–559
https://doi.org/10.1007/s00294-019-01046-x

ORIGINAL ARTICLE

Biological and genomic analyses of a clinical isolate of *Yarrowia galli* from China

Jian Bing[1,2] · Zimeng You[3] · Qiushi Zheng[1,2] · Jiaoqing Tang[3] · Yuping Ran[3] · Guanghua Huang[1,2]

Received: 14 November 2019 / Revised: 14 November 2019 / Accepted: 15 November 2019 / Published online: 21 December 2019

病例五十七
真菌性皮肤病（皮肤播散型孢子丝菌病）

一、临床故事

诊断室的"不速之客"

在一天下午门诊即将结束时，诊断室走进来一位左上肢缠满白色绷带的中年男性。患者缓慢的拆下绷带后，整个左上肢暴露在我的视线里：从左手背到左上臂长满了从蚕豆至鸡蛋大小不一的丘疹、结节，部分结节表面已经破溃伴大量脓血分泌物（图1），有的结节表面还有患者自己贴的卫生纸残片。坐定之后，患者给我们讲述了他求医的艰难历程。

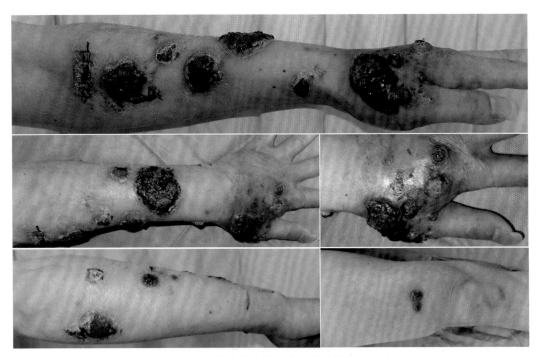

图1 患者左上肢、右下肢皮损像

左手背到左上臂分布蚕豆至鸡蛋大小不一的丘疹、结节，部分结节表面破溃伴大量脓血分泌物。右侧大腿近膝盖处2个绿豆至蚕豆大结节

漫漫求医路

患者为贵州人，在家务农，4年前在一次切割牦牛肉时，不小心割伤了左手中指，之后左手指出现水疱和脓疱，自行穿刺挤脓液后伸侧出现数个红色结节，逐渐增多、变大，部分

结节表面破溃，伴脓血分泌物。在当地"三甲医院"诊治，真菌培养为"暗色真菌"生长，予以伊曲康唑口服（具体不详）及外用药物共 2 年，上肢皮损未见好转。2 年前患者再次就诊于当地"三甲医院"，结核分枝杆菌淋巴细胞免疫分析（TB Ag–Nil）阳性，细菌真菌涂片和培养均阴性、血常规、肝功、血沉、肿瘤标志物未见异常。诊断："皮肤深部真菌感染、非结核分枝杆菌感染？"，治疗：伊曲康唑、利福平、左氧氟沙星，具体剂量不详，共 2 个月，无好转，右侧大腿新发 2 个约蚕豆大样暗红色结节。1+ 年前，患者再次住院治疗。辅助检查：血常规示：白细胞计数 $6.38 \times 10^9/L$，中性分叶核粒细胞百分率 79.3%，血沉 24.0mm/h；TB–IGRA 阳性；G 试验、GM 试验均阴性；皮损分泌物培养出"表皮葡萄球菌"，真菌培养阴性。T 细胞亚群绝对计数、生化无异常。左上肢皮肤包块活检病理报告示：真皮层内见慢性活动性炎改变，伴灶区坏死及多核巨细胞反应，六胺银染色查见少量球状病原体。抗酸染色阴性，病理蜡块 TB–PCR 未检出结核分枝杆菌 DNA 片段。活检组织病原微生物二代测序结果未查见致病菌。当地医生准备给患者伏立康唑经验性治疗，在口服伏立康唑之前患者辗转来到了我处门诊。

拨开迷雾寻"真凶"

了解患者整个病史和查体后，我第一感觉还是考虑感染，但具体会是哪种病原微生物感染（真菌：孢子丝菌病？着色芽生菌病？细菌：分枝杆菌感染？诺卡菌病？），就只能大胆假设、小心求证。我们首先刮取皮损处的分泌物和腐肉做细菌、真菌涂片镜检，但结果都是阴性，之后又将标本接种到多个不同培养基进行细菌、真菌培养。我们互留了联系方式后，患者就离开了医院，准备先口服感染科给予的伏立康唑，200mg/ 次，2 次 / 日，而我们也静待培养结果。经过 1 周多时间等待，真菌培养基上长出了大量形态一致的灰白色菌落，表面湿润，菌落小培养在光镜和扫描电镜下显示出符合孢子丝菌复合体的形态特点，经过测序比对鉴定为"球形孢子丝菌"（图 2）。"案情"到这里终于水落石出——皮肤播散型孢子丝菌病。

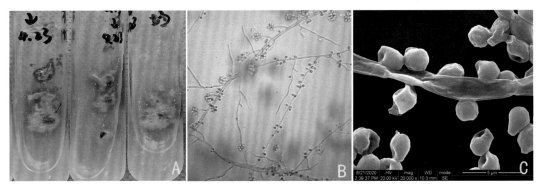

图 2　A：真菌培养基上长出了大量灰白色菌落，表面湿润；B、C：菌落小培养在光镜和扫描电镜下显示出孢子丝菌复合体所具有的沿菌丝长出的分生孢子，呈梅花状分布

"固执的"患者

明确诊断之后，我们第一时间联系了患者，让他尽快到医院复诊，但患者直到 1+ 个月后

才再次来到门诊。经过 1+ 个月伏立康唑抗真菌治疗，患者左上肢的皮损有所好转，结节和溃疡周围的炎症稍减轻，脓血分泌物和痂壳明显减少（图3）。我们将培养的结果告知患者，准备将治疗方案调整为伊曲康唑，但患者却不同意更换药物，理由是在过去的几年里他用过很长时间的伊曲康唑效果并不好，而现在伏立康唑有效，来复诊前又在当地医院自行购买了不少伏立康唑，希望暂时不更换治疗方案。经过反复沟通后，患者仍然坚持自己的想法，我们也只能暂时作罢，让患者在原有治疗的基础上加用 1% 萘替芬 –0.25% 酮康唑乳膏和局部热疗。此后患者没有再来复诊，我电话随访了 2 次，患者自述左手的皮损逐渐好转，继续口服自购的伏立康唑。至此故事似乎就应该结束了……

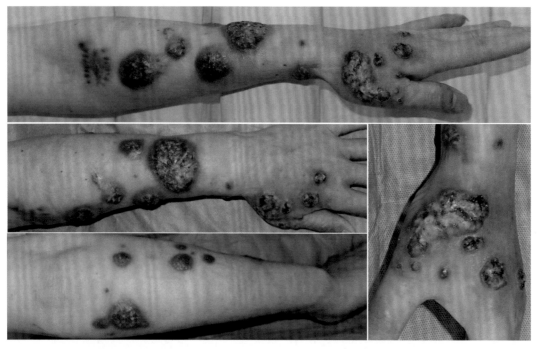

图3　口服伏立康唑（200mg/ 次，2 次 / 日）治疗 1+ 个月后患者左上肢皮损有所好转，结节和溃疡周围炎症稍减轻，脓血分泌物和痂壳明显减少

一波三折，终见成效

在半年之后的一天，我收到了一条来自患者的微信，点开一看却是患者发起"水滴筹"筹措治疗费用的求助内容。难道他又得了什么严重的病？带着这样的疑问我电话联系了患者，一问才知道患者在几个月前因经济困难停止治疗，随后左上肢的皮疹又加重了。通过他的亲属了解到患者是独自生活，常年在外打工，这些年因为治病早已花光了自己所有积蓄和兄弟姐妹的资助，此次病情的复发加重更让他对治疗失去了信心。我通过电话鼓励患者，告诉他还有很多方法可以治疗他的病，在我们和亲属的鼓励下，很快患者再次来到了门诊。此时可以见到他左上肢原有的皮疹更加严重（图4）。

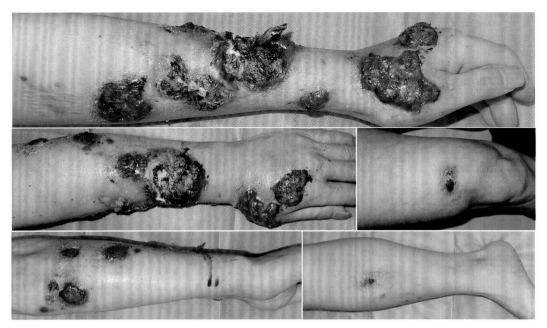

图 4　患者停用伏立康唑之后病情复发加重

下一步的治疗方案应该怎么选：伊曲康唑、特比萘芬或 10% 碘化钾溶液？都是治疗孢子丝菌病的一线药物，其中碘化钾溶液治疗费用相对最少。结合患者实际情况和意愿，最终我们选择了 10% 碘化钾溶液，10ml/ 次，3 次 / 日，同时继续 1% 萘替芬 –0.25% 酮康唑乳膏和局部加热疗。1 个月之后患者复诊，整个左上肢的结节明显消退，其表面的溃疡已结痂（图 5）。

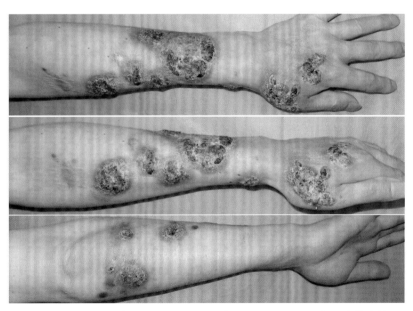

图 5　口服 10% 碘化钾溶液（10ml/ 次，3 次 / 日）治疗 1 个月后，左上肢的结节明显消退，
其表面的溃疡已结痂

看到这样的疗效，患者脸上终于露出了久违的笑容，在继续治疗 2 个月后，左上肢的皮损全部消退，在局部遗留大量的瘢痕组织（图 6）。此后继续口服 10% 碘化钾溶液治疗 3 个月后停药观察，随访半年，未见复发。

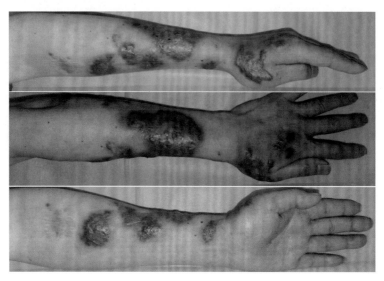

图 6　口服 10% 碘化钾溶液（10ml/ 次，3 次 / 日）治疗 3 个月后，左上肢皮损全部消退，在局部遗留大量的瘢痕组织

投稿经历

整个治疗过程虽一波三折，却也让我从中学到了很多。在冉老师指导下，我把诊治过程写成了英文论文。最初投到 *The Journal of Dermatology*，但很快就被拒稿了。之后我尝试了其他皮肤科领域的 SCI 期刊，但很遗憾都没有成功。多次投稿失败让我备受打击，在这个时候冉老师提醒可以尝试投皮肤科领域外的综合性医学期刊，让我的投稿思路豁然开朗，经过筛选，最终我们投稿到 *Frontiers in Microbiology*。大概 1 个多月后，就收到期刊的审稿意见。在冉老师悉心指导下点对点回答了所有的审稿意见，最终文章顺利的被接收发表。在写作的过程中，通过整理相关资料和文献查阅，进一步加深了对播散型孢子丝菌病的认识和理解。

二、背景知识

孢子丝菌病（sporotrichosis）是一种由申克孢子丝菌复合体（*Sporothrix schenckii complex*）感染皮肤、皮下组织、黏膜和局部淋巴系统所引起的慢性感染性疾病，偶可播散全身，引起多系统性损害。孢子丝菌是一种腐生的双相真菌，室温条件下为菌丝相，常腐生在死亡或衰老的植被，如芦苇、稻草、木材、玉米秸秆、土壤中。目前分为 5 个种：申克孢子丝菌（*S.schenckii*）、巴西孢子丝菌（*S.brasiliensis*）、球形孢子丝菌（*S.globosa*）、卢艾里孢子丝菌（*S.luriei*）、墨西哥孢子丝菌（*S.mexicana*）。我国主要流行菌株为球形孢子丝菌。该病常由轻微外伤后接触被孢子丝菌复合体污染的土壤、芦苇、木材等所致，可引起皮肤、皮下组织、附近淋巴结的慢性感染，导致化脓、溃烂、渗出等，常累及面部、四肢等暴露部位。孢子丝菌病分为皮肤型与皮肤外型，其中皮肤型孢子丝菌病主要表现为慢性炎症性肉芽肿损害，可形成丘疹、脓疱、结节、斑块、溃疡、肉芽肿、结痂等改变，根据其临床皮损特点分为固定型、淋巴管型及皮肤播散型，以固定型和淋巴管型最为常见。孢子丝菌病的诊断方法包括真菌学检查、组织病理学检查、孢子丝菌素皮内试验、血清学诊断及分子生物学诊断。其中真菌培养是诊断孢子丝菌病的金标准。该病的治疗以系统药物为主，首选伊曲康唑、特比萘芬和碘化钾口服液，疗程3～6个月或更长。两性霉素B脂质体是治疗系统性孢子丝菌病的一线用药。其他辅助疗法包括温热治疗、光动力、冷冻、手术等，可作为系统用药的辅助治疗。

三、作者介绍

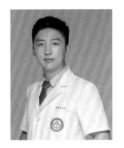

　　庄凯文，2017年毕业于四川大学华西临床医学院，获得皮肤病与性病学博士学位，师从冉玉平教授。目前在四川大学华西医院皮肤性病科工作，主治医师。主要从事皮肤感染性疾病相关研究，国家自然科学基金青年基金负责人，参与多项国家自然科学基金面上项目及省部级基金。*Dermatologic Therapy* 审稿人。其成果发表于 *J Invest Dermatol*、*Br J Dermatol*、*Mycopathologia*、*Int J Syst Evol Microbiol* 等期刊。获中华医学会皮肤性病学分会2020年最具影响力研究奖。

四、导师点评

　　1. 孢子丝菌病临床常见，但表现各异。此例患者切割牦牛肉时将皮肤外伤，继之出现上肢及下肢多发结节溃疡，病原菌应该是通过伤口感染的。

　　2. 在培养分离出病原体前的治疗都是试探性经验治疗，由于接诊医生的知识背景和亚专业差异，造成用药不肯定，剂量和疗程不确定，导致决心不够，信心不足，难以坚持，这是多数患者难以获得有效治疗的主要原因。

　　3. 尽可能应用多种检测方法找到病原菌，才能下定决心足量足疗程治疗。而另一方面是患者的理解、配合，涉及定期复诊、根据治疗反应继续维持或调整方案。

　　4. 此患者一波三折：伏立康唑治疗有效但停药太快而中断治疗导致疾病复发加重，患者已失去希望极尽放弃治疗。碘化钾是治疗孢子丝菌病的经典药物，但因多种原因很难获得，主诊医生庄凯文根据患者实际情况选用传统的碘化钾，最终治愈患者，已经做得非常到位，值得表扬。

五、论文中文翻译

口服 10% 碘化钾溶液治疗难治性皮肤播散型孢子丝菌病 1 例

庄凯文[1] 代亚玲[2] 柯雨景[1] 游紫梦[1] 冉玉平[1*]

1. 四川大学华西医院皮肤性病科；2. 四川大学华西医院实验医学科；* 通讯作者

摘要：孢子菌病具有多种临床表现，其皮肤播散感染并不常见，在大多数情况下与免疫抑制有关。我们报告 1 例 47 岁男性患者，其表现为左上肢和右大腿多发皮肤结节和溃疡，无其他合并症。在确诊之前，患者在当地医院接受了伊曲康唑的经验性抗真菌治疗，但治疗效果不理想。然后他口服伏立康唑治疗，病情有所改善。在伏立康唑治疗过程中，患者因经济原因短暂自行停用伏立康唑，病变复发并恶化。真菌培养成功分离出球形孢子丝菌，患者最终诊断为皮肤播散型孢子丝菌病（cutaneous disseminatied sporotrichosis，CDS）。药敏试验结果显示该菌株对伊曲康唑、氟康唑、伏立康唑、特比萘芬和两性霉素耐药。考虑到患者经济状况不佳，我们给予了碘化钾治疗。经过 1 个月的碘化钾治疗，病情得到明显缓解。患者继续使用碘化钾治疗 5 个月后，痊愈。

关键词：皮肤播散型孢子丝菌病、球形孢子丝菌、碘化钾、伊曲康唑、伏立康唑

引言

孢子丝菌病是一种慢性和（或）亚急性的皮下真菌病，由广泛存在于环境中的双相真菌 - 孢子丝菌复合体所致。该病发生在世界各地，主要流行于热带和亚热带国家，如墨西哥、中美洲、南美洲和非洲。根据宿主的免疫状态、接种的菌量、接种部位及菌株的耐热性，孢子丝菌病呈现一系列临床表现，临床分为皮肤固定型、皮肤淋巴管型、皮肤播散型和皮外型。皮肤淋巴管型是最常见的形式，而皮肤播散型则不常见，主要发生于免疫抑制受损的人群。在此，我们报道一例少见的发生于免疫力正常个体的皮肤播散型孢子菌病。

病例报道

我院收治 1 例 47 岁男性患者，左上肢、右大腿多处皮肤结节和溃疡。他是一名偏远山区的农民，没有基础疾病。4 年前，患者在切耗牛肉时不小心割伤了左手中指，伤口愈合后周围出现红斑、丘疹、结节，皮疹逐渐扩散到左上肢和右大腿，部分结节表面破溃，见大量脓血分泌物。在过去 4 年，患者在当地某医院 2 次住院治疗，被诊断为皮肤侵袭性真菌感染和非结核分枝杆菌感染，先后接受了伊曲康唑、利福平、左氧氟沙星经验性治疗近 2 年，无明显改善。随后，患者再次到感染科住院治疗。血常规显示红细胞沉降率升高，为 24 mm/h，CD3 淋巴细胞绝对计数为 937 细胞 /μl，CD8 淋巴细胞绝对计数为 237 细胞 /μl。CD4 淋巴细胞绝对计数、白细胞计数和中性粒细胞百分比均正常。TB- 干扰素 - γ 释放试验（TB-IGRA）

呈阳性。其他血液检查，包括肝肾功能、艾滋病毒、病毒性肝炎筛查和腹部超声检查均正常。胸部计算机断层扫描（CT）显示数个肺结节，无淋巴结肿大。细菌培养提示表皮葡萄球菌，而真菌和分枝杆菌培养呈阴性。活检组织的六胺银染色查见几个可疑的真菌孢子。病原微生物二代测序（NGS）检测皮损处的细菌、病毒、真菌和分枝杆菌均呈阴性。在经验性抗真菌治疗前，患者被转诊至皮肤科进行皮肤真菌感染筛查。体格检查显示左上肢大量散在的疣状结节和溃疡，上覆坏死的焦痂。躯干和四肢进一步检查发现右大腿散在丘疹和斑块。在皮肤科门诊完成皮肤组织真菌培养后，患者离开了医院并开始经验性口服伏立康唑 400mg/d。真菌培养在 28℃培养 10 天后于沙氏葡萄糖琼脂（SDA）长出了大量灰白色菌落。菌落小培养和扫描电镜观察符合孢子丝菌形态特点。经钙调素基因序列测序分析，该菌株鉴定为球形孢子丝菌。根据上述证据，最终诊断为皮肤播散型孢子丝菌病，但患者没有复诊，而是自己在当地医院继续使用伏立康唑治疗。在电话随访期间，患者自述伏立康唑治疗后皮损在逐渐改善。在经过 8 个月抗真菌治疗后，患者因经济拮据自行停用伏立康唑，皮损复发加重。他再次回到我们皮肤科门诊做进一步的治疗。真菌药敏试验显示该病例分离菌株对伊曲康唑、氟康唑、伏立康唑、特比萘和两性霉素耐药。同时，鉴于患者经济状况不佳，我们给予患者 10% 碘化钾溶液治疗。经过 1 个月的碘化钾治疗，他的皮损明显改善。患者继续 10% 碘化钾溶液治疗 5 个月，直至皮损完全消退，随访 6 个月无复发。

讨论

皮肤播散型孢子丝菌病的特征是在非相邻部位有多个皮疹，没有皮肤外受累。固定型和皮肤淋巴管型的病变可在同一患者中共存。皮肤播散型孢子丝菌病相对少见，仅占孢子丝菌感染病例中的 1.75% ~ 8%。在中国，CDS 的发病率甚至更低。在中国报道的一项大规模孢子丝菌病临床流行病学调查中，皮肤播散型仅占所有孢子菌病病例的 0.34%（14/4969）。在大多数情况下，CDS 多见于免疫缺陷的个体，常与艾滋病毒、血液癌、糖尿病、类固醇治疗、慢性酒精中毒、营养不良、怀孕和接受过移植的患者有关。免疫正常个体发生播散性感染的报道少见。在免疫正常宿主中发生的播散感染与猫抓伤有关，这种情况可能与猫抓造成多位点重复接种有关。

我们在 PubMed 数据库中对 2002 年 1 月至 2022 年 6 月报告"播散型皮肤孢子菌病"病例进行了文献检索。发现的 52 例 CDS 病例中，35% 为女性，65% 为男性，平均年龄为 45.7 岁（年龄范围 5 ~ 76 岁）。其中，28 名患者来自巴西，8 名来自美国，5 名来自墨西哥，4 名来自马来西亚，2 名来自中国。艾滋病毒、糖尿病、酗酒和猫接触史是常见的诱发因素。其中，22 例 CDS 病例发生在没有明显免疫功能低下情况的宿主中。

由于其临床表现多样，皮肤播散型孢子丝菌病的诊断具有挑战性。该病可累及身体的任何部位，其临床特点包括大量溃疡性结节和疣状斑块。这种复杂多样的临床表现不同于常见孢子丝菌病中经典的"孢子丝菌样"皮疹。CDS 可累及黏膜、骨骼、关节、各种器官和系统，并迅速发展为真菌血症。CDS 的诊断往往被延迟或误诊，因为其不同的临床症状容易与其他疾病混淆，如坏疽性脓皮病、Sweet 综合征、结核病、结节病和其他真菌或寄生虫感染，包括皮肤利什曼病。真菌培养仍然是该病的诊断金标准。最常用的方法是使用沙堡弱培养基在 25 ~ 30℃下培养，但该方法很耗时。该病的组织病理学特征雪茄状和星状体样的肉芽肿性炎症，但敏感性较低。伊曲康唑和两性霉素 B 是治疗 CDS 最常用的药物。对于难治性病例，可以考虑不同药物联合治疗。碘化钾是一种廉价且相当安全的制剂，发现对孢子丝菌有效。碘化钾和伊曲康唑联合热疗是皮肤播散型孢子丝菌病的首选治疗方案。在 CDS 病例中也有报道单独使用碘化钾或联合热疗治疗，如我们的病例和本综述中描述的 4 个病例。

总之，CDS 是一种少见的由孢子丝菌引起感染性疾病，在免疫正常的宿主中更为罕见。由于该病的发病率增加，对于类似病变时，需保持高度的警惕。真菌培养是确认 CDS 诊断最为重要的方法。虽然伊曲康唑和两性霉素 B 推荐用于 CDS，但碘化钾仍是一种安全有效的替代方案。

注：图片、表格及参考文献（略）

六、英文全文链接：https://www.frontiersin.org/articles/10.3389/fmicb.2022.994197/full

Zhuang KW, Dai YL, Zhou Y, et al. Oral treatment with 10% potassium iodide solution for refractory cutaneous-disseminated sporotrichosis in an immunocompetent adult: Case report. Front Microbiol, 2022,13:994197.

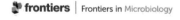

frontiers | Frontiers in Microbiology

TYPE Case Report
PUBLISHED 28 October 2022
DOI 10.3389/fmicb.2022.994197

OPEN ACCESS

EDITED BY
Wanqing Liao,
Shanghai Changzheng Hospital, China

REVIEWED BY
Gerson de Oliveira Paiva-Neto,
Federal University of Amazonas, Brazil
Shuwen Deng,
Suzhou High-tech Zone People's
Hospital, China

*CORRESPONDENCE
Yuping Ran
ranyuping@vip.sina.com

SPECIALTY SECTION
This article was submitted to
Microbial Immunology,
a section of the journal
Frontiers in Microbiology

Oral treatment with 10% potassium iodide solution for refractory cutaneous-disseminated sporotrichosis in an immunocompetent adult: Case report

Kaiwen Zhuang[1,2], Yaling Dai[3], Yike Zhou[4], Yujing Ke[1,2], Xin Ran[1,2] and Yuping Ran[1,2]*

病例五十八
慢性炎症性皮肤病（特应性皮炎）

一、临床故事

整理背景知识，提出研究切入点

大众对"特应性皮炎"这一疾病名称比较陌生，但对"婴儿湿疹"一般都有所耳闻。"特应性皮炎"分为婴儿期、儿童期、青年成人期，近年还新增了老年期。通常认为"婴儿湿疹"也就是婴儿期的特应性皮炎，大部分患儿在 2 岁以内会逐渐好转、痊愈，不过有部分患者病情迁延并进入儿童期甚至青年成人期。近 30 年特应性皮炎患病率逐渐增加，2019 年估计我国特应性皮炎患者约 3500 万，目前全球特应性皮炎患者达 2.3 亿。患者常因难耐瘙痒而剧烈搔抓，不仅影响外观，连工作、学习、交友、睡眠甚至情绪、心理、生长发育都会受影响，严重降低个人及家庭的生活质量并加重经济负担。

犹记得那是一个下午门诊快结束时，一位焦急的年轻妈妈抱着襁褓中的孩子走进诊室，焦急地询问着："我的孩子才 6 个月，这全身起的皮疹是什么病？"我们随即掀开这个婴儿的衣物，可见全身泛发红斑、丘疹，面部、躯干有红肿、渗液和结痂（图 1）。此时，冉老师轻车熟路看向我："你负责带他去取面部皮损处标本做真菌镜检"。我用透明胶布粘取了一些面部样本，经过荧光染色在显微镜下见到了一些卵圆形的厚壁真菌孢子（图 2），冉老师指出这些就是马拉色菌（*Malassezia* spp.）。不过在后面跟诊时，在很多病情较重的特应性皮炎患者皮损中很少或难以查见马拉色菌，反而在一些病情不那么严重患者皮损中发现了大量的马拉色菌。正常人皮肤也会有马拉色菌的定植，从特应性皮炎患者皮肤检查出马拉色菌有什么意义呢？作为非感染性疾病的特应性皮炎，其发病与马拉色菌有关系吗？冉老师指出这些都是值得深入研究的问题，让我先查查文献，看能否找到可能的研究方向。

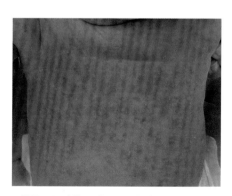

图 1　"婴儿湿疹"：躯干泛发的红斑、丘疹、鳞屑

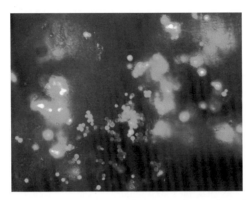

图 2　患儿皮损标本真菌荧光染色镜检：大量球形出芽的马拉色菌酵母细胞，×400

特应性皮炎的发病机制尚不清楚，当时最新的《中国特应性皮炎诊疗指南（2014 版）》中提到，特应性皮炎与遗传和环境等因素关系密切，遗传因素主要影响皮肤屏障功能与免疫平衡，环境因素包括环境变化、生活方式改变、过度洗涤、感染原和变应原等，既往不少研究都认为包括金黄色葡萄球菌、马拉色菌等微生物的定植与特应性皮炎的发病有关，也正是这些机制研究敲开了我做科学研究的大门。为什么我们在临床上发现特应性皮炎的严重程度与皮损标本中的马拉色菌含量并不成正比？其他真菌是不是也有类似情况？皮肤微生物群落的数量、组成、分布与病情严重程度有无相关性？我带着这些问题，结合导师的专业优势（冉老师是著名的皮肤真菌学研究专家）和当时的研究现状（特应性皮炎与皮肤微生物的研究主要集中在细菌上，与真菌关系的研究报道较少），开始了特应性皮炎患者皮肤真菌群落微生态方面的研究。

开展研究，初探"是什么"

查阅大量文献后，我发现微生物在进入特应性皮炎患者体内后会引起一系列免疫反应，与此病的发生发展密切相关，而微生物的定植和入侵常受到微生物群落中其他成员的影响，即微生物群落结构组成的改变在特应性皮炎的发病过程中有重要意义。既往对特应性皮炎患者皮肤真菌群落的研究多集中在少数几个菌种，缺少对群落整体分布和结构变化的研究。针对微生物群落整体的研究称为微生物多样性分析，于是我确定了第一个研究内容：特应性皮炎患者皮肤真菌群落多样性分析。

相比早期微生物多样性分析采用的传统分离培养法，新兴的基因测序技术——"高通量测序"可以更全面系统的微生物多样性分析。我们对 10 例特应性皮炎患者面部、上肢和背部皮损区和 10 例健康对照者相应部位皮肤采样，对提取样品的基因做高通量测序。研究结果提示特应性皮炎患者各部位样本真菌群落组成与疾病严重程度竟然无相关性，同时发现特应性皮炎患者与健康对照者各部位的优势菌都是马拉色菌属真菌。

马拉色菌是皮肤表面主要的真菌，约占健康人体皮肤定植真菌总量的 50% ~ 80%，是一组常驻于人类和动物皮肤表面的嗜脂性酵母，在健康人及特应性皮炎患者皮肤表面主要以酵母态存在（图 3）。为进一步明确皮肤优势真菌菌种——马拉色菌定植与特应性皮炎的关系，我们进行了第二个内容的研究：采用无菌透明敷贴在受试对象皮肤表面粘贴取样，然后提取、扩增特定面积敷贴标本中的马拉色菌基因片段，对马拉色菌在皮肤上的含量进行定量检测。研究结果提示特应性皮炎患者皮肤马拉色菌含量也与病情严重程度无相关性，而球形马拉色菌和限制马拉色菌是特应性皮炎患者各部位的优势菌种。

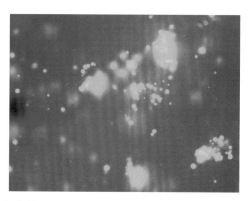

图 3　马拉色菌荧光染色镜检：球形出芽的马拉色菌酵母细胞，×400

上述研究显示特应性皮炎患者皮肤真菌群落组成、马拉色菌含量均与病情严重程度无关，与我们事先的设想不一致，这使得实验陷入停滞，但问题也是最好的老师，引导我们进一步思考"为什么"。

由"是什么"深入到"为什么"

当我将与原先设想不一致的实验结果整理汇报给冉老师，冉老师指出要结合特应性皮炎的临床特点和基础研究中重要线索——"皮肤屏障功能障碍"来思考，建议我再深入研究马拉色菌在特应性皮炎发病机制中的作用，将原先研究"是什么"升华到研究"为什么"。

反复琢磨冉老师的建议和指导后，我才逐渐认识到：微生物导致特应性皮炎发生发展多是其进入体内引起相关免疫反应所致，病情的严重程度与进入体内的微生物种类和数量有关，而我最初的研究仅仅局限于患者皮肤表面的微生物种类和数量。诚如冉老师所说的"要结合特应性皮炎的临床特点"：患者肉眼所见的皮肤抓破、糜烂渗出等体征皮肤镜下可见到暗红色背景上片状分布的点状血管，伴黄色鳞屑或浆液性痂，这些都是特应性皮炎存在皮肤屏障受损或破坏的证据（图 4）。

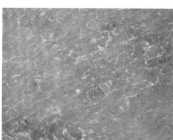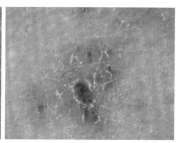

图 4　特应性皮炎皮肤镜表现：暗红色背景上片状分布的点状血管伴黄色鳞屑或浆液性痂

正是"皮肤屏障"的完整性决定了微生物进入体内难易程度：当皮肤屏障功能受损时，真菌容易通过破损的皮肤进入体内，引发机体的免疫反应，导致特应性皮炎发病和病情发展（由外到内），而病情发生发展引起的免疫异常又可加重皮肤屏障功能受损（由内到外），使真菌更易进入体内，形成恶性循环（图5）。因此，特应性皮炎患者皮肤表面真菌群落分布及马拉色菌含量确实不一定与疾病严重程度有相关性，这不仅可以解释我最初得到的实验结果，也体现了"皮肤屏障功能障碍"在真菌（尤其是马拉色菌）导致特应性皮炎发病中的重要作用。

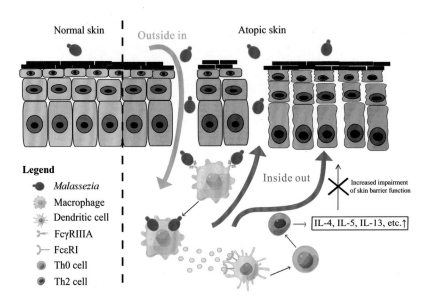

图5 马拉色菌在具有严重皮肤屏障功能障碍的重度特应性皮炎患者中的作用机制模式图
Malassezia：马拉色菌；Macrophage：巨噬细胞；Dendritic cell：树突状细胞；
FcγR III A：IgG Fc III A 受体；FcεRI：高亲和力 IgE Fc 受体

重度特应性皮炎患者的皮肤屏障受损更加严重，马拉色菌可经过严重受损的皮肤屏障直接接触体内的免疫细胞（包括外周血单个核细胞、树突状细胞等），而且马拉色菌的抗原或提取物并不能完全体现其本身的特性和功能，因此我在进一步的实验中，将球形马拉色菌（马拉色菌属中的优势菌种）直接与外周血单个核细胞共培养，这样更能全面地反映其产生的生物学影响。在冉老师建议下，采用具有 50 多万个探针、可检测 2 万多个基因的表达谱芯片进行研究，解决了当时其他方法检测目标分子数量少、效率低的缺点。具体实验方案如下：分离 3 例重度特应性皮炎患者和 3 例健康对照者外周血单个核细胞，与球形马拉色菌共培养 48 小时，收集沉淀细胞，做基因表达芯片实验及生物信息学分析。

基因表达谱芯片研究结果显示：特应性皮炎患者富集的各类条目主要与表观遗传学有关（图6）。既往研究表明表观遗传学作为介导遗传与环境相互作用的重要机制与特应性皮炎的发生发展密切相关，现代生活方式（过于卫生、西式饮食等）和环境暴露（环境污染、被动吸烟、感染原和变应原刺激等）等环境因素可通过表观遗传修饰引起免疫系统与皮肤屏障异常。因此我们推测，马拉色菌作为感染原刺激（一种环境暴露因素），可能通过受损的皮肤屏障进入体内，使免疫细胞产生异常的表观遗传修饰，参与特应性皮炎的发病。芯片信号通路研究也验证了上述推测：发现球形马拉色菌可能是通过部分富集的表观遗传学功能条目，参与相关信号通路的异常活化，导致特应性皮炎的发病或加重（图7）。

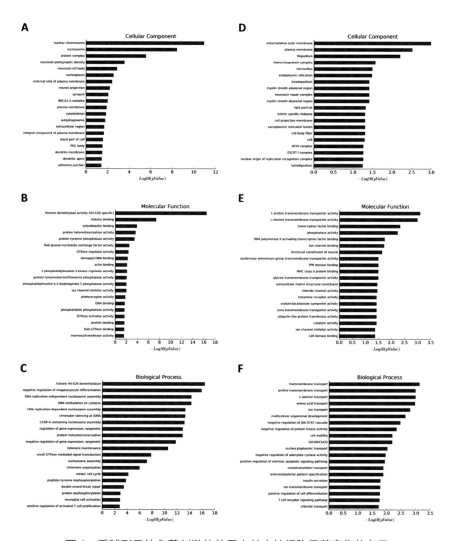

图 6　受球形马拉色菌刺激的外周血单个核细胞显著富集的条目

A-C：特应性皮炎患者显著富集的细胞组分条目、分子功能条目和生物过程条目。D-F：健康对照者的细胞组分条目、分子功能条目和生物过程条目。细胞组分条目主要富集在核染色体、核小体等部位；分子功能条目包括组蛋白去甲基化酶活性（H4-K20）、组蛋白结合、多聚泛素结合、蛋白异二聚体活动等；生物过程条目包括组蛋白 H4-K20 去甲基化、DNA 胞嘧啶甲基化、DNA 独立（或依赖）复制的核小体组装等。上述条目主要与表观遗传学有关。Cell component terms：细胞组分条目；Molecular function terms：分子功能条目；Biological process terms：生物过程条目

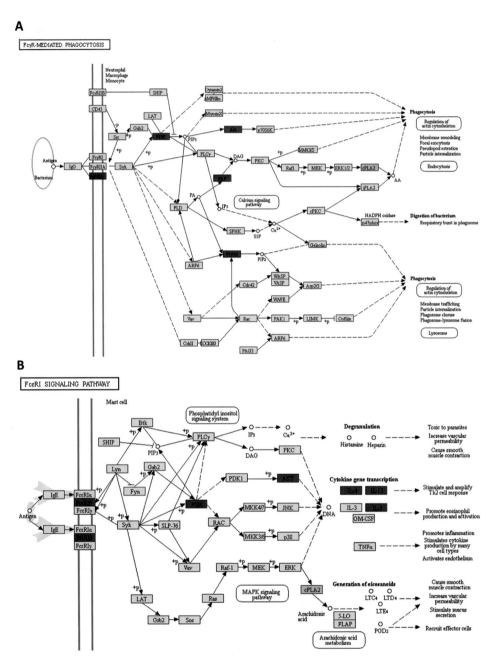

图 7　球形马拉色菌可能通过激活单核巨噬细胞的 IgG Fc 受体信号通路，启动内吞作用，被降解形成免疫复合物，再与抗原呈递细胞表面的高亲和力 IgE Fc 受体相结合，激活相应信号通路，上调 IL-4、IL-5、IL-13 等 Th2 细胞因子的表达。FcγR：IgG Fc 受体；FcεRI：高亲和力 IgE Fc 受体

　　得益于冉老师的专业指导，整个实验过程和结果分析都比较顺利，此项研究初步阐明了马拉色菌对特应性皮炎患者主要免疫细胞基因表达的影响及相关分子途径，为深入探讨马拉色菌定植与特应性皮炎发病的关系奠定了基础。

投稿与感悟：科学研究源于临床

完稿后我先向 *British Journal of Dermatology* 这一皮肤科领域重要期刊投稿，很不幸被"秒拒"。在冉老师的建议下，我转投与变态反应及临床有关的期刊 *The Journal of Allergy and Clinical Immunology*，虽仍被拒稿，但审稿人提出了详细的修改建议。根据审稿专家的意见，对文章做了大幅度的精简和修改后，又向 *Chinese Medical Journal* 投稿，这次比较顺利，不过在返修过程中果然有审稿专家提出疑问：皮肤中马拉色菌实际上很难与外周血单个核细胞直接接触，与外周血单个核细胞在循环中的变化有何关系还有待进一步探讨。对此我们胸有成竹回复：既往研究表明特应性皮炎患者病情严重程度与皮肤屏障功能障碍呈正相关，本实验的受试患者均为重度特应性皮炎患者，其体表的马拉色菌可通过自身严重受损的皮肤屏障直接接触到外周血单个核细胞，引发较为明显的生物学反应。幸运的是，我们按照返修意见修改 1 次后很快就收到了接收邮件。

前期特应性皮炎皮肤微生物（真菌）多样性分析的课题是当时的研究热点，但没有考虑到本病临床特点，以至于得出的结果与最初设想不一致，得益于冉老师的指导，逐渐意识到"皮肤屏障功能障碍"在微生物参与特应性皮炎发生发展中的重要意义，才有了后续设计更加严谨合理的实验内容与方法，使得这篇 SCI 论文成功发表。现在想来，目前治疗特应性皮炎的各种生物制剂（如度普利尤单抗）或小分子药物（如 JAK 抑制剂阿布昔替尼 / 乌帕替尼等）的作用原理与当年的研究结果有异曲同工之处：这些药物往往可以在短时间内阻断细胞因子介导的炎症通路，快速缓解炎症反应，防止其对皮肤屏障的进一步破坏（由内而外），而皮肤屏障修复剂对内部炎症反应影响有限，仅能从外部作用于皮肤屏障（由外而内），发挥一定作用的屏障修复作用，对疾病的快速缓解、长期维持都有所不足。因此如果"内外夹击"则疗效更好。

当我对课题复盘时，深感整个研究过程体现的正是冉老师一直坚持并时刻强调的重要理念：首先，实验研究一定要立足于临床特点，结合前沿研究进展严谨推理，切忌主观臆想，脱离实际；其次，科学研究一定要有创新性思维，不能禁锢于前人的经验和结论，在前期坚实的研究基础上合理大胆地提出自己的见解，并通过严谨的实验进行验证。时至今日，尽管已经毕业近 10 年，冉老师的这些谆谆教导仍萦绕在我耳旁，激励着我在工作中要立足临床，勇于创新，努力成为一名有思想、有灵魂的皮肤科医生。

二、背景知识

特应性皮炎是一种慢性、复发性、炎症性皮肤病。特应性皮炎患者往往有剧烈瘙痒，严重影响生活质量。过去 30 年全球范围内特应性皮炎患病率逐渐增加，发达国家儿童特应性皮炎患病率达 10% ~ 20%，我国特应性皮炎患病率的增加晚于西方发达国家和日本、韩国，但近 10 年来增长迅速。特应性皮炎的病因和发病机制尚未完全阐明，皮肤屏障功能障碍、异常免疫应答、皮肤菌群紊乱等是发病的核心环节。Th2 型炎症是特应性皮炎的基本特征，IL-4 和 IL-13 是介导特应性皮炎发病的重要细胞因子。丝聚蛋白（Filaggrin）等基因突变导致的皮肤屏障功能障碍使外界环境物质（如微生物和过敏原）易于侵入表皮而启动 Th2 型炎症。与特应性皮炎发病有关的皮肤异常定植真菌主要有马拉色菌、念珠菌等。

马拉色菌属属于担子菌门、黑粉菌亚门，是一组常见的嗜脂性酵母菌，其大部分菌种因缺乏脂肪酸合成酶基因，需外源性脂肪酸来满足其营养需求，故其广泛存在于人类及温血动物皮肤上。目前研究显示马拉色菌的异常定植在特应性皮炎的发病及病情进展中起重要作用。有研究表明大部分特应性皮炎患者（特别是头颈部患者）对马拉色菌的皮肤点刺试验（Skin prick test，SPT）呈阳性反应，而正常健康者表现阴性，且特应性皮炎患者血清抗马拉色菌特异性 IgE 抗体水平与健康者相比明显升高。特应性斑贴试验（Atopy patch test，APT）可反映特应性皮炎患者Ⅳ型变态反应情况，研究发现大部分特应性皮炎患者对马拉色菌提取物的 APT 呈阳性，且 APT 阳性反应的患者其体内抗马拉色菌特异性 IgE 抗体水平相对更高，而 APT 阴性反应者增高不明显，提示定植于皮肤表面的马拉色菌可通过特异性 IgE 抗体介导的Ⅰ型超敏反应和 T 细胞介导的Ⅳ型超敏反应起作用，并且两者可相互影响及促进，从而加重病情。

三、作者介绍

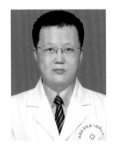

陆茂，医学博士，2016 年毕业于四川大学华西临床医学院皮肤性病学专业，师从冉玉平教授。目前在成都医学院第一附属医院皮肤科工作。

四、导师点评

1. 特应性皮炎是皮肤科的第一大病：发病率高，累及婴儿、儿童、青年及老年等各年龄段人群，不仅仅是皮肤剧烈瘙痒、发红、渗出、干燥、结痂，严重搔抓影响患者容貌、影响睡眠。

2. 对儿童和青少年的学习和社交都有负面影响；生活质量下降、引起自卑、性格孤僻、缺乏自信，对个人成长、家庭关系造成严重伤害，加重经济和社会负担。

3. 特应性皮炎是国际和国内医学研究的热点，广度和深度不断扩展，百家争鸣，但也会陷入"瞎子摸象"的困境中。

4. 以疾病的基本临床特点为出发点，结合当时最前沿的方法做研究，将以前认为的简单的皮肤研究扩展到皮下及免疫系统，从马拉色菌与外周血单个核细胞共培养后产生的基因表达谱变化为切入点，终于有所发现且有所突破，为特应性皮炎的发病机制提出了新的见解，并创新药物的有效治疗找到理论依据。

五、论文中文翻译

特应性皮炎患者外周血单个核细胞经球形马拉色菌刺激后基因表达谱的研究

陆茂[1,2] 代亚玲[1] 冉昕[1] 苏西[1] 刘海蓉[3] 欧美[2] 吴红梅[2] 冉玉平[1*]

1. 四川大学华西医院皮肤性病科；2. 成都医学院第一附属医院皮肤科；3. 成都医学院第一附属医院医学实验中心；* 通讯作者

致主编： 特应性皮炎的发病机制可能与其皮肤上的马拉色菌定植有关，球形马拉色菌和限制马拉色菌是其优势菌种。然而，马拉色菌作用于特应性皮炎患者免疫细胞的具体分子机制尚不明确。我们采用 Affymetrix Human PrimeView 表达谱芯片来观察经球形马拉色菌刺激后特应性皮炎患者外周血单个核细胞的基因表达，进一步明确马拉色菌定植在特应性皮炎发病机制中作用。

这项研究的受试者包括 3 例湿疹面积和严重度评分（EASI）均超过 21 分的重度男性特应性皮炎患者和 3 例男性健康对照者。3 例特应性皮炎患者的年龄分别为 8、10、12 岁，其 EASI 评分分别为 22.7、24.2、55.2 分。3 例健康对照者的年龄分别为 8、9、13 岁。排除标准包括：2 周内系统应用过糖皮质激素、免疫抑制剂和抗组胺药；2 周内局部应用过药物；有其他皮肤病、癌症或者严重的疾病。所有的程序都经成都医学院第一附属医院临床医学院伦理委员会批准并且按照赫尔辛基及其后续的修正准则实施。

分别将每个受试者的 5ml 静脉血沿着倾斜的试管壁缓慢加入装有 5ml 淋巴细胞分离液的离心管中，在此过程中保持两者分界面清晰。然后以 2000r/min 离心 25min，离心后仔细的吸出上层溶液，并将剩下的外周血单个核细胞层放入新的试管，用细胞洗涤液洗涤两次。接下来，将这些细胞放置在由 80% RPMI-1640 培养基、20% 胎牛血清、100U/ml 链霉素、100μg/ml 青霉素组成的外周血单个核细胞培养液中，密度为 1×10^6/ml。然后将每个受试者的上层细胞悬浮液分别转移到六孔板的不同孔中（每孔 6ml），并在 37℃ 5% CO_2 潮湿的条件下培养 24 小时。随后，将每个孔的细胞悬浮液均等分入两个孔内。一个孔内加入 0.6ml 球形马拉色菌悬浮液（用外周血单个核细胞培养液洗涤过两次且密度为 1×10^6/ml），另一个孔内加入等量的外周血单个核细胞培养液。在 37℃ 5% CO_2 潮湿的条件下培养 48 小时，然后以 1000r/min 离心 10 分钟。最后，向离心所得的细胞沉淀中加入 1ml Trizol 裂解物并冻存于 -80℃。保留上清液，以便通过酶联免疫吸附试验（ELISA）进行验证。

样本被送到上海欧意生物技术有限公司经 Prime View TM 人类基因表达芯片试验进行分析，差异基因利用 t 检验的 P 值和倍数变化值进行筛选，筛选的标准为上调或者下调倍数变化值 ≥ 2 且 P 值 ≤ 0.05。我们将原始的和经过分析的芯片数据上传到基因表达网站（http://www.ncbi.nlm.nih.gov/geo/），序列号为 GSE139247。分别使用人 IL-4 ELISA 试剂盒和 IL-13

ELISA 试剂盒，通过双抗体夹心法测定细胞培养上清液的 IL-4 和 IL-13 水平。经球形马拉色菌刺激后，特应性皮炎患者外周血单个核细胞的基因表达谱总共显示了 356 个差异表达（188 个上调和 168 个下调）基因，健康对照者外周血单个核细胞的基因表达谱总共显示了 110 个差异表达（60 个上调和 50 个下调）基因。在特应性皮炎患者和健康对照者中仅发现有 10 个相同变化的基因（8 个上调和 2 个下调）。聚类分析显示特应性皮炎患者、健康对照者的加菌组和未加菌组样本的变化趋势一致。

GO 和 Pathway 分析结果显示，特应性皮炎患者富集到 23 个细胞组分条目、31 个分子功能条目、139 个生物过程条目和 31 个信号通路；健康对照者富集到 15 个细胞组分条目、24 个分子功能条目、101 个生物过程条目和 3 个信号通路。特应性皮炎患者和健康对照者共同富集有 5 个细胞组分条目、2 个分子功能条目、5 个生物过程条目，无共同富集的信号通路。在特应性皮炎患者中，应重点关注由过敏原或病原体激活的信号通路，包括 IgG Fc 受体（Fcγ R）、高亲和力 IgE Fc 受体（FcεRI）、Ras 和 NOD 样受体（NLR）信号通路。通过 ELISA 法比较刺激组特应性皮炎患者和健康对照者以及非刺激组特应性皮炎患者和健康对照者的 IL-4 和 IL-13 浓度，显示出与基因表达相同的变化趋势。这表明我们的芯片分析结果很可能是准确的。

在我们的研究中，GO 分析显示特应性皮炎患者显著富集的部分主要包括 DNA 甲基化和组蛋白修饰。DNA 甲基转移酶（DNMT）和胸腺嘧啶 DNA 糖基化酶（TDG）分别是 DNA 甲基化和 DNA 去甲基化的关键酶。既往研究表明特应性皮炎的发病可能与 FCER1G（FcεRIγ 亚基基因）启动子去甲基化导致的 FcεRI 过表达以及组蛋白共价修饰导致的 Fcγ R 激活有关。本研究表明，用球形马拉色菌刺激特应性皮炎患者外周血单个核细胞时，DNMT3L 表达下调 2.44 倍，TDG 表达上调 2.46 倍。这些结果提示，球形马拉色菌可能通过参与抑制 DNA 甲基化、激活组蛋白去甲基化来活化 FcεRI 和 Fcγ R。

Fcγ R Ⅲ A 主要分布于单核巨噬细胞表面，它可激活磷脂酰肌醇 -3- 激酶（PI3K）/蛋白激酶 B（Akt）信号通路，进而引发肌动蛋白细胞骨架调节、细胞膜重塑、伪足延伸等，最终通过进而启动内吞作用摄入颗粒，形成吞噬体或内体。这些小体被溶酶体中的酶降解形成免疫复合物，并释放到细胞外。特应性皮炎患者肥大细胞上的过敏原/IgE 复合物与 FcεRI 的结合，导致肥大细胞的活化与 IL-4、IL-5 和 IL-13 的合成。这些白介素的表达与 PI3K 路径密切相关。结合我们对 Fcγ R 和 FcεRI 路径的研究结果，推断球形马拉色菌可能经 Fcγ R 介导吞噬信号通路启动单核巨噬细胞的内吞作用，降解形成免疫复合物，然后通过 FcεRI 信号通路，上调 IL-4、IL-5 和 IL-13 的表达，导致特应性皮炎的发病或加重。

除了 Fcγ R 和 FcεRI 通路，我们的研究还显示 Ras 和 NLR 通路的激活是由过敏原或病原体刺激所诱发的。既往研究表明 Ras 通路参与单核巨噬细胞的胞吞过程，NLR 通路参与 T 细胞的分化和特异性抗原介导的淋巴细胞免疫应答。Ras 和 NLR 通路与特应性皮炎的发病机制有关系。因此，结合我们的信号通路分析结果，推测球形马拉色菌抗原可能通过与淋巴细胞上相应受体的结合激活 Ras 和 NLR 通路，从而产生相关的生物学效应。

本研究表明，特应性皮炎患者和健康对照者之间几乎没有相同的差异表达基因、GO 分析和信号通路。提示在不同的遗传背景和免疫状态下，球形马拉色菌对特应性皮炎患者和健康对照者外周血单个核细胞的影响差异很大。

注：图片及参考文献（略）

六、英文全文链接：https://journals.lww.com/cmj/fulltext/2021/11200/gene_expression_profiles_of_peripheral_blood.19.aspx

Lu M, Dai YL, Ran X, et al. Gene expression profiles of peripheral blood mononuclear cells from patients with atopic dermatitis stimulated with *Malassezia globosa*. Chin Med J (Engl), 2021,134(22):2759–2761.

Correspondence	Chinese Medical Journal®

Gene expression profiles of peripheral blood mononuclear cells from patients with atopic dermatitis stimulated with *Malassezia globosa*

Mao Lu[1,2], Ya-Ling Dai[1], Xin Ran[1], Sushmita Pradhan[1], Hai-Rong Liu[3], Mei Ou[2], Hong-Mei Wu[2], Yu-Ping Ran[1]

[1]Department of Dermatovenereology, Sichuan University West China Hospital, Chengdu, Sichuan 610041, China;
[2]Department of Dermatovenereology, The First Affiliated Hospital of Chengdu Medical College, Chengdu, Sichuan 610500, China;
[3]Department of Laboratory Medicine, The First Affiliated Hospital of Chengdu Medical College, Chengdu, Sichuan 610500, China.

病例五十九
皮肤附属器疾病（痤疮）

一、临床故事

青春的烦恼

"少年不识愁滋味，为赋新词强说愁"。辛弃疾的这句词放在现代，可能不太准确。寻常痤疮又叫作青春痘，是少男少女们最常见的面部疾病。85% 的青少年患过痤疮，其中，中度和重度痤疮发生率为 15% ~ 20%。那一张张稚嫩的脸上突然"杀出"几颗刺眼的红痘痘，确实令人厌烦。现代社会节奏加快，人们长期熬夜、作息混乱、饮食不规律等现象实属常见。因此，不仅青春少年，繁忙的成年人也依然可能饱受痤疮之苦。根据痤疮的皮损炎症反应程度将痤疮分为轻度、中度、重度（图 1）。严重的痤疮可能引起皮肤红肿、疼痛，甚至留下密密麻麻的瘢痕和凹陷性痘印，影响生活、学习和社交，导致患者焦虑、抑郁。痤疮发病除皮肤炎症反应诱导、痤疮丙酸杆菌定植、雄激素导致皮脂分泌增加、毛囊皮脂腺导管角化过度等传统的生理病理机制外，饮食（高糖、乳制品）、环境、日光、肥胖等因素也可增加发病风险。皮肤表面有一层天然的"微生物膜"，包括细菌、病毒、真菌和螨虫，分别占据不同区域和附属器，这些微生物成分的改变引起"微生态失调"也可能导致痤疮的发生，那么痤疮皮损内的微生物究竟发生了些什么变化？

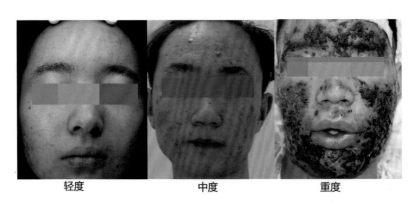

轻度　　　　　　　　　　中度　　　　　　　　　　重度

图 1　不同程度的痤疮表现

致病菌群浮出水面

检索文献发现，目前对寻常痤疮的微生物学研究主要集中在痤疮丙酸杆菌的发病机制上。也有研究者发现，该菌在痤疮和健康个体受试者中数量相似（87% vs 89%）甚至可能更高。所以，痤疮丙酸杆菌可能并不是在痤疮发病中唯一起作用的微生物，还有其他"同伙"等待被发现。

痤疮患者皮肤通常油脂分泌旺盛，而皮肤上还有一种特别喜欢"吃油"的常驻真菌，那就是马拉色菌，它属于嗜脂性酵母，是皮肤表面最丰富的真核生物，比例高达50%～80%，迄今一共发现18个种。马拉色菌可水解皮脂中的甘油三酯，产生游离脂肪酸，趋化中性粒细胞，促进角质形成细胞和单核细胞分泌促炎因子。因此，马拉色菌也成为我们锁定的研究目标之一。

目前对痤疮微生态的研究主要集中在"痤疮患者"与"健康人"的皮肤和肠道菌群组成和差异上。实际上，如果用皮肤镜仔细观察，所谓的"健康人"也难免有黑头或者白头粉刺的表现，尤其是额眉部和鼻部为中心的"T区"皮脂分泌旺盛处。理论上很难界定"健康受试者"与"患病受试者"。为了探索毛囊皮脂腺内炎症发生过程中微生态的变化，我们决定收集痤疮患者的非炎症性皮损与炎症性皮损进行检测、分析。痤疮皮损主要包括粉刺、丘疹、脓疱、囊肿、结节。通常粉刺被认为是非炎症性的皮损，其他几种则属于炎症性皮损。事实上，已有研究者采用反射式共聚焦显微镜观察痤疮闭合性粉刺和开放性粉刺中的炎性细胞，发现部分粉刺皮损中含有炎性细胞；彩色多普勒超声也证实粉刺性皮损下可能观察到微小的局灶性炎性改变。因此，既往对"非炎症性皮损"的定义有失偏颇。如何区分这两种皮损呢，皮肤镜是最简单易行的检查手段。文献表明痤疮皮损周围红晕，散在红斑和点状或线状血管，提示炎症存在。

在观察了大量痤疮患者后，我总结出：偏振光皮肤镜下炎症性皮损可为粉刺、丘疹、脓疱，皮损基底呈粉红色，提示为炎症性红斑；皮损周围可见点状、线状或树枝状血管，提示血管扩张；偶尔可见皮损周围边界不清的褐色斑片，提示炎症后色素沉着斑；非炎症性皮损特点：皮损周围皮肤颜色正常，未见明显血管或红斑，毛囊开口可见黄褐色或白色角栓（图2）。

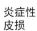
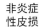
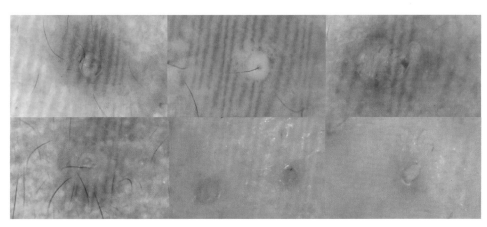

图2　皮肤镜可帮助区分炎症性皮损与非炎症性皮损

接下来我们对门诊中遇到的痤疮患者做初步检查，取患者的粉刺、炎性丘疹、脓疱涂片镜检，分别用革兰染色和真菌荧光染色，发现大部分患者的痤疮皮损中都可检测到大量圆形、椭圆形、有出芽的真菌，以及革兰阳性的球菌和杆菌。我们根据经验初步考虑为马拉色菌、葡萄球菌和丙酸杆菌。接着，再把这些收集的皮损直接接种在羊血平板培养基和含菜籽油的培养基上，分别进行需氧和厌氧培养，结果培养出了不同种的马拉色菌、痤疮丙酸杆菌、表皮葡萄球菌、金黄葡萄球菌以及棒状杆菌，致病微生物菌群开始浮出水面（图 3）。

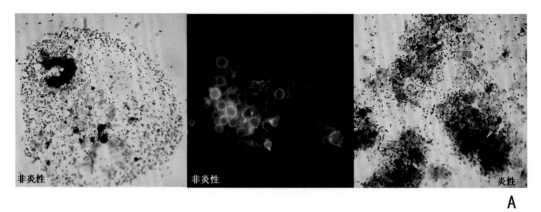

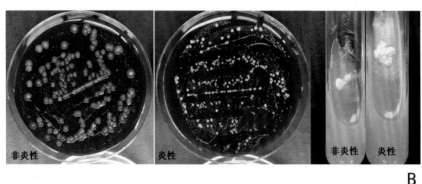

图 3　一名痤疮患者的皮损镜检、培养结果

A. 镜检结果显示，非炎性皮损中含有革兰阳性杆菌、马拉色菌，炎性皮损以革兰阳性杆菌为主；

B. 培养结果显示，非炎性和炎性皮损中均含有表皮角葡萄球菌、痤疮丙酸杆菌、马拉色菌

二代测序全面解析菌群特点

当然，受条件限制，仅靠传统的培养手段无法客观反映真实的菌群结果，因此需要借助更新型的武器——二代测序。二代测序中的高通量测序是现今应用最广泛的技术，其成本低、通量高、速度快。目前二代测序技术已相对成熟，在临床中有较为广泛的应用。二代测序技术成功的前提在于能够最大限度地提取出皮损中细菌和真菌的 DNA。在一个痤疮皮损中，细菌和真菌的数量呈指数级别的差异，真菌数量少且细胞壁不容易被普通的 DNA 提取试剂溶解，难以暴露出其基因组。为了不浪费所收集的珍贵临床标本，我们先对比和筛选了常规的细菌和真菌 DNA 提取方法，主要有碱液裂解法、溶壁酶法、玻璃珠研磨法、十六烷基三甲基溴化铵法（Hexadecyltrimethy Ammonium Bromide，CTAB）、十二烷基硫酸钠（sodium dodecyl sulfat，SDS）裂解法，最后选中 SDS 裂解法为样本提取方法。由于皮肤微生态会受到环境、药物、疾病等多种因素的影响，我们制定了较为严格的受试者纳入标准，比如半年内居住于成都地

区、半年内无抗生素或维 A 酸类药物的用药史等等。由于很多患者来华西医院就诊前，已经使用过很多药物，都不符合纳入标准，导致收集样本花费了较长的时间和精力。样本集齐后，我很快提取了 DNA，一部分送到生物公司做二代测序，一部分留着做实时荧光定量 PCR 检测。

1 个月后生物公司返回检测数据显示，痤疮患者皮损中主要的细菌为葡萄球菌（31.9%）、丙酸杆菌（25.3%）、棒状杆菌（14.6%）、*Lawsonella* 菌（14.1%）等。真菌则是马拉色菌占有绝对优势（46.3%）（图 4，图 5）。这些主要菌群的数量在炎症性皮损和非炎症性皮损中并没有显著差异。看着令人遗憾的结果我有些泄气，不过好在我还留了一部分 DNA，看看实时荧光定量 PCR 能发现了什么玄机？实时荧光定量 PCR 能计算细菌和真菌中某个基因的拷贝数量，那如何计算各种细菌和真菌的细胞数量呢？在设计 PCR 引物时，我查阅大量文献，决定使用单拷贝的基因作为靶点，设计特异性引物，这样就可以估算细胞数量了。当把炎性皮损中的细菌和真菌细胞数量减去非炎性皮损中的细胞数量时，我发现痤疮丙酸杆菌分别和限制性马拉色菌、表皮葡萄球菌的细胞数量差值是呈正相关的！这说明，痤疮皮损在从非炎症性转化到炎症性状态过程中，这三种菌呈现相似的增生趋势，这很有可能是细菌和细菌间、细菌和真菌间相互作用的一种征象（图 6）。因为既往的研究表明，表皮葡萄球菌可分泌脂磷壁酸等因子，抑制痤疮丙酸杆菌炎症因子的分泌，保护皮肤免受痤疮丙酸杆菌的"侵袭"。可以理解为表皮葡萄球菌在抑制痤疮丙酸杆菌，维持微生态平衡的同时，其细胞数量的变化很可能与痤疮丙酸杆菌一致。由此，我们也推测限制马拉色菌也参与了痤疮的微生态平衡调控，只是目前证据仍然有限，需要进一步研究。

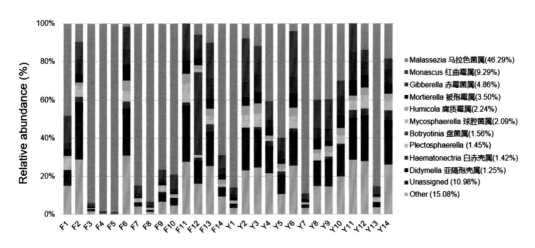

图 4　痤疮皮损真菌菌种组成（F 表示非炎性组，Y 表示炎症组），以马拉色菌为主，其次为红曲霉属、赤霉菌属、被孢霉属

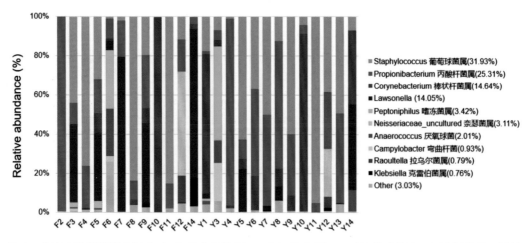

图 5　痤疮皮损细菌菌种组成（F 表示非炎性组，Y 表示炎症组），以葡萄球菌属、丙酸杆菌属、棒状杆菌属和 *Lawsonella* 菌属为主

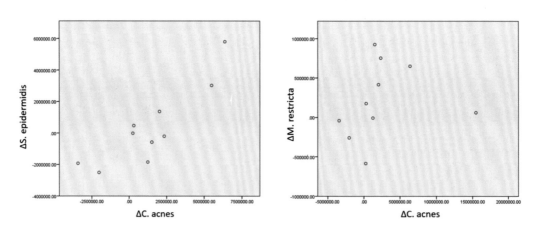

图 6　实时荧光定量 PCR（qPCR）显示：a. 表皮葡萄球菌菌量与痤疮杆菌的菌量呈正相关；
b. 限制性马拉色菌菌量与痤疮杆菌菌量呈正相关

坚持投稿，研究结果终遇伯乐

实际上，人与人之间每一个体的微生物菌群存在非常大的差异，这是做微生态研究最无奈和最难的地方。虽然我的实验并没有发现特别显著性的菌群差异，但还是发现了一些有价值的地方。我将实验结果写成论文，先后投稿了 The British Journal of Dermatology 及 Experimental Dermatology，被"秒拒"。其实我早做好被拒绝的心理准备，因为这样的实验结果在很多期刊编辑眼里都是"不吃香"的。千里马常有，伯乐不常有。我没有放弃，继续投稿 Indian Journal of Dermatology，Venereology and Leprology，这次终于送外审，审稿人提出了非常中肯的意见和建议，比如指出了实验纳入人数不足，提出皮肤镜区别痤疮皮损的细节等，我都一一修改和回复，遗憾最终还是被拒稿。这一次次"杯剧"让我有点郁闷，不禁怀疑我的实验结果是否有发表的意义。当时正值我博士毕业最忙碌的时间，便暂时停止投稿，忙于找工作、置房等其他事宜。当我来到新的单位，一切安顿下来后，我决定再接再厉，继续投稿。在冉老师的建议下我选择了 *Mycopathologia*，这次审稿人比较"友好"，其中 1 位审稿人建议我可以通过分析受试者的年龄、性别、运动等看看有没有新的发现。这确实是我之前忽略的重要细节，于是赶紧找出受试者记录开始统计，并发现，男性受试者、身体质量指数（BMI）高于正常受试者和年龄＜ 20 岁的受试者，他们非炎症性皮损中马拉色菌的数量高于炎症性皮损。而每周进行 0 ~ 1 次有氧运动的受试者，非炎性皮损中的葡萄球菌数量低于炎性皮损。最终，论文修改 3 次后被接收，于 2021 年 10 月正式发表，我的实验结果总算遇到了"伯乐"。

二、背景知识

寻常痤疮，简称痤疮，是一种常见的慢性炎症性皮肤病，主要累及青少年。痤疮发病机制尚不明确。随着微生物组学的兴起，研究者发现皮肤天然微生物成分的改变引起"生态失调"，可能导致痤疮的发生。平衡微生物群、抑制炎症反应、恢复皮肤的自然屏障，是当今治疗痤疮的主要目标之一。丙酸杆菌（*Cutibacterium*）、葡萄球菌（*Staphylococcus*）、棒状杆菌（*Corynebacterium*）和马拉色菌（*Malassezia*）是目前已知皮肤表面定植的主要细菌和真菌，它们通过分泌、诱导合成各种细胞因子、蛋白酶、脂肪酸以及一些衍生化合物，产生相互抑制或促进作用。彼此形成复杂的分子信号网络，最终调控宿主细胞内外炎症反应。

三、作者介绍

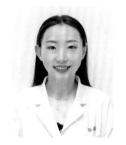

徐小茜，本科、硕士研究生、博士研究生阶段均就读于四川大学华西临床医学院。专业方向：感染性皮肤病，师从冉玉平教授，现就职于四川省德阳市人民医院皮肤性病科。

四、导师点评

1. 痤疮是青少年最常见的皮肤病，发病机制复杂，吸引全世界的皮肤病专家从多个角度研究其临床和发病机制。

2. 皮肤微生物菌群与疾病的关系是近年的研究热点，常规方法有各种局限，采用最新的二代测序，使研究深度和广度大大扩展。

3. 痤疮皮损内的主要细菌菌群为葡萄球菌、痤疮丙酸杆菌、棒状杆菌、*Lawsonella* 菌，主要真菌为马拉色菌，但在炎症性和非炎症性皮损内这些菌的数量并没有显著差异，此结果让人意外。

4. 把炎性皮损中的细菌和真菌细胞数量减去非炎症性皮损中的细胞数量时，发现痤疮丙酸杆菌分别和限制性马拉色菌、表皮葡萄球菌的细胞数量差值是呈正相关。

5. 做了大量研究工作获得大量数据，最终得到一个趋势性结果，可见痤疮研究的难度和发病机制的复杂性，仍需继续从多方面深入研究。

五、论文中文翻译

寻常痤疮非炎性和炎性皮损的皮肤微生物群：毛囊皮脂腺单位的潜在变化

徐小茜[1] 冉昕[1] 唐教清[1] Sushmita Pradhan[1] 代亚玲[2] 庄凯文[1] 冉玉平[1*]

1. 四川大学华西医院皮肤性病科；2. 四川大学华西医院实验医学科；* 通讯作者

摘要： 寻常痤疮是一种常见的毛囊皮脂腺单位慢性炎症性皮肤病。临床表现包括：皮脂溢出、非炎性皮损、炎性皮损及瘢痕形成。本观察性研究招募了 14 名年龄在 18～28 岁、轻度至中度痤疮受试者。从每位受试者的面部收集 10 个非炎性皮损（粉刺）和炎性皮损（丘疹和脓疱）的毛囊皮脂腺单位的内容，并通过扩增子宏基因组测序和实时聚合酶链反应（PCR）进行检测。男性受试者、身体质量指数（BMI）高于正常水平的受试者以及年龄小于 20 岁的受试者，非炎症性皮损中的马拉色菌数量比例高于炎性皮损。非炎症组限制马拉色菌（$M.restricta$）和痤疮丙酸杆菌（$C.acnes$）的丰度增加。相关分析表明，表皮葡萄球菌（$S.epidermidis$）和限制马拉色菌在从非炎性皮损向炎性皮损转化过程中，与痤疮丙酸杆菌具有相似的增生趋势，这可能与毛囊皮脂腺单位内的微生态平衡有关。

关键词： 寻常痤疮；限制马拉色菌；痤疮丙酸杆菌；表皮葡萄球菌；微生态平衡

1 研究背景

寻常痤疮是一种常见的慢性炎症性皮肤病，主要累及青少年。中重度寻常性痤疮的发病率约为 15%～20%。痤疮的临床表现包括皮脂溢出、非炎症性皮肤皮损（开放性和闭合性粉刺）、炎症性皮肤皮损（丘疹、脓疱、结节、囊肿）或不同程度的瘢痕形成。寻常痤疮的病因病机尚不清楚，皮肤上的"微生态失衡"可能导致寻常痤疮。重新平衡微生物菌群，抑制皮肤的炎症反应，恢复皮肤的天然屏障功能已成为痤疮循证治疗的主要目标。大多数研究者主要关注"痤疮患者"和"健康人"之间皮肤和肠道微生物组的差异。本研究旨在阐明毛囊皮脂腺单位从非炎症性痤疮皮损向炎症性痤疮皮损转变过程中微生物群的潜在变化。

2 材料与方法

2.1 研究设计

本项试验性观察性研究于 2019 年 6 月至 2019 年 9 月在中国成都（四川省省会城市，夏季炎热潮湿）进行。本研究获得四川大学华西医院伦理委员会批准（中国临床试验注册号：ChiCTR1900022337）。

2.2 受试者资料

本研究纳入轻度至中度痤疮皮损的受试者（根据皮尔斯伯里评分法，等级为 1～3）。18～28 岁的受试者应在成都长期居住(≥6个月)。在过去的 6 个月内，无局部或口服异维 A 酸、抗生素、糖皮质激素或免疫抑制剂的使用记录，无特应性皮炎、银屑病或其他慢性炎症性皮肤病既往史。

2.3 样本采集

通过皮肤镜检查，将痤疮皮损分为非炎性皮损（Group-NI）和炎性皮损（Group-I）。炎性皮损主要表现为丘疹或脓疱，背景为红斑，病灶周围有点状、线状或树突状血管。非炎性皮损主要为淡黄色或淡白色的粉刺。采样区域主要集中在额头、鼻子和脸颊区域。用聚维酮碘对皮肤消毒三次后，用粉刺酮提取器直接提取毛囊内容物。每例患者收集 10 个非炎性病灶（粉刺）和 10 个炎性病灶（丘疹、脓疱）的内容物，每个病灶计算 1 个皮脂腺单位。每个受试者的年龄、性别、身高、体重、采样时间和运动习惯等信息都被记录下来，以供进一步分析。

2.4 DNA 提取及宏基因组扩增子测序

采用 SDS 裂解法提取 DNA 样品。采用针对细菌 16S rRNA 基因 V4 区的条形码引物 515F 和 806R 引物，以及针对真菌 ITS 基因 ITS1 区的条形码引物 1743F 和 2043R 引物，对 DNA 进行 PCR 扩增。扩增子在 Illumina MiSeq 平台 PE250 上测序。

2.5 Real-time PCR

根据高通量测序和其他微生物组研究结果，采用 SYBR Green 技术进行实时荧光定量 PCR（Real-time PCR，qPCR）检测毛囊内容物中优势微生物痤疮丙酸杆菌、表皮葡萄球菌、球形马拉色菌和限制马拉色菌的数量。为了准确识别皮肤皮损中微生物细胞的数量，我们设计了针对 gyrB（细菌）和 RPB1（真菌）单拷贝基因的引物。PCR 条件为 95℃ 5 分钟，95℃ 30 分钟 40 个循环，60℃ 30 分钟。将目标基因 cDNA 按 10 倍的比例稀释成 5 个梯度浓度。在相同条件下进行 qPCR，得到标准曲线公式。根据其 Ct 值和标准曲线公式，得到每个样品中不同种类细胞的数量。对于 Bio-rad CFX Maestro 1.1 的分析设置，检测限定义为 Ct ≤ 35。由于样品 DNA 体积有限，每个靶基因设为 2 个平行孔。如果平行孔的 Ct 值相差大于 0.5，则认为平行孔无效，排除在统计分析之外。

2.6 统计分析

使用 Graph Pad Prism 8.0 进行数据分析。对非炎症组和炎症组微生物的相对丰度和绝对数量进行正态分布的统计分析，采用 t 检验，对非正态分布的样本进行非参数检验。$P < 0.05$，差异有统计学意义（双侧显著性）。对非正态分布的样本采用 Spearman 相关分析。

3 结果

本研究包括 14 名年龄在 18～28 岁的受试者。平均年龄（21.6±2.4）岁，男女比例为 1：1

（男7女7）。5名受试者有轻度皮损，9名受试者有中度皮损。

3.1 痤疮皮损皮肤微生物群

高通量测序结果显示，真菌OTUs（Operational Taxonomic Units，操作分类单位）在粉刺皮损中的α多样性低于炎症皮损（$P < 0.05$）。两组间细菌OTUs α多样性差异无统计学意义（$P > 0.05$）。属水平优势细菌相对丰度分别为葡萄球菌（31.9%）、丙酸杆菌（25.3%）、棒状杆菌（14.6%）和Lawsonella菌（14.1%）。真菌属水平丰度最高的是马拉色菌（46.3%）。对所有受试者的高通量测序数据进行初步分析，两组之间这些微生物的差异无统计学意义（$P > 0.05$）。同时，炎症组隐球菌相对丰度（0.62% vs 1.03%，$P < 0.05$）和Humicola菌相对丰度（1.71% vs 2.76%，$P < 0.05$）升高。

进一步分析受试者的详细信息显示，男性受试者（88.20% vs 41.44%，$P < 0.05$）、BMI高于正常者（89.02% vs 54.78%，$P < 0.05$）和年龄小于20岁的受试者（73.16% vs 26.40%，$P < 0.05$）的马拉色菌在非炎症性皮损中的比例高于炎症性皮损。对于每周进行0~1次有氧运动的受试者，非炎性皮损的葡萄球菌比例低于炎性皮损（4.98% vs 32.13%，$P < 0.05$）。

3.2 痤疮皮损中痤疮丙酸杆菌、表皮葡萄球菌、球形马拉色菌和限制马拉色菌的绝对定量

Real-time PCR结果显示，两组间表皮葡萄球菌、限制马拉色菌和球形马拉色菌的细胞数差异无统计学意义（$P > 0.05$）。炎症组痤疮丙酸杆菌数量减少（$P < 0.05$）。痤疮皮损中痤疮丙酸杆菌的平均数量是表皮葡萄球菌的1.61倍。两组间细胞的数量差异相关性分析显示，痤疮丙酸杆菌分别与限制马拉色菌（$R = 0.661$，$P < 0.05$）以及表皮葡萄球菌（$R = 0.770$，$P < 0.01$）的细胞数量差异变化呈正相关。

4 讨论

本研究直接检测了毛囊的内容物，与以往的研究相比，皮肤表面的微生物群可能与毛囊内不同。Fitz-Gibbon等的研究表明，痤疮丙酸杆菌占皮肤表面微生物群落的近90%。然而，在本研究中，高通量测序显示丙酸杆菌的相对丰度仅为25.3%，葡萄球菌的相对丰度为31.9%。我们注意到痤疮丙酸杆菌在比例上的差异。皮肤微生物组可能受到个体、环境、饮食、采集样本时间、运动等因素的影响。

本研究表明，限制马拉色菌是痤疮皮损中数量最多的真菌。限制马拉色菌不仅能水解皮脂中的甘油三酯产生游离脂肪酸（可能影响卵泡导管的异常角化），而且在体外还能促进角质形成细胞和单核细胞分泌促炎细胞因子。值得注意的是，马拉色菌在炎性皮损中的丰度低于非炎性皮损。三项关于特应性皮炎（AD）的研究报道，AD患者皮肤上马拉色菌的丰度低于健康人，这表明马拉色菌数量的减少可能与皮肤的炎症状态有关。同时，qPCR结果显示，非炎性皮损中痤疮丙酸杆菌的数量也有所增加。"非炎性皮损"一词在本研究中被称为"粉刺性皮损"。虽然粉刺通常被认为是非炎症性皮损，但它们并不是完全没有炎症，而是轻微和局部的。反射共聚焦显微镜（RCM）和彩色多普勒超声检查证实了粉刺的炎症特征，粉刺

期被认为是寻常性痤疮的早期阶段。本研究在丘疹和脓疱皮损中检测到更多的微生物。可能是在粉刺期，微生物（如限制马拉色菌和痤疮丙酸杆菌）的快速繁殖导致了显著的炎症反应，使粉刺性皮损为炎症性皮损。众所周知，在寻常痤疮发病机制中的炎症细胞，如中性粒细胞，可以通过细胞内和细胞外的多种方式消除病原体。在炎症细胞浸润较多的丘疹和脓疱皮损中，微生物群可通过各种杀伤机制"扫荡"。因此，炎症组毛囊中微生物群的数量反而相对减少。

有趣的是，qPCR 结果表明，表皮葡萄球菌和限制马拉色菌在非炎症性痤疮皮损向炎症性痤疮皮损转化过程中与痤疮丙酸杆菌具有相似的增生趋势。既往的研究表明，表皮葡萄球菌通过抑制痤疮丙酸杆菌的炎症因子的分泌，从而保护皮肤免受痤疮丙酸杆菌的"侵袭"。可以理解为表皮葡萄球菌在抑制痤疮丙酸杆菌，维持微生态平衡的同时，其细胞数量的变化很可能与痤疮丙酸杆菌一致。因此，我们推测限制马拉色菌也参与了皮肤的微生态平衡。研究人员发现马拉色菌对皮肤上的常驻细菌表现出不同的生物效应。例如，球形马拉色菌分泌一种天冬氨酸蛋白酶（MgSAP1），通过降解金黄色葡萄球菌的免疫球蛋白G结合蛋白A（SPA），抑制金黄色葡萄球菌的生物膜形成。此外，糠秕马拉色菌可产生的内源性吲哚类化合物，如靛玉红和草酰菊酯，在体外对金黄葡萄球菌和表皮葡萄球菌具有抗菌活性。关于限制马拉色菌与皮肤表面细菌相互作用的研究仍然缺乏。进一步研究限制马拉色菌对痤疮丙酸杆菌和表皮葡萄球菌的生物学作用，有望为寻常性痤疮等慢性炎症性皮肤病的发病机制和治疗提供新的线索。

注：图片、表格及参考文献（略）

六、英文全文链接：https://link.springer.com/article/10.1007/s11046-021-00586-6

Xu X, Ran X, Tang J, et al. Skin microbiota in non–inflammatory and inflammatory lesions of acne vulgaris: the underlying changes within the pilosebaceous unit. Mycopathologia, 2021,186:863–869.

Mycopathologia
https://doi.org/10.1007/s11046-021-00586-6

ORIGINAL ARTICLE

Skin Microbiota in Non-inflammatory and Inflammatory Lesions of Acne Vulgaris: The Underlying Changes within the Pilosebaceous Unit

Xiaoxi Xu · Xin Ran · Jiaoqing Tang · Sushmita Pradhan · Yaling Dai · Kaiwen Zhuang · Yuping Ran

Received: 25 March 2021 / Accepted: 10 August 2021

病例六十
真菌性皮肤病（面部对称性孢子丝菌病）

一、临床故事

常见病的少见表现？

记得那是除夕过后元宵之前的一个平常的门诊日，一位中年女性愁眉苦脸的走入了我们的诊室。乍一看，似乎不能一锤定音，难以给出明确的诊断。她的皮损集中于鼻部、面颊以及双侧上眼睑。主要临床表现为红斑、丘疹、斑块，同时在鼻部和右侧上眼睑可见到褐色痂壳附着（图 1）。这样的患者我们应该考虑什么呢？从皮损形态来看，似乎应该首先考虑感染性疾病，但如果是的话，皮损似乎又过于对称。

详细询问病史希望能从中寻找到诊断线索。患者是一名农民，这就增加了其有外伤史的可能性；病史有 4 个多月，皮损首发于鼻部，逐渐扩展至其他部位，没有其他自觉症状。从病史来考虑我觉得还是首先要考虑感染性疾病。尽管感染性疾病在皮肤科的疾病谱中呈下降趋势，但少见与常见通常不是靠"感觉"的，临床中更要结合患者的病史、临床表现来综合判断，而对诊断起决定性作用的是病原学检查证据。

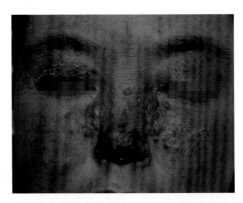

图 1　患者首诊时临床表现：以鼻尖部溃疡结痂为中心、双侧面颊及上眼睑对称性分布的红斑丘疹

准确判断 对症下药

对于感染性皮肤病，冉老师有一套完整的诊疗思路和操作流程。首先用皮肤镜观察，同时取皮损进行真菌直接镜检。直接镜检是我们在门诊工作中最易得一种检查方法，能够迅速得到结果指导诊疗。皮肤镜下看到表皮不完整，有破溃及很多黄白色痂壳，其间还有不规则的"黑红点征"。用真菌荧光染液可以提高镜检的阳性率。幸运的是，我们得到了阳性结果，显微镜下可观察到多个卵圆形酵母样细胞（图 2）。此时诊断似乎呼之欲出了，农民职业＋

丘疹斑块临床表现＋皮肤镜"黑红点征"＋阳性真菌，"孢子丝菌病"成为我们首先考虑的疾病。

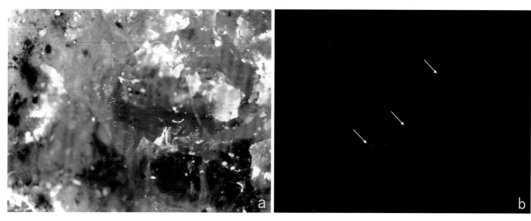

图 2　患者首诊时检查结果

a. 皮肤镜可见黄白色及黑红褐色痂壳 - 黑红点征 ×50；b. 皮损标本做真菌直接镜检可见多个卵圆形酵母细胞（白箭）真菌荧光染色法 ×400

除了感染性疾病，皮肤红斑狼疮、玫瑰痤疮、结节性硬化病等都表现为面部对称性皮损。所以，取皮损做组织病理学检查势在必行。我们给患者进行了组织病理学检查，同时取部分组织行真菌培养。孢子丝菌为双相真菌，除了常规真菌培养使用的沙堡弱培养基外，还同时选择了脑心浸液培养基进行培养，期望能给诊断提供更强有力的支持。

组织病理和真菌培养的结果都不是立等可取的，面临的现实问题是如何处理患者皮损？我们选择了系统抗真菌药物治疗，即口服特比萘芬，每次 250mg，2 次 / 日，先观察疗效，待结果出来再进一步调整。

疗效与真菌学检查证实诊断

1 个月后患者准时来复诊，令人倍感欣慰的是皮损有了明显改善（图 3）。患者本人非常开心，对治疗也有了进一步的信心。

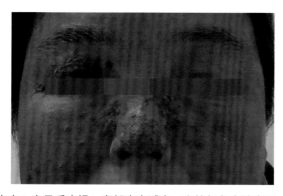

图 3　患者治疗 1 个月后皮损：鼻部痂壳减少，斑块颜色变淡变平，无新发皮损

同时，前期所做检查均有了结果。皮损的组织病理提示真皮内混合性炎细胞浸润，同时可见上皮样肉芽肿及多核巨细胞（图4）。这些表现均支持感染性疾病的诊断。

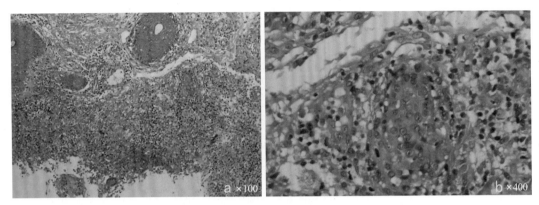

图4　皮损组织病理学检查

a. 真皮内混合性炎细胞浸润，包括淋巴细胞、浆细胞及中性粒细胞 HE×100；b. 可见上皮样肉芽肿及多核巨细胞 HE×400

所取的组织标本做真菌培养，在沙堡弱培养基中（28℃条件下培养7天）可见到黑褐色丝状菌落生长，脑心浸液培养基中（35℃条件下培养7天）可见到白色酵母样菌落生长；转种于马铃薯琼脂培养基（28℃条件下培养7天）行小培养可见沿菌丝两侧排列的小分生孢子呈梅花状分布（图5）。这些表现均提示孢子丝菌，最终经提取DNA做PCR（聚合酶链式反应）扩增后将序列上传Blast比对，确定为球形孢子丝菌（*Sporothrix globosa*）。

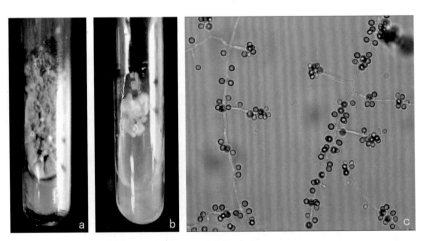

图5　真菌学检查

a. 黑褐色丝状菌落；b. 白色酵母样菌落；c. 小分生孢子沿菌丝呈梅花状分布

组织病理提示感染性疾病，真菌培养确诊确认为球形孢子丝菌，加上经过1个月抗真菌治疗后患者皮损有了明显好转。至此确诊为由球形孢子丝菌感染导致的孢子丝菌病。

考虑到孢子丝菌病的疗程通常为3～6个月，我们继续按照特比萘芬250mg，2次/日治疗，并且让患者 1 个月后复诊。在总共治疗 2 个月后患者再次复诊，令人欣慰的是患者皮损有了进一步改善，患者自诉好转超过 70%（图 6）。在这种情况下我们将特比萘芬使用频率调整为每日 1 次，每次仍然为 250mg。

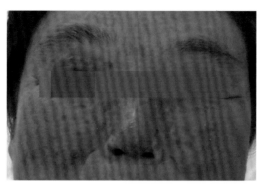

图 6　患者治疗 2 个月后皮损：鼻部大部分丘疹斑块消退，遗留红斑；右侧上眼睑斑块变平，鳞屑减少

治疗 3 个月后患者皮损完全消退（图 7），至此治疗基本结束，停药观察。后期随访患者半年无复发。

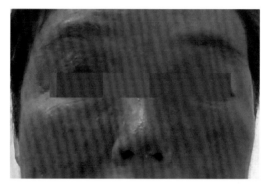

图 7　患者治疗 3 个月后皮损：皮损完全消退，遗留少量淡红斑

结局之后　成文之前

准确诊断、合理用药、成功治愈，至此，我们得到了一个 happy ending。作为临床医生，我们似乎已经做得最好；但作为医学研究者，似乎又做得不够。

孢子丝菌病是一种常见的皮肤疾病，其中最常见的类型是皮肤淋巴管型，即感染沿淋巴管扩散。通常临床中见到的是四肢或面部一侧沿淋巴管分布的皮损，多数为单侧，与经典的沿单侧淋巴管分布的皮损不一样，我们的病例为双侧皮损。所以我拟以"一例健康中国妇女面部的不典型孢子丝菌病"（Atypical sporotrichosis on face in a healthy Chinese female）为题，写成病例报告准备投稿发表。

初稿发给冉老师，立即接到冉老师的电话与我讨论："此例双侧孢子丝菌病与经典的单侧受累病例不一样，确实不典型，但这只是现象，为什么会是双侧分布，应该从现象到本质做更深入的分析和探讨。要注意到皮损以鼻尖处最重，然后向鼻梁两侧的面部和上眼睑扩展，应该与鼻、面、眼睑的淋巴管分布有关，我们假设病原菌最初累及到鼻尖，然后沿淋巴管向上述部位扩散，最终形成对称性皮损"。冉老师指示：如果要证明此假说，首先要找到面部淋巴管分布的解剖学依据，然后确定淋巴管走向是否与皮损分布重叠。

按照冉老师的思路，我查阅了相关文献。发现本例患者的临床表现确实与面部的淋巴管对称走行有关。面部淋巴管可分为眼睑分支、鼻旁分支、口周分支、颏部分支等多个分支；通过这些分支最终回流至腮腺淋巴结、颌下淋巴结、面淋巴结等（图8）。面部淋巴管的特点即其走行为双侧对称分布，基于此本例患者的皮损就可以得到合理解释，患者初发位置为鼻部，随着时间推移，感染从鼻部沿双侧眼睑及鼻旁分支逐渐扩散至双侧上眼睑及面颊形成了对称性红斑及丘疹等表现。自此，我们的假说找到解剖学证据。

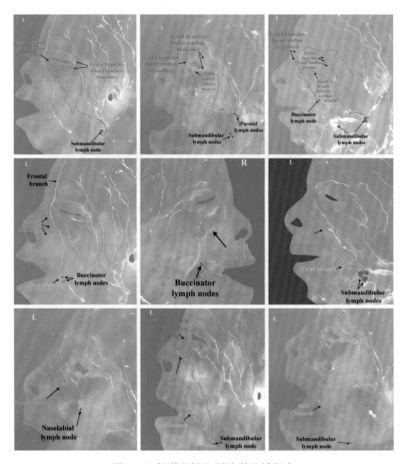

图8　面部淋巴管及引流淋巴结分布

来源于：Pan WR, Le Roux CM, Briggs CA. Variations in the lymphatic drainage pattern of the head and neck: further anatomic studies and clinical implications. Plast Reconstr Surg, 2011,127:611–620.

在人体淋巴管的解剖示意图中，面部淋巴管的分布与走向多数仅为侧面观，无法直观的反映面部正面观的淋巴引流情况。冉老师提出我们可以参考文献中的面部侧面淋巴管走向图绘制面部正面淋巴管走向和引流图，让病例更清晰地反映出来。但如何将草图绘制成可以发表的图像则成为了接下来的问题。冉老师说这个好办！立即联系了我们团队的科学插画师胡馨月（微信名"八月"），并建了微信群，把文献中的面部淋巴管走向侧面图，此患者正面的临床相片，发给"八月"，并标注了患者皮损位置。原来冉老师团队既往与"八月"合作，绘制了多幅论文科学插图，均取得了非常好的效果，在多个国内外期刊上成功发表。

与"八月"多次沟通了我们的想法，以本例患者为基础结合面部皮损部位及淋巴引流方向绘制了面部正面观的皮损形成示意图的初稿（图9）。经过多次讨论修改和细节完善，在标注了各淋巴管和淋巴结的英文名和颜色区分基础上，添加了与临床分布一致的红斑和结节皮损，最终完成与患者面部皮损相对应的淋巴管走向正面图（图10），这张原创、专业的艺术作品（artwork）完美呈现了我们最初的构想！

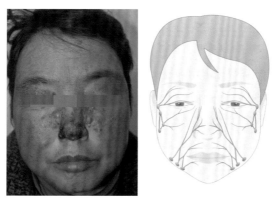

图 9　参考患者皮损分布特点绘制面部淋巴管走向模式图

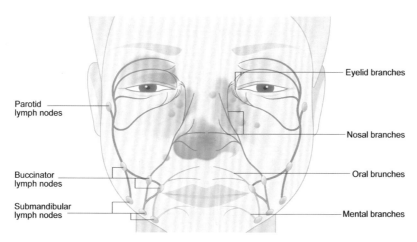

图 10　与患者皮损（红斑、结节）相对应的面部正面淋巴引流示意图
从上到下分别为面部淋巴管的眼睑分支（蓝）、鼻旁分支（红）、口周分支（绿）、颏部分支（黄）

至此，我们以患者对称性临床表现出发，将皮损分布及严重程度与淋巴管走向联系起来，以全新的视角阐释了面部对称性感染性疾病形成的解剖学基础，按照这样的思路我将病例重新修改成文。

精准选择 一击即中

接下来的问题则是投稿期刊的选择，最初考虑到病例为真菌性皮肤病，我准备尝试向感染性疾病领域投稿并将一些可投杂志与冉老师进行讨论。

冉老师提出此病例对皮肤科医生的指导意义更大，更适合向皮肤科领域的期刊投稿，建议我投 British Journal of Dermatology（BJD）；近年来冉老师团队已多次成功在该期刊发文，且有多篇文章作为封面图像（Cover image）发表。

冉老师指导我将题目改为"面部对称性孢子丝菌病：病原菌从鼻部沿双侧面部淋巴管扩散？"（Symmetrical sporotrichosis on face： pathogen spread from nose along the both sides of facial lymphatic vessels？）：直截了当，强调面部对称分布的皮损可能与病原菌沿双侧淋巴管扩散所致，并用问号以引起读者思考。我按照期刊的格式要求修改了文章，幸运的是，一击即中！在投稿 1 个月后我收到了编辑部的邮件，首先说同意接收此稿，又说"建议做些修改，但修改后不必再送审可直接接收"！因为"神秘"审稿人提出了建设性修改意见：将"本病例在提示临床实践中有必要提高对面部对称性真菌感染的认识"（This case suggests that increased awareness is necessary for facial symmetrical fungal infections in clinical practice）改为"本病例提示有必要提高的对面部对称性感染诊疗的认识"（this case suggests that increased awareness is necessary for the treatment of symmetrical facial infections）。即不仅仅是面部孢子丝菌病，其他面部感染性皮肤病如皮肤利什曼病，以及皮肤细菌感染的面部对称性皮损都应该引起警觉。看到"神秘"审稿人的建议我们感叹，不愧为"高手"：举一反三，突破就事论事的孢子丝菌病，从一个病例所得到的启示扩展到面部对称性感染相关病谱！按照"神秘"审稿人意见修改后返回，终于收到了期待已久的正式接收信，不久在 Pubmed 在线预发表。尽管只是 100 余个英文单词和 3 张组合图的论文，却凝聚了我不懈的努力、冉老师独具慧眼的指导、"八月"插画师专业的绘图、"神秘"审稿人的神助攻，真所谓"天助自助者"！

"神秘"审稿人现身，天涯海角有知音

故事到这里似乎就应该告一段落了，但人生处处是惊喜，10 月在柏林召开的 2023 年欧洲皮肤性病学年会（EADV）上冉老师与 BJD 主编 John Ingram 教授相遇，他对我们的论文给予了很高的评价，表示文章视野独特很具有新颖性。更令人惊喜的是英国伦敦国王学院圣约翰皮肤病研究所 Roderick Hay 教授见到冉老师，主动与冉老师握手，说他就是这篇文章的"神秘"审稿人，认为我们的病例非常具有临床意义，盛赞了我们的新发现并祝贺论文发表（图 11）！

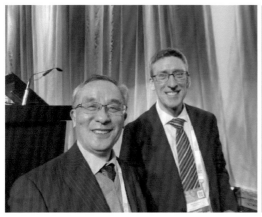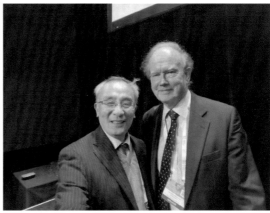

图 11　冉玉平教授与 BJD 主编 John Ingram 教授（图左）及"神秘"审稿人 Roderick Hay 教授（图右）
在 2023 年欧洲皮肤性病学（EADV）年会（柏林）上合影

随着基础和临床研究的不断发展，似乎只有高精尖、大样本的研究能够在业内高质量期刊发表，这对于临床医生来说难度较大。如何从日常的临床工作中发现不一样的亮点，是每一个临床医生的必备功课。常见病的不常见表现的发现也能够得到高质量期刊的认可，而这些都来源于最基础的门诊工作。我们每天面对的多是常见疾病，常见病的新发现则考验着每个医生的临床及科研思维，从临床中来，到临床中去，在平凡的工作中也可以有不平凡的发现。

二、背景知识

孢子丝菌病（Sporotrichosis）是常见的真菌性皮肤病，其致病菌为孢子丝菌病复合体。在我国致病菌株主要为球形孢子丝菌。

孢子丝菌病该由轻微外伤后接触被孢子丝菌复合体污染的土壤、木材等所致。其临床表现多样，可表现为丘疹、斑块、结痂、溃疡等；皮肤型孢子丝菌病根据其临床表现可分为固定型、淋巴管型和皮肤播散型，经血行播散可形成皮肤外型。其中最为常见的是皮肤淋巴管型，感染可沿原发病灶一侧的淋巴管扩散，结节呈串珠样分布。

典型孢子丝菌病常易于诊断，皮损不典型者常易导致误诊。诊断主要依靠病史、临床表现、真菌直接镜检、真菌培养以及组织病理学检查。真菌培养仍为诊断的金标准，标本可采用皮损或病变组织。

治疗上需要系统抗真菌药物治疗，可使用伊曲康唑、特比萘芬等药物。也可使用碘化钾溶液治疗。疗程通常为 3 ~ 6 个月或更长。治疗抵抗患者可使用联合使用冷冻治疗、光动力治疗等。

三、作者介绍

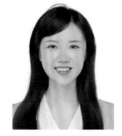

游紫梦，2021 年毕业于四川大学华西临床医学院，获得皮肤病与性病学博士学位，师从冉玉平教授。四川大学华西医院皮肤性病科医师。参与多项国家自然科学基金及省部级项目，在 *J Am Acad Dermatol*、*Br J Dermatol*、*Eur J Dermatol*、*Curr Genet*、*BMC Microbiol*、*Mycopathologia* 等国内外期刊发表论文 10 余篇，其中以第一作者身份发表 SCI 论文 8 篇。

四、导师点评

1. 孢子丝菌病为常见病，病原真菌分类近年有进展。申克孢子丝菌复合群，至少包括 6 个种：淡紫孢子丝菌、巴西孢子丝菌、球形孢子丝菌、墨西哥孢子丝菌、卢艾里孢子丝菌及申克孢子丝菌。中国以球形孢子丝菌为主。

2. 临床分型已基本定论，皮损沿一侧淋巴管串珠样分布是孢子丝菌病的临床特点，如果遇到此类病例皮肤科医生立即会想到临床诊断并做相应检查和治疗。

3. 皮肤镜下发现"黑红点征"、皮损及病理片做真菌荧光染色高效精准发现病原菌，真菌培养、小培养、测序鉴定、口服（特比萘芬、伊曲康唑、碘化钾）加外用抗真菌药物等已成为我们团队的标准诊疗程序。

4. 我们团队（郑璐等）曾经报告一例双小腿内侧的对称性孢子丝菌病，推测是长期密切接触皮损，病原真菌通过直接接触自身接种从一侧感染另一侧所致，发现了孢子丝菌病发病的新模式。

5. 此例发生在面部的皮损对称分布的病例，首先应用已有的经验和技术确定为孢子丝菌并成功治愈，然后透过现象看本质，提出问题：为什么会是双侧对称分布？需要观察、思考，提出假说，寻找证据，而执行力和跨专业协作最为重要。

6. 将皮肤病临床医学与传统的解剖学基础知识联系起来，将医学科学与艺术创作完美结合，成就了一篇 *BJD* Image，从一个"不典型"病例，不仅发现孢子丝菌病的沿双侧面部淋巴管扩展的发病新模式，还打开面部对称分布的感染性皮肤病诊疗的新视野。

7. 临床医学科学家的养成，不仅需要正确诊断和成功治疗疑难病患者的基本技能，更要训练"视而见（insights）、见而思（deliberates）、思而动（execution）"的创新品质，从现象到本质，从已知到未知，将假说变为理论，在日常临床工作中发现不一样，弄清楚"是什么？为什么？怎么办？"，才能不断进步和超越，攀登医学科学高峰。

五、论文中文翻译

面部对称性孢子丝菌病：病原菌从鼻部沿双侧面部淋巴管扩散？

游紫梦 [1, 2, 3] 冉玉平 [1, 2, 3*]

1．四川大学华西医院皮肤性病科；2．四川大学华西医院前沿医学分子炎症和免疫临床研究所；3．四川大学华西医院廖万清院士工作站；* 通讯作者

编辑：一名 53 岁女性因鼻部和眼睑对称性红斑、丘疹、斑块伴痂壳 4 月余就诊。通过皮损真菌培养及镜检诊断为球形孢子丝菌所致孢子丝菌病。患者经口服特比萘芬后成功治愈。孢子丝菌病典型临床表现为皮肤淋巴管型，即原发接种位置皮损及沿淋巴管分布的皮损。本例的对称性皮损可能是鼻部的原发感染沿面部淋巴管的鼻旁分支（起源于双侧鼻部外侧）及眼睑分支（起源于双侧眼睑内眼角）扩散形成的。面部对称性红斑易被误诊为皮肤红斑狼疮或玫瑰痤疮。本病例提示有必要提高对面部对称性感染诊疗的认识。

致谢：感谢胡馨月依据作者授意原创绘制了图 C。

注：图片和参考文献（略）

六、英文全文链接：https://academic.oup.com/bjd/article/189/6/784/7248968

You Z, Ran Y. Symmetrical sporotrichosis on the face: pathogen spread from the nose along both sides of facial lymphatic vessels? Br J Dermatol, 2023, 189(6):784–785.

Br J Dermatol 2023; **189**:784–785
https://doi.org/10.1093/bjd/ljad307
Advance access publication date: 23 August 2023

BJD
British Journal of Dermatology
Image Correspondence

Symmetrical sporotrichosis on the face: pathogen spread from the nose along both sides of facial lymphatic vessels?

Dear Editor, A 53-year-old female patient presented with symmetrical erythematous papules and plaques with crusting on the nose and eyelids, which had lasted for over 4 months (a). Sporotrichosis caused by *Sporothrix globosa* was diagnosed based on microscopy examination from culture (original magnification × 400) (b) and was successfully treated using terbinafine. The 'sporotrichoid' pattern is a typical manifestation of sporotrichosis, which refers to the primary inoculation site plus a spread of the infection along the lymphatic vessels.[1] These symmetrical manifestations may be caused by diffusion of infection in the nose along the nasal (arising on both lateral external sides of the nose) and eyelid (arising on the inner canthus) branches of the facial lymphatic vessels (c). Symmetrical erythema on the face could easily be misdiagnosed as cutaneous lupus or rosacea, and this case suggests that increased awareness is necessary for the treatment of symmetrical facial infections.

Zimeng You [1,2,3] **and Yuping Ran** [1,2,3]

[1]Department of Dermatovenereology; [2]Laboratory of Dermatology, Clinical Institute of Inflammation and Immunology (CIII), Frontiers Science Center for Disease-related Molecular Network and [3]Academician Workstation of Wanqing Liao, West China Hospital, Sichuan University, Chengdu, China
Correspondence: Yuping Ran. Email: ranyuping@vip.sina.com

Acknowledgements: the authors thank Xinyue Hu for drawing the image used in part (c).

Funding sources: this article received no specific grant from any funding agency in the public, commercial or not-for-profit sectors.

Conflicts of interest: the authors declare no conflicts of interest.

附录一 《挑战疑难病——SCI 论文背后的故事（第二辑）》
——林燕茹教授读后感言

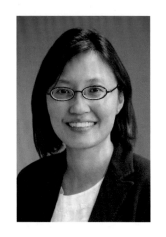

2019 年我在班加罗尔的一次会议上与冉玉平教授初次见面。他赠给我一份特别的见面礼——一本装满着漂亮真菌图像的猪年台历。从那时起，我了解了冉教授是真菌学科的权威，台历证明了他对这方面的热情与投入。之后，也因为推广 2023 世界皮肤科大会，在不同的国际会议上有机会和冉教授重逢。邀请冉教授作为世界皮肤科大会的形象大使，慢慢的也更加充分地认识冉教授。他非常和蔼可亲，乐于助人、足智多谋也精力充沛。

在 2023 中西医结合皮肤性病学术年会上，冉教授又赠给了我另一份特别的礼物——《挑战疑难病——SCI 论文背后的故事》（第一辑），并告诉我，第二辑正在酝酿中。

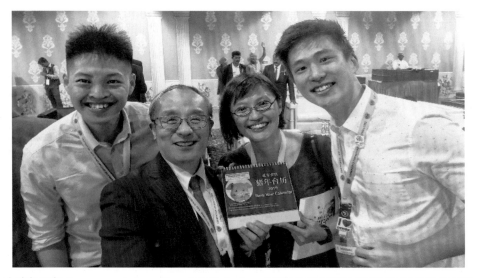

在班加罗尔 Dermacon International 2019-Indian 会议期间收到冉教授赠予的精美原创台历

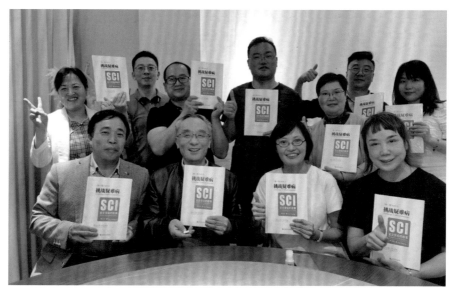

冉教授向参加昆明 2023 中西医结合皮肤性病学术年会的部分医生代表赠书，我也有幸获得赠书

　　2023 年 10 月 23 日我接到冉教授的微信，通知我第二辑的《挑战疑难病——SCI 论文背后的故事》电子完全版（第 31 ~ 60 个故事）已经出炉了。电子版用微信的阅读运用程序让我能更快地用听的方式"读"完全部的故事。很荣幸的，我能向大家介绍这本非一般的著作。《SCI 论文背后的故事》挑战传统医学刊物的呈现方式，用类似写小说的写法，让读者有亲临其境的感觉，随着临床线索的揭发，体会医疗团队处理复杂临床病例的思维过程。故事非常引人入胜。

　　《挑战疑难病——SCI 论文背后的故事》不仅仅是案例集。除了传授丰富的皮肤病学知识，也让读者沉浸了解作为导师及教育家的重要性。从每位作者的文章里都可以感受到冉老师给予后辈的耐心指导，这是作为医生的我们必须拥有的精神。我会向在新加坡懂中文的同事强烈推荐这本书。

新加坡全国皮肤科中心 高级顾问皮肤科医生
免疫皮肤病学及药诊部门主管
新加坡国立大学杨潞龄医学院及南洋理工大学李光前医学院 兼职副教授
第 23 届世界皮肤科大会（WCD2023）秘书长

Dr Yen Loo LIM
Adjunct Associate Professor
National Skin Centre, Singapore

附录二 《挑战疑难病——SCI 论文背后的故事（第一辑）》
著者、作者和读者

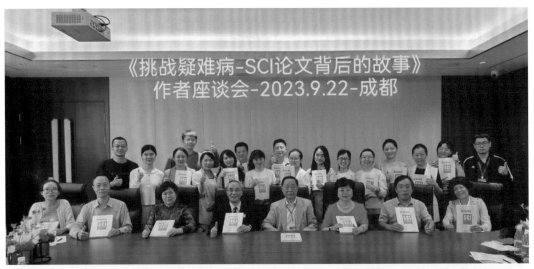

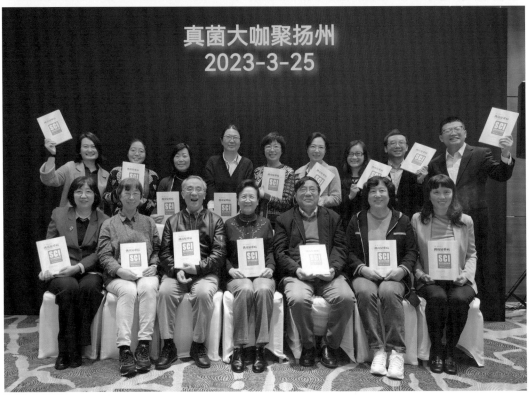

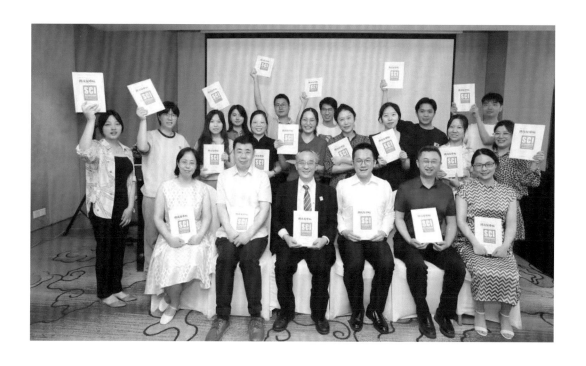

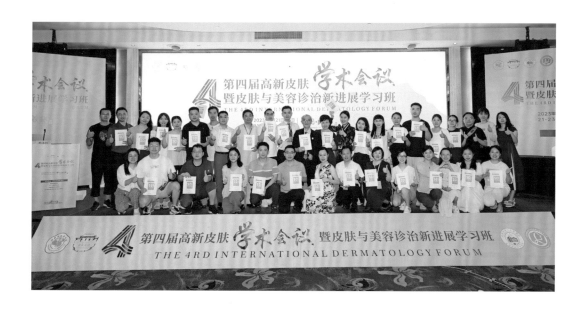

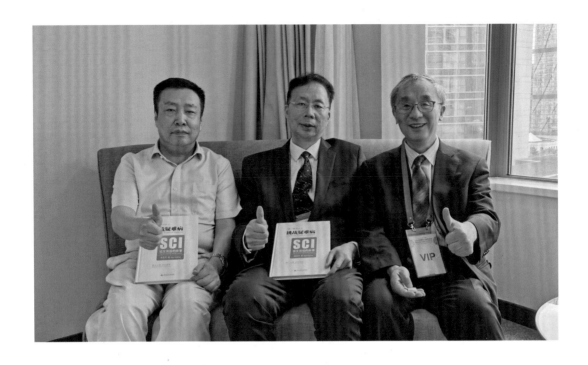

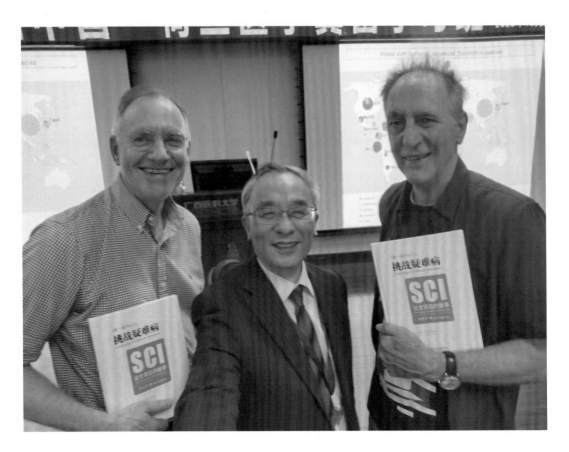

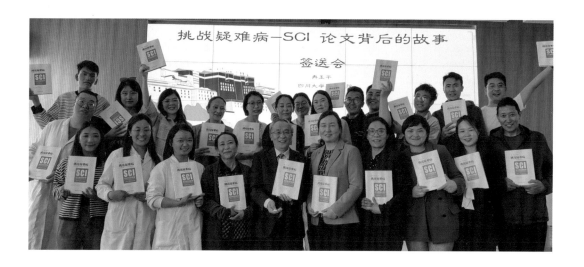

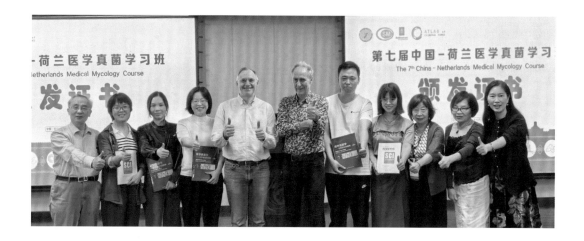

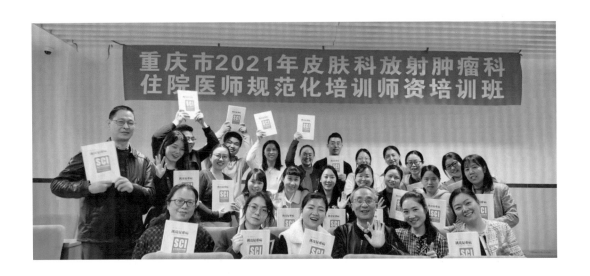

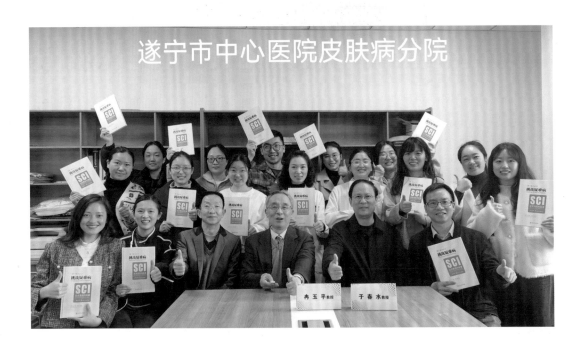

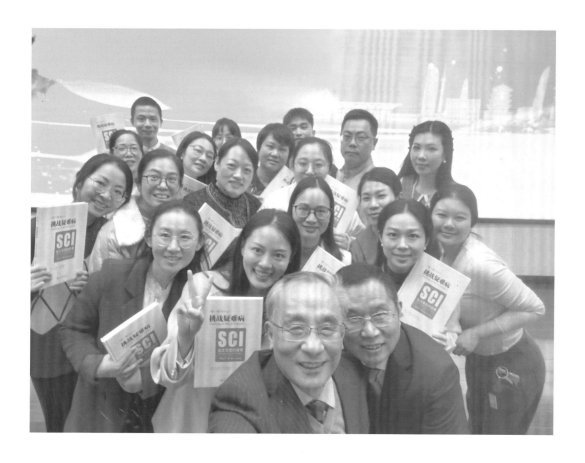

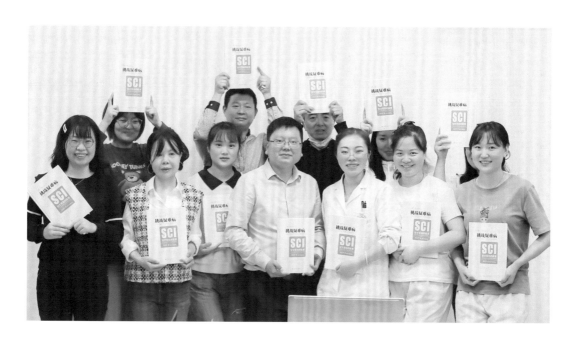